U0257037

《人体系统解剖学》编委会

主　编　熊克仁　赵　健
　　　　龚　鑫　吴　锋

副主编　倪进忠　缪化春
　　　　张业贵

编　委（以姓氏笔画为序）

　　　丁　见（皖南医学院）　　王　薇（皖南医学院）

　　　王继胜（皖南医学院）　　刘　敏（皖南医学院）

　　　吴　锋（皖南医学院）　　张业贵（皖南医学院）

　　　张雨微（皖南医学院）　　赵　健（皖南医学院）

　　　倪进忠（皖南医学院）　　黄　锐（皖南医学院）

　　　龚　鑫（皖南医学院）　　缪化春（皖南医学院）

　　　熊克仁（皖南医学院）

普通高等医学院校规划教材

人体系统解剖学

主　编　熊克仁　赵　健
　　　　龚　鑫　吴　锋
副主编　倪进忠　缪化春
　　　　张业贵

中国科学技术大学出版社

内 容 简 介

本书为适应现代医学教育改革和发展的需要,根据普通高等医学院校人体解剖学教学大纲及多年积累的教学经验,编写而成。

本书共5篇13章,按照人体功能系统分别进行阐述,包括运动、消化、呼吸、泌尿、生殖、脉管、感官、内分泌和神经系统。书中解剖学名词用黑体字表示,重要的解剖学名词后附加英文。插图中动脉、静脉、神经、淋巴管和淋巴结分别用红、蓝、黄、绿套色,书末附有主要参考文献。本书可供临床、麻醉、影像、法医、口腔、预防、护理等各类医学专业使用。

图书在版编目(CIP)数据

人体系统解剖学/熊克仁,赵健,龚鑫,吴锋主编. —合肥:中国科学技术大学出版社,
2017.8(2022.7重印)
ISBN 978-7-312-04236-2

Ⅰ.人… Ⅱ.①熊… ②赵… ③龚… ④吴… Ⅲ.人体解剖学—医学院校—教材
Ⅳ.R322

中国版本图书馆 CIP 数据核字(2017)第 163549 号

出版	中国科学技术大学出版社
	安徽省合肥市金寨路 96 号,230026
	http://press.ustc.edu.cn
	https://zgkxjsdxcbs.tmall.com
印刷	合肥市宏基印刷有限公司
发行	中国科学技术大学出版社
经销	全国新华书店
开本	787 mm×1092 mm 1/16
印张	19.75
字数	493 千
版次	2017 年 8 月第 1 版
印次	2022 年 7 月第 3 次印刷
定价	60.00 元

前　言

　　教材建设是教学改革和提高人才培养质量的重要基础之一,优秀的教材是使学生掌握每门课程的重要前提条件。随着我国医药卫生体制改革和高等医学教育的不断发展,为提高"人体系统解剖学"教学质量和顺应人体解剖学发展的需要,我们编写了本书。

　　本书的编者们根据多年的教学经验,依据高等医学院校"人体系统解剖学"教学大纲、基本教学内容,针对临床、口腔、麻醉、影像、法医、护理等不同医学相关专业的特点和教学学时以及人体解剖学基础知识的系统性,对内容进行了合理编排,便于教师安排教学计划。教授的内容在强调基础理论和基础知识的同时,突出了重点内容,力求文字表述简明准确、图片清晰、标注精准、图文匹配,有利于学生理解和掌握人体系统解剖学的内容。

　　在本书的编写过程中,各位编写人员虽认真负责、尽心尽力,但不妥之处仍在所难免,敬请广大读者不吝指正,提出宝贵意见和建议,使本书日臻完善。

编　者

2017 年 7 月

目　录

第一篇　运动系统

第二篇 内 脏 系 统

第三篇 脉 管 系 统

第四篇 感 觉 器

第五篇 调 节 系 统

绪　　论

一、人体解剖学的任务与分科

人体解剖学（human anatomy）是研究人体形态结构及其发生发展的科学。其目的在于使学生理解和掌握人体各系统、各器官的正常形态结构、位置与毗邻关系、生长发育规律及其功能意义等，为学习其他医学基础课和临床课奠定坚实的基础。只有在掌握人体正常形态结构的基础上，才能正确判断人体的正常与异常，正确理解人体的生理现象和病理变化，从而对疾病做出正确的预防、诊断和治疗。医学名词中有大量术语来源于解剖学，解剖学是学习医学各学科不可动摇的基石，正如恩格斯曾说的："没有解剖学就没有医学"。

系统解剖学（systematic anatomy）是按人体的器官功能系统（如运动系统、消化系统、呼吸系统、泌尿系统、生殖系统、脉管系统、感觉器、神经系统和内分泌系统等）阐述正常人体器官的形态结构、生理功能及其生长发育规律的科学。除了系统解剖学外，按人体的某一局部（如头部、颈部、胸部、腹部等），重点描述人体器官的配布位置关系及结构层次，称**局部解剖学**（topographic anatomy）。系统解剖学和局部解剖学主要通过肉眼观察来描述人体的形态结构，又称巨视解剖学。以显微镜观察为学习手段的组织学、细胞学、胚胎学，又称微视解剖学。还有外科解剖学、X线解剖学、表面解剖学、断面解剖学、运动解剖学及神经解剖学等。人类进入"智能化""信息化"和"数字化"的知识经济时代，更多新的解剖学分支应运而生，诸如腔镜解剖学、数字解剖学等。伴随人体奥秘被不断破解，还会有更新的学科不断从解剖学中派生出来，但在宏观上它们仍属于解剖学范畴。

二、人体解剖学发展简史

早在古希腊时代，西方就已经有了解剖学的观察记载，如希波克拉底（Hippocrates，公元前460～公元前377年）对头骨做了正确的叙述，并认为心脏有2个心室和2个心房；以后亚里士多德（Aristotle，公元前384～公元前322年）把神经和肌腱区别开来，指出心脏是血液循环中枢。罗马帝国时代，宫廷名医盖伦（Galen，130～201年）进行了大量动物解剖，对血液运行、神经分布、脑和心等器官都做了较具体的记载，但其资料主要来自动物解剖，故错误较多。15～16世纪,欧洲文艺复兴时期,解剖学进入了一个大发展时期。意大利画家达·芬奇(Leonardo da Vinci,1457～1519年)解剖过三十多具尸体,创作了最早的解剖图谱。著名的人体解剖学家安德列·维扎里(A. Vesalius,1514～1564年)从青年时起便致力于解剖学研究,是现代解剖学的奠基人。他纠正了盖伦以来的一些错误概念,1543年著有《人体构造》一书。哈维(W. Harvey,1578～1657年)证明血液是在一个封闭的管道系统内循环的。马尔丕基(M. Malpighi,1628～1694年)研究了植物和动物的微细构造,由此创立了组织学的开端。

我国文化历史悠久,早在《黄帝内经》中就已有关于人体解剖学知识的记载,指出"若夫八尺之士,皮肉在此,外可度量切循而得之,其尸可解剖而视之"。南宋宋慈著有《洗冤集录》(1247年)一书,详细记载了全身各部骨骼的名称、数目、形状,并附有检骨图。清朝王清任(1768～1831年)著有《医林改错》(1830年)一书。他亲自解剖观察三十余具尸体,描述了人体各器官系统的形态结构,对骨骼和内脏的记载非常详细,对古医书中的错误做了订正。中国的解剖学研究虽然在古代已有很大成就,但由于受封建社会文化的约束,科学技术发展滞后,解剖学没有形成独立的学科体系。光绪七年(1881年),清政府在天津开办了医学馆,光绪十九年(1893年)更名为北洋医学堂,教授课程中已开设人体解剖学。至此,我国解剖学才成为一门独立的学科。我国现代解剖学是在19世纪由西方传入之后发展起来的。中华人民共和国成立前,中国的解剖学工作者仅八十余人,现在已经发展成为一支集教学、科研、学科建设为一体,人才辈出的具备较高水平的学术队伍。解剖学的硕士、博士、博士后流动站及学位点星罗棋布。在教材建设方面,我国的解剖学工作者承前启后,创新发展,不断总结教学经验和教学方法,编写了大量具有中国特色的、适合中国医学生学习的教材和教学辅导资料,为我国人体解剖学和医学教育事业的发展做出了历史性的贡献。我国解剖学已成为当代世界解剖学的重要组成部分。

三、解剖学姿势、方位术语与人体的轴和面

为了能正确描述人体各器官的位置与形态结构,必须要有统一标准和描述用的术语,这样,才能统一认识,避免混乱。因此确定了轴、面和方位等术语。这些概念和术语既是人为规定的,又是国际公认的学习解剖学必须遵循的基本原则。

（一）人体的标准解剖学姿势

为了说明人体各部或各结构的位置关系,特规定标准解剖学姿势如下:身体直立,两眼向正前方平视,上肢下垂于躯干两侧,掌心向前,两足并拢,足尖向前。描述人体任何结构时,均应用标准姿势,即使被观察的客体、标本或模型处于不同位置,或只是身体的一个局部,仍然依人体的标准姿势进行描述。

（二）方位术语

根据人体的标准解剖学姿势，规定了一些表示方位的术语：

1. 上和下

近颅者为上（superior），近足者为下（inferior）。也可用**颅侧**（cranial）和**尾侧**（caudal）来表示。

2. 前或腹侧与后或背侧

距身体腹侧（ventral）面近者为前（anterior），距身体背侧（dorsal）面近者为后（posterior）。

3. 内侧和外侧

距身体正中面近者为内侧（medial），距身体正中面远者为外侧（lateral）。上肢常用**尺侧**（ulnar）和**桡侧**（radial）；下肢常用**胫侧**（tibial）和**腓侧**（fibular）；眼球常用**鼻侧**（nasal）和**颞侧**（temporal）分别表示内侧和外侧。

4. 内和外

这是描述空腔器官相互位置关系的术语，近腔者为内（internal），离内腔远者为外（external）。

5. 浅和深

这是描述与皮肤表面相对距离关系的术语，近皮肤者为浅（superficial），远离皮肤而距人体内部中心近者为深（profundal）。

6. 近侧和远侧

在四肢，距肢根部较近者为近侧（proximal），反之为远侧（distal）。

（三）轴

人体可有互相垂直的三种轴，即垂直轴、矢状轴和冠状轴。轴与关节运动有密切关系。

1. 垂直轴

垂直轴（vertical axis）是上、下方向与水平面垂直的轴。

2. 矢状轴

矢状轴（sagittal axis）是前、后方向与水平面平行的轴。

3. 冠状轴

冠状轴（frontal axis）是左、右方向与水平面平行的轴。

（四）面

按上述三轴，人体可做三种互相垂直的切面（图 0-1）。

1. 矢状面

矢状面（sagittal plane）为前、后方向的垂直切面，将人体分成左、右两部分。经过人体正中的矢状面，将人体分为左、右相等两半则为正中矢状面。

3

2. 冠状面

冠状面(frontal plane)为左、右方向的垂直切面,将人体分为前、后两部分。

3. 水平面

水平面(horizontal plane)又称**横切面**,是指将人体分为上、下两部的水平切面。

在描述器官切面时,常以器官自身长轴为标准,与其长轴平行的切面称纵切面,与其长轴垂直的切面称横切面。

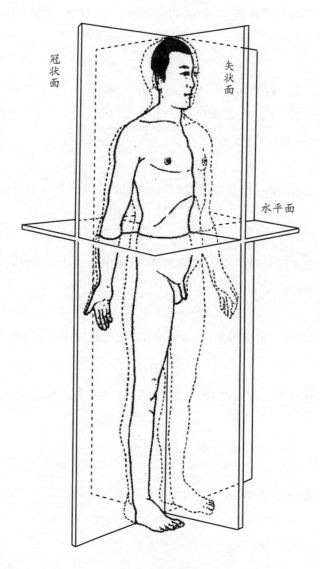

图 0-1　人体的切面

（熊克仁）

第一篇

运 动 系 统

运动系统由骨、骨连结和骨骼肌组成。骨通过骨连结构成骨骼，对人体起支持体重、保护、维持人体基本形态的作用，并为骨骼肌提供附着点。骨骼肌是运动系统的主动部分，在神经系统支配下，以骨连结为枢纽，牵拉骨产生运动。

第一章

骨　学

第一节　总　论

骨(bone)是由骨组织为主体构成的一种器官,具有一定的形态和功能,有丰富的血管、淋巴管和神经分布,可不断地进行新陈代谢和生长发育,并具有改建、修复和再生的能力。骨也是体内造血和贮存钙、磷的器官。

成人共有 206 块骨(图 1-1),按分布的部位不同,可分为中轴骨和附肢骨。中轴骨包括颅骨和躯干骨,附肢骨包括上肢骨和下肢骨。

一、骨的基本形态及分类

骨的形态多种多样,大致可以分为长骨、短骨、扁骨和不规则骨这 4 种类型(图 1-2)。

1. 长骨

长骨(long bone)呈长管状,主要分布于四肢,可分为一体两端。长骨的体称**骨干**,内有容纳骨髓的空腔,称**骨髓腔**。体的表面有血管出入的滋养孔。长骨两端膨大称为**骺**,其表面有光滑的关节面,覆有关节软骨。骨干与骺相邻的部分称**干骺端**,幼年时保留软骨成分,称**骺软骨**,可使长骨不断加长(图 1-3)。成年后,骺软骨骨化,骨干和骺长合,长合后遗留的痕迹称**骺线**。

2. 短骨

短骨(short bone)一般呈立方体形,多分布于连接牢固且有一定灵活性的部位,如腕骨和跗骨。

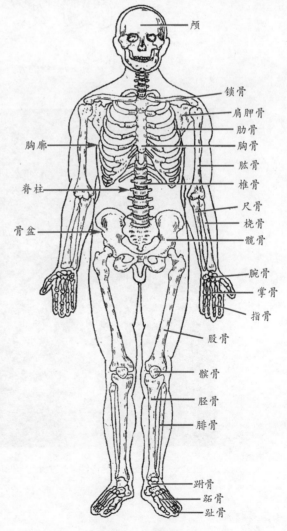

颅
锁骨
肩胛骨
肋骨
胸骨
肱骨
椎骨
尺骨
桡骨
髋骨
腕骨
掌骨
指骨
股骨
髌骨
胫骨
腓骨
跗骨
跖骨
趾骨

胸廓
脊柱
骨盆

图 1-1　全身骨骼

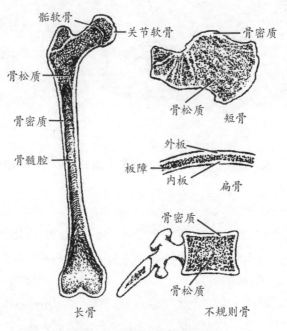

图 1-2　骨的分类和构造

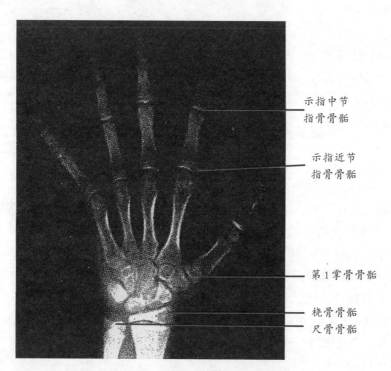

图 1-3　骨骺（7 岁儿童腕和手 X 射线像片）

注：骨骺与骨干的线状透明区为骺软骨

3. 扁骨

扁骨(flat bone)呈板状，位于颅盖和体壁等处，主要参与构成体腔的壁，具有保护腔内脏器的作用，如胸骨。

4. 不规则骨

不规则骨(irregular bone)形状不规则,位于颅底、面部和脊柱等处。有些不规则骨内具有含气的空腔,称**含气骨**,如上颌骨。

另外,在某些肌腱内常有扁圆形小骨,称之为**籽骨**,其在运动中可起到减少摩擦和改变肌牵引方向的作用,如髌骨。

二、骨的构造

骨由骨质、骨膜和骨髓构成,并有血管、淋巴管和神经分布(图1-4)。

1. 骨质

骨质是骨的主要组成部分,由骨细胞、胶原纤维和骨基质等构成,按结构可分为**骨密质**和**骨松质**。骨密质位于骨的表面,质地致密坚实,抗压和抗扭曲性强。骨松质位于骨的内部,呈海绵状,由**骨小梁**相互交织而成,骨小梁的排列与骨所承受的压力和张力的方向一致。骨密质和骨松质的分布因骨的种类而异。长骨中部的骨密质最厚,向两端逐渐变薄,而骨松质则相反;短骨的表面是薄层的骨密质,内部则为骨松质。扁骨内、外两层为骨密质,骨松质配布于中间。颅盖骨的内、外两层骨密质分别称**内板**和**外板**,中间的骨松质称**板障**。

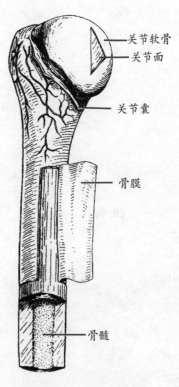

关节软骨
关节面
关节囊
骨膜
骨髓

图1-4　长骨的构造

2. 骨膜

骨膜由纤维结缔组织构成,富含有血管、淋巴管和神经,对骨的发生、生长、改造、修复和感觉有重要作用。骨膜包括被覆于骨的外表面(关节面除外)的**骨外膜**和衬于骨髓腔和骨小梁表面的**骨内膜**。骨膜有分化成骨细胞和破骨细胞的能力,幼年时期骨膜功能活跃,可促进骨的发生和生长;成年后其功能相对静止,可维持骨的生理状态。骨发生损伤后骨膜可恢复造骨功能,促进修复愈合。

3. 骨髓

骨髓充填于骨髓腔和骨松质的间隙内,可分为红骨髓和黄骨髓。**红骨髓**具有造血功能,胎儿及幼儿的骨内全是红骨髓。自5～7岁开始长骨骨髓腔内的红骨髓逐渐被脂肪组织代替,呈黄色,失去造血功能,称**黄骨髓**。但在慢性失血过多或重度贫血时,黄骨髓可重新转化为红骨髓,恢复其造血功能。长骨的骺、短骨、扁骨和不规则骨的骨松质内终生存在红骨髓。临床常选择髂嵴或胸骨等处进行骨髓穿刺,检查骨髓。

三、骨的化学成分和物理性质

骨的化学成分包括有机质和无机质两种成分,有机质主要是骨胶原纤维和黏多糖蛋白,

9

赋予骨的韧性和弹性;无机质为无机盐(主要是磷酸钙),赋予骨较高的强度。

骨的化学成分和物理性质因年龄的不同而存在差异,幼儿时期两种成分各占一半,骨的弹性较大,柔软而硬度较小,容易弯曲变形,在外力作用下易折而不断,称青枝骨折。成年人骨的有机质和无机质的比例约为 3:7,最为合适,骨既坚硬又富有弹性和韧性。老年人骨的无机质所占比例较多,约占 3/4,且胶原纤维老化,故脆性较大而韧性较差,易发生骨折。

第二节 躯 干 骨

躯干骨共 51 块,包括 24 块椎骨、1 块骶骨、1 块尾骨、1 块胸骨和 12 对肋。

一、椎骨

椎骨(vertebrae)在幼年时为 33～34 块,包括颈椎 7 块、胸椎 12 块、腰椎 5 块、骶椎 5 块和尾椎 4～5 块。成年后,5 块骶椎和 4～5 块尾椎分别融合成 1 块骶骨和 1 块尾骨。

(一)椎骨的基本形态

椎骨由前方的椎体和后方的椎弓构成(图 1-5)。**椎体**(vertebral body)呈短圆柱形,是椎骨负重的主要部分。**椎弓**(vertebral arch)呈板状,左右对称,前部与椎体相连的部分较窄,称**椎弓根**,根的上、下缘各有一个凹陷,分别称**椎上切迹**和**椎下切迹**,上、下相邻椎骨之间的椎上、下切迹共同围成**椎间孔**(intervertebral foramina),内有脊神经通过。椎弓后部较宽

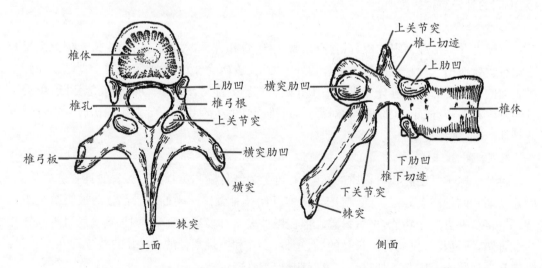

图 1-5 胸椎

的部分称**椎弓板**,两侧椎弓板在中线结合。从椎弓发出 7 个突起,向后伸出一个突起称**棘突**,向两侧伸出一对突起称**横突**,向上和向下各伸出一对突起,分别称**上关节突**和**下关节突**,相邻椎骨的上、下关节突构成关节突关节。椎体与椎弓之间围成**椎孔**(vertebral foramen),

10

全部椎骨的椎孔连成**椎管**(vertebral canal),容纳脊髓。

(二) 各部椎骨的主要特征

1. 颈椎

颈椎(cervical vertebrae)(图1-6)椎体横断面呈椭圆形,较小。椎孔呈三角形,较大。横突根部有**横突孔**,有椎动、静脉穿行。第6颈椎横突末端的前结节较大,位于颈总动脉的后方,称**颈动脉结节**,当头部损伤出血时,可将颈总动脉压于此结节,进行暂时止血。关节突的关节面几乎呈水平位,第2~6颈椎的棘突较短,末端分叉。

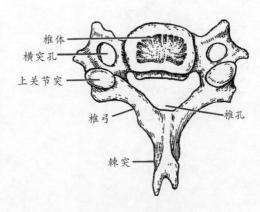

图1-6　颈椎(上面)

第1颈椎又名**寰椎**(图1-7),由前弓、后弓和侧块构成,无椎体、棘突和关节突。**前弓**后面正中有一关节面称**齿突凹**,与第2颈椎的齿突相关节。**后弓**上面有**椎动脉沟**,内有椎动脉通过。侧块连接前、后弓,上面有椭圆形的上关节凹,与枕骨的枕髁相关节,下面有圆形的下关节面,与第2颈椎的上关节面相关节。

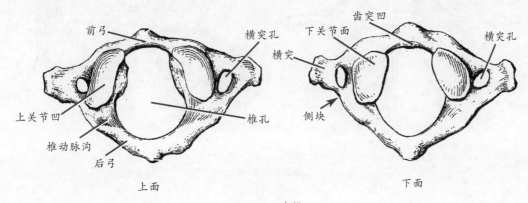

图1-7　寰椎

第2颈椎又名**枢椎**(图1-8),椎体向上有指状突起,称**齿突**,与寰椎的齿突凹相关节。

第7颈椎又名**隆椎**(图1-9),棘突长且末端不分叉,低头时易于触及,常作为计数椎骨的标志。

2. 胸椎

胸椎(thoracic vertebrae)(图1-5)椎体横断面呈心形,自上而下逐渐增大。椎体两侧面后份上、下缘各有一个半圆形的**肋凹**,与肋头相关节。横突末端前面有**横突肋凹**,与肋结节相关节。关节突的关节面近似冠状位。棘突较长,斜向后下方,呈叠瓦状排列。

3. 腰椎

腰椎(lumbar vertebrae)(图1-10)椎体横断面呈肾形。椎孔呈卵圆形或三角形。关节突的关节面呈矢状位。棘突呈短而宽的板状,水平后伸,棘突间隙较大,故临床上常在下位腰椎棘突间做腰椎穿刺术。

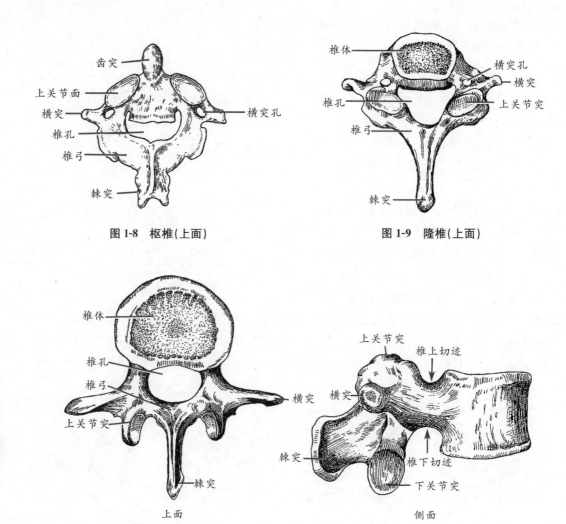

图 1-8　枢椎(上面)

图 1-9　隆椎(上面)

图 1-10　腰椎

4. 骶骨

骶骨(sacrum)(图 1-11)由 5 块骶椎融合而成,呈三角形。分底、尖、盆面、背面和外侧部。底向上,前缘突出,称**岬**,是产科女性骨盆测量的重要标志。尖向下,接尾骨。盆面(前面)光滑凹陷,中部有 4 条横线,是骶椎融合的痕迹,横线两端有 4 对**骶前孔**。背面(后面)粗糙隆凸,中线处有骶椎棘突融合而成的**骶正中嵴**,骶正中嵴的两侧有 4 对**骶后孔**。骶前、后孔与骶骨内的骶管相通,有骶神经前、后支通过。**骶管**为椎管下端的延续,由骶椎的椎孔连合而成,其下端的裂孔称**骶管裂孔**,裂孔两侧向下的突起称**骶角**,为骶管麻醉的标志。骶骨的外侧部的上份两侧有**耳状面**,与髂骨相关节。

5. 尾骨

尾骨(coccyx)(图 1-11)由 4～5 块退化的尾椎融合而成,上接骶骨,下端游离。

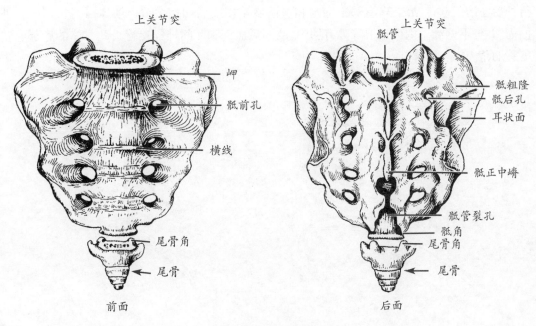

图 1-11 骶骨和尾骨

二、胸骨

胸骨（sternum）（图 1-12）为扁骨，位于胸前壁正中。自上而下分为胸骨柄、胸骨体和剑突。**胸骨柄**上缘中份凹陷称**颈静脉切迹**，两侧为**锁切迹**，与锁骨相关节，柄外侧缘上份接第 1 肋软骨。胸骨柄和胸骨体连接处微向前突，称**胸骨角**，体表可扪及，两侧接第 2 肋软骨，是计数肋的重要标志。**胸骨体**呈长方形，两侧缘接第 2～7 肋软骨。**剑突**窄而薄，下端游离。

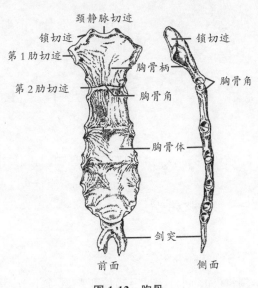

图 1-12 胸骨

三、肋

肋（rib）共 12 对，由肋骨和肋软骨组成。第 1～7 对肋前端直接与胸骨相连结，称**真肋**。第 8～12 对肋前端与胸骨不直接相连结，称**假肋**，其中第 8～10 对肋前端借肋软骨依次与上位肋软骨连结，形成**肋弓**，第 11、12 对肋前端游离于腹壁肌层中，称**浮肋**。

1. 肋骨

肋骨（costal bone）（图 1-13）为扁骨，可分肋体和前、后两端。前端较宽，接肋软骨。后端膨大称**肋头**，有关节面与相应的胸椎肋凹相关节。肋头外侧稍细为**肋颈**。肋颈与肋体移

13

行处后面的隆起称**肋结节**,有关节面与相应的胸椎横突肋凹相关节。**肋体**扁而长,分内、外两面和上、下两缘。内面近下缘处有**肋沟**,肋间后血管和肋间神经走行于此。体的后部急转处称**肋角**。

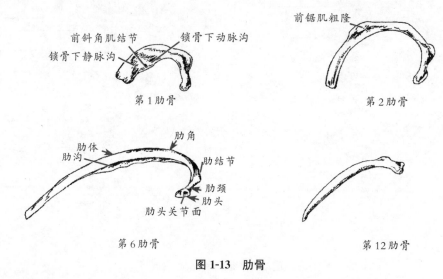

图 1-13　肋骨

2. 肋软骨

肋软骨(costal cartilage)连于各肋骨的前端,为透明软骨,终生不骨化。

第三节　上　肢　骨

上肢骨共 64 块,由上肢带骨和自由上肢骨组成。

一、上肢带骨

(一)锁骨

锁骨(clavicle)(图 1-14)位于胸廓前上方,呈横位的"S"形弯曲,全长均可在体表扪及,

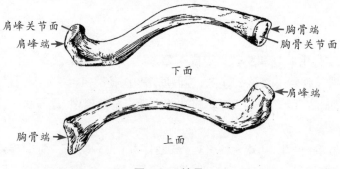

图 1-14　锁骨

内侧 2/3 凸向前,外侧 1/3 凸向后。锁骨内侧端粗大,称**胸骨端**,与胸骨柄的锁切迹相关节。外侧端扁平,称**肩峰端**,与肩胛骨的肩峰相关节。

（二）肩胛骨

肩胛骨(scapula)（图 1-15、图 1-16）为三角形的扁骨,贴于胸廓的后外侧、第 2～7 肋之间,有两面、三缘和三个角。

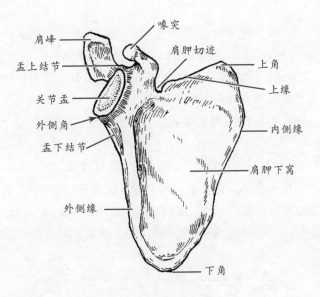

图 1-15　肩胛骨(前面)

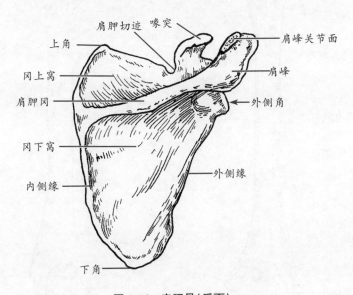

图 1-16　肩胛骨(后面)

前面凹陷称**肩胛下窝**;后面的横嵴称**肩胛冈**。肩胛冈上、下方的浅窝分别称**冈上窝**和**冈下窝**。肩胛冈的外侧端扁平突起称**肩峰**,与锁骨的肩峰端相关节。上缘短而薄,外侧份有一凹陷,称**肩胛切迹**,切迹外侧有一指状突起,称**喙突**。外侧缘(腋缘)肥厚,内侧缘(脊柱缘)薄而锐利。肩胛骨外侧角肥厚,有稍凹的关节面称**关节盂**,与肱骨头相关节,关节盂的上、下方各有一个粗糙隆起,分别称**盂上结节**和**盂下结节**。上角平对第 2 肋,下角平对第 7 肋或第 7 肋间隙,均可作为计数肋的标志。

二、自由上肢骨

(一) 肱骨

肱骨(humerus)(图 1-17)位于臂部的长骨,分一体两端。上端膨大称**肱骨头**,呈半球形,朝向内后上方,与肩胛骨的关节盂相关节。肱骨头的前外侧和前下方各有隆起的**大结节**和**小结节**,它们向下分别延伸为**大结节嵴**和**小结节嵴**。大、小结节之间的纵沟称**结节间沟**。肱骨上端与肱骨体交界处稍细,称**外科颈**,易发生骨折。

肱骨体中部的外侧有粗糙的**三角肌粗隆**。肱骨体后面中部有一由内上斜向外下的浅沟,称**桡神经沟**。

肱骨下端扁宽,有两个关节面:内侧呈滑车状,称**肱骨滑车**,与尺骨相关节;外侧呈半球形,称**肱骨小头**,与桡骨相关节。肱骨滑车的前上方有**冠突窝**,肱骨小头的前上方有**桡窝**,在屈肘时分别容纳尺骨冠突和桡骨头,肱骨滑车的后上方为**鹰嘴窝**,伸肘时容纳尺骨鹰嘴。肱骨下端两侧各有一突起,分别为**外上髁**和**内上髁**。内上髁后方的浅沟称**尺神经沟**。

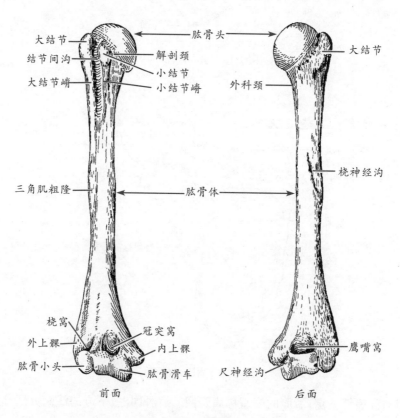

图 1-17 肱骨

（二）尺骨

尺骨（ulna）（图 1-18）位于前臂的内侧，分一体两端，上端膨大，前面有半月形凹陷，称**滑车切迹**，与肱骨滑车相关节。滑车切迹后上方的突起称**鹰嘴**，前下方的突起称**冠突**。冠突外侧面有**桡切迹**，与桡骨头相关节，冠突下方有粗糙的**尺骨粗隆**。

尺骨体呈三棱柱形，外侧缘锐利称**骨间缘**，与桡骨的骨间缘相对，有骨间膜附着。尺骨下端称**尺骨头**，其前、后、外侧有环状关节面，与桡骨的尺切迹相关节。尺骨头后内侧向下伸出的突起为**尺骨茎突**。

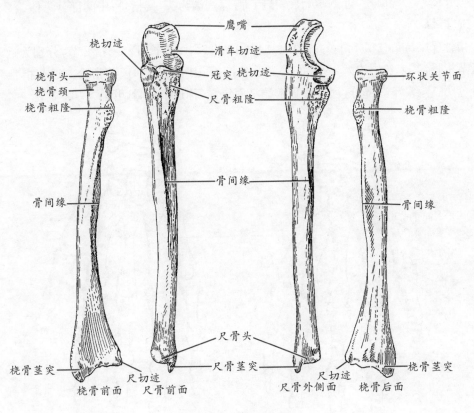

左侧标注：桡切迹　桡骨头　桡骨颈　桡骨粗隆　骨间缘　桡骨茎突
中间标注：鹰嘴　滑车切迹　冠突　桡切迹　尺骨粗隆　骨间缘　尺骨头　尺骨茎突
右侧标注：环状关节面　桡骨粗隆　骨间缘　桡骨茎突

底部标注：桡骨前面　尺骨前面　尺切迹　尺骨外侧面　尺切迹　桡骨后面

图 1-18　尺骨和桡骨

（三）桡骨

桡骨（radius）（图 1-18）位于前臂的外侧，分一体两端。上端呈圆盘状称**桡骨头**，其上面有关节凹与肱骨小头相关节，周缘为环状关节面与尺骨的桡切迹相关节。桡骨头下方稍细为**桡骨颈**，颈的内下侧有粗糙的**桡骨粗隆**。

桡骨体呈三棱柱形，内侧缘锐利称**骨间缘**，与尺骨的骨间缘相对，有骨间膜附着。桡骨下端粗大，外侧向下的突起称**桡骨茎突**，内侧面有**尺切迹**，与尺骨头相关节；桡骨下端的下面有**腕关节面**，与腕骨相关节。

（四）手骨

包括腕骨、掌骨和指骨。

1. 腕骨

腕骨(carpal bones)(图 1-19) 共 8 块,均属于短骨,分近侧和远侧列排列。近侧列从桡侧向尺侧依次为**手舟骨**、**月骨**、**三角骨**和**豌豆骨**。前 3 块骨的近侧面共同组成一椭圆形关节面,参与桡腕关节的组成。远侧列从桡侧向尺侧依次为**大多角骨**、**小多角骨**、**头状骨**和**钩骨**,分别与掌骨相关节。各腕骨相邻的关节面之间形成腕骨间关节。

2. 掌骨

掌骨(metacarpal bones)(图 1-19) 共 5 块,均属于长骨,由桡侧向尺侧依次为第 1~5 掌骨,分底、体、头 3 部分。近侧端为底,接腕骨;远侧端为头,接指骨;中间部分为体。

3. 指骨

指骨(phalanges of fingers)(图 1-19)共 14 块,均属于长骨。拇指 2 节,分别为近节指骨和远节指骨,其余各指均为 3 节,依次为近节指骨、中节指骨和远节指骨。近节指骨和中节指骨分底、体、滑车 3 部分,远节指骨末端掌面粗糙,称**远节指骨粗隆**。

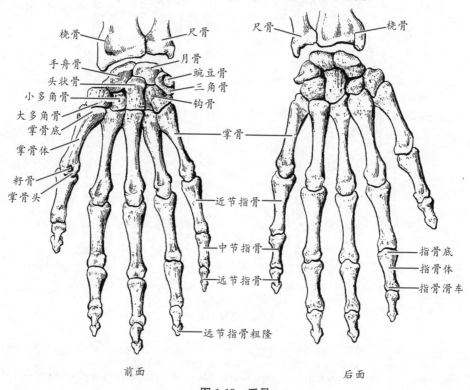

图 1-19 手骨

桡骨　尺骨
手舟骨　月骨
头状骨　豌豆骨
小多角骨　三角骨
大多角骨　钩骨
掌骨底
掌骨体
籽骨
掌骨头
掌骨
近节指骨
中节指骨
远节指骨
远节指骨粗隆
前面

尺骨　桡骨
指骨底
指骨体
指骨滑车
后面

第四节 下 肢 骨

下肢骨共 62 块,由下肢带骨和自由下肢骨组成。

一、下肢带骨

(一)髋骨

髋骨(hip bone)(图 1-20、图 1-21)为不规则骨,由上方的髂骨、前下方的耻骨和后下方的坐骨长合而成。3 骨长合处外侧的深窝称**髋臼**。髋臼在幼年时借软骨结合(图 1-22),16 岁左右软骨骨化完全长合。

1. 髂骨

髂骨(ilium)分为髂骨体和髂骨翼。**髂骨体**在下,肥厚,构成髋臼的上 2/5。**髂骨翼**在上,扁阔,其上缘肥厚呈弓形,称**髂嵴**。髂嵴前端为**髂前上棘**,后端为**髂后上棘**,

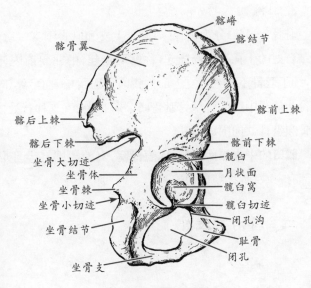

图 1-20 髋骨(外面)

两者的下方各有一突起,分别称**髂前下棘**和**髂后下棘**。髂前上棘后方 5～7 cm 处,髂嵴向外

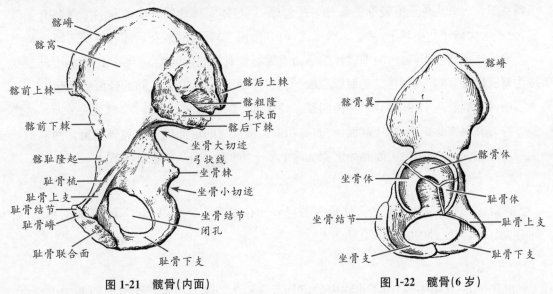

图 1-21 髋骨(内面)　　　　　**图 1-22 髋骨(6 岁)**

19

突出称**髂结节**。两侧髂嵴最高点的连线约平第 4 腰椎棘突,可作为腰椎穿刺的定位标志。髂骨翼内面的浅窝称**髂窝**,其下界有斜向前下的骨嵴称**弓状线**。髂骨翼内面的后部粗糙不平,有**耳状面**与骶骨同名关节面相关节。

2. 坐骨

坐骨(ischium)分为坐骨体和坐骨支。**坐骨体**构成髋臼的后下 2/5,后缘有三角形突起称**坐骨棘**。坐骨体与坐骨支移行处的后部是粗糙的隆起,称**坐骨结节**。坐骨棘与髂后下棘之间为**坐骨大切迹**,坐骨棘与坐骨结节之间称**坐骨小切迹**。坐骨结节向前内上方延伸为较细的**坐骨支**,其末端与耻骨下支连结。

3. 耻骨

耻骨(pubis)分为耻骨体、耻骨上支和耻骨下支。**耻骨体**构成髋臼的前下 1/5,其与髂骨体结合处的上面有粗糙隆起,称**髂耻隆起**,由此向前内伸出**耻骨上支**,上支末端折向外后下方,续于**耻骨下支**。上支上面的锐嵴称**耻骨梳**,向后续于髂骨的弓状线,向前止于**耻骨结节**。耻骨结节至中线的骨嵴为**耻骨嵴**。耻骨上、下支移行处内侧的椭圆形粗糙面为**耻骨联合面**。耻骨和坐骨共同围成**闭孔**。

髋臼的中央深而粗糙,称**髋臼窝**,窝的周围有半月形的关节面,称**月状面**。髋臼边缘的下部有一缺口,称**髋臼切迹**。

二、自由下肢骨

（一）股骨

股骨(femur)(图 1-23)是人体最长、最粗大的长骨,其长度约为身高的 1/4,分一体两端。上端呈球形膨大,朝向内上方,称**股骨头**,与髋臼相关节。股骨头中央稍下有一小凹,称**股骨头凹**。股骨头外下方较细的部分为**股骨颈**,颈与体交界处的外上侧和内下侧各有一隆起,分别为**大转子**和**小转子**。大、小转子之间,在前面**转子间线**,在后面有**转子间嵴**。

股骨体呈圆柱形,略弓向前。体的后面有纵行的骨嵴,称**粗线**,其上端分叉,向上外侧延续为**臀肌粗隆**,向上内侧延续为**耻骨肌线**。粗线下端也分两线,两线间的骨面称**腘面**。

股骨下端有两个膨大,分别称**内侧髁**和**外侧髁**。两髁的前、下和后面都是关节面。两髁前方的关节面彼此相连,形成**髌面**,与髌骨相接。两髁之间后面的深窝称**髁间窝**。两髁的侧面最突出部分,分别为**内上髁**和**外上髁**。内上髁上方的小突起,称**收肌结节**。

（二）髌骨

髌骨(patella)(图 1-24)为人体最大的籽骨。在股四头肌腱内,上宽下窄,前面粗糙,后面有关节面,与股骨的髌面相关节。

（三）胫骨

胫骨(tibia)(图 1-25)位于小腿内侧,粗大,分一体两端。上端粗大并向两侧突出,形成

内侧髁和**外侧髁**。两髁的上面各有上关节面，与股骨内、外侧髁相关节。两髁上关节面之间有粗糙的隆起，称**髁间隆起**。外侧髁的后下面有**腓关节面**，与腓骨头相关节。胫骨上端前面与体相接处的粗糙隆起称**胫骨粗隆**。胫骨体呈三棱柱形，其前缘和内侧面直接位于皮下，易于触及。外侧缘为**骨间缘**，有小腿骨间膜附着。胫骨下端内侧有向下的突起，称**内踝**。胫骨下端的下面与内踝的外侧面均为关节面，与距骨相关节。胫骨下端的外侧面有**腓切迹**，与腓骨相接。

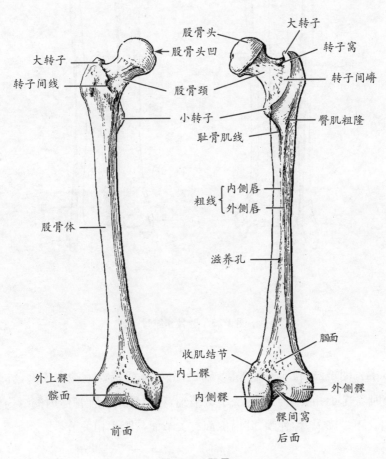

图 1-23　股骨

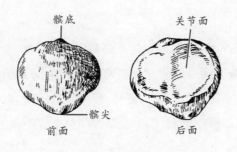

图 1-24　髌骨

21

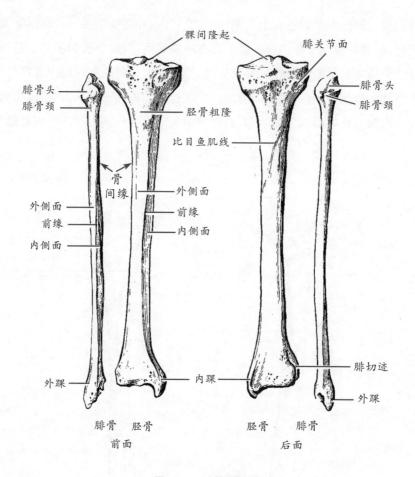

髁间隆起 腓关节面

腓骨头
腓骨颈

胫骨粗隆

比目鱼肌线

腓骨头
腓骨颈

骨间缘

外侧面
前缘
内侧面

外侧面
前缘
内侧面

外踝 内踝

腓切迹

外踝

腓骨 胫骨
前面

胫骨 腓骨
后面

图 1-25 胫骨和腓骨

（四）腓骨

腓骨(fibula)(图 1-25)位于小腿外侧,细长,分一体两端。上端稍膨大,称**腓骨头**,有关节面与胫骨的腓关节面相关节。腓骨头下方缩细,称**腓骨颈**。腓骨体内侧缘为**骨间缘**,有小腿骨间膜附着。下端膨大,称**外踝**,其内侧面有关节面与距骨相关节。

（五）足骨

足骨包括跗骨、跖骨和趾骨(图 1-26)。

1. 跗骨

跗骨(tarsal bones)共 7 块,均属于短骨。分前、中、后 3 列,后列有上方的**距骨**和下方的**跟骨**。中间列为**足舟骨**,位于距骨的前方。前列内侧 3 块,分别为**内侧楔骨**、**中间楔骨**、**外侧楔骨**,位于足舟骨的前方,前列外侧 1 块为**骰骨**,位于跟骨的前方。距骨上面有关节面,前宽而后窄,称**距骨滑车**,与内、外踝和胫骨的下关节面相关节。距骨下方与跟骨相关节,跟骨后端膨大称**跟骨结节**。

2. 跖骨

跖骨(metatarsal bones)共 5 块,从内侧向外侧依次为第 1～5 跖骨。分底、体、头 3 部分。跖骨底分别与楔骨和骰骨相关节,跖骨头与相应的趾骨相关节。

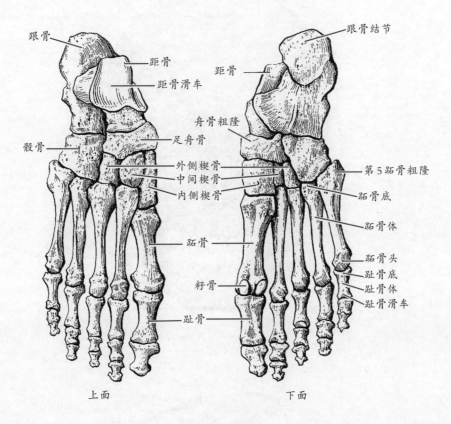

图 1-26　足骨

3. 趾骨

趾骨(phalanges of toes)共 14 块,踇趾为 2 节,其余各趾均为 3 节。趾骨的形态和命名与指骨相同。

第五节　颅　骨

颅(skull)由 23 块颅骨组成(3 对听小骨未计入)。除下颌骨和舌骨外,其余各骨借缝或软骨牢固相连,容纳和保护脑、感受器,构成消化和呼吸系统的起始部,形成面部的基本轮廓。颅骨可分为后上部的脑颅骨和前下部的面颅骨。

一、脑颅骨

脑颅骨(图 1-27、图 1-28)共 8 块,包括不成对的额骨、筛骨、蝶骨和枕骨以及成对的颞骨和顶骨。

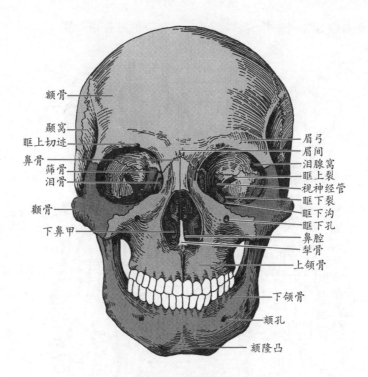

图 1-27　颅(前面)

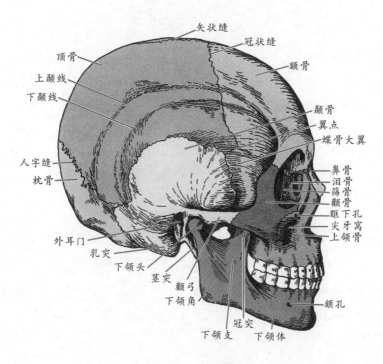

图 1-28　颅(侧面)

1. 额骨

额骨(frontal bone)(图 1-29)位于脑颅的前上份,分 3 部分。上部为**额鳞**,额鳞中央隆起称额结节;下部水平伸向后方为**眶部**,构成眶上壁;两侧眶部之间为**鼻部**。额骨前下部内有含气的空腔,称**额窦**。

2. 筛骨

筛骨(ethmoid bone)(图 1-30)位于颅底前部中央,两眶之间,参与构成鼻腔的上部、外侧壁和鼻中隔。冠状切面上呈"巾"字形,分3部分。

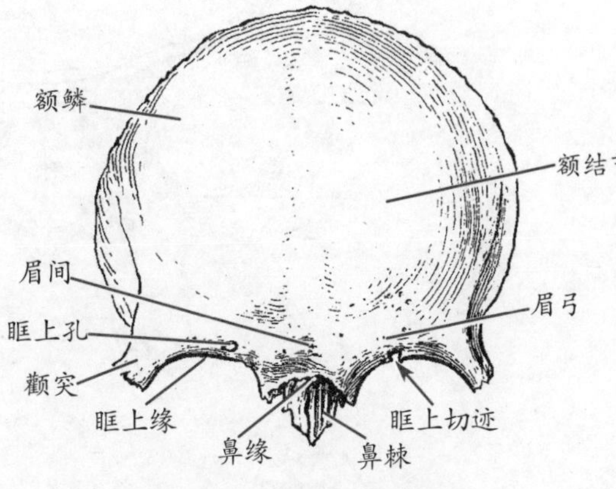

(1) 筛板

筛板呈水平位,构成鼻腔的顶,板上有许多小孔称**筛孔**,板的前份有向上伸出的突起,称**鸡冠**。

(2) 垂直板

垂直板呈正中矢状位,构成骨性鼻中隔上部。

(3) 筛骨迷路

筛骨迷路位于垂直板的两侧,由薄骨片围成许多大小不等的含气小腔,称**筛窦**。迷路的内侧壁伸出上、下两个卷曲的骨片,称**上鼻甲**和**中鼻甲**。

图 1-29　额骨(前面)

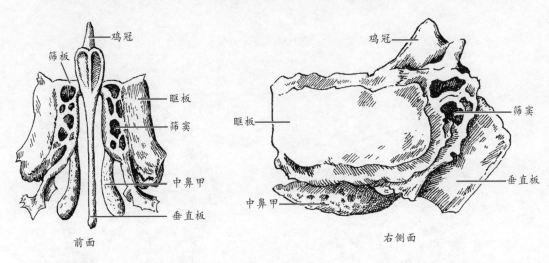

前面　　　　　　　右侧面

图 1-30　筛骨

3. 蝶骨

蝶骨(sphenoid bone)(图 1-31)位于颅底中部,形似展翅的蝴蝶。分为体、大翼、小翼和翼突4部。**蝶骨体**居于中间,内有一对含气空腔,称**蝶窦**。由蝶骨体向前外侧伸出一对**小翼**,向两侧伸出一对**大翼**。从蝶骨体和大翼的连接处向下伸出一对**翼突**。

4. 枕骨

枕骨(occipital bone)(图 1-32)位于颅的后下部,前下部有**枕骨大孔**,以此孔为界将枕骨分4部,前为基底部,后为枕鳞,两侧为侧部。

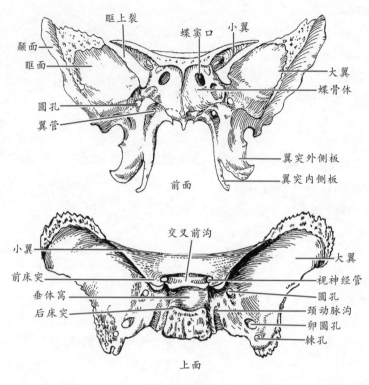

图 1-31 蝶骨

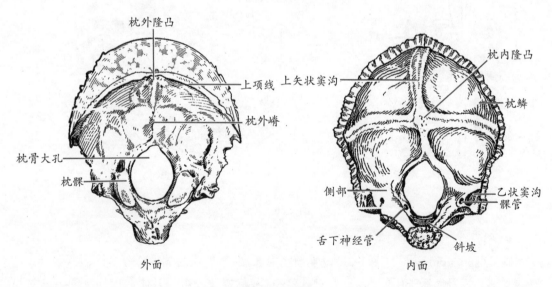

图 1-32 枕骨

5. 颞骨

颞骨(temporal bone)(图 1-33)位于脑颅的两侧,以**外耳门**为中心分为 3 部。外耳门前上方呈鳞状骨片为**鳞部**,其前下部有向前伸的**颧突**;从前、下、后方围绕外耳道的弯曲骨片为**鼓部**;尖端伸向前内,嵌入颅底枕骨与蝶骨之间的为**岩部**,其后部有向下的突起,称**乳突**。

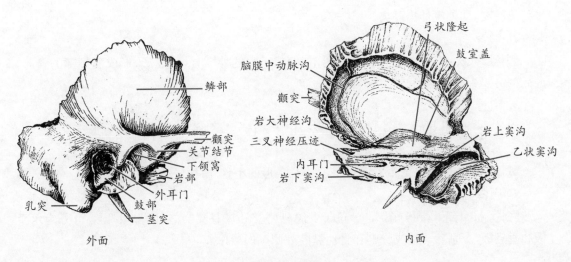

图 1-33 颞骨

6. 顶骨

顶骨(parietal bone)(图 1-28)位于颅顶的两侧,呈四边形的扁骨。

二、面颅骨

面颅骨(图 1-27、图 1-28)共 15 块。包括成对的上颌骨、腭骨、颧骨、鼻骨、泪骨和下鼻甲以及不成对的犁骨、下颌骨和舌骨。

1. 上颌骨

上颌骨(maxilla)(图 1-34)位于面颅中部,鼻腔的两侧,眶与口腔之间。主体部分为**上颌体**,内有含气的空腔称**上颌窦**。上颌骨体向前内上方伸出**额突**,向下伸出**牙槽突**,向内侧水

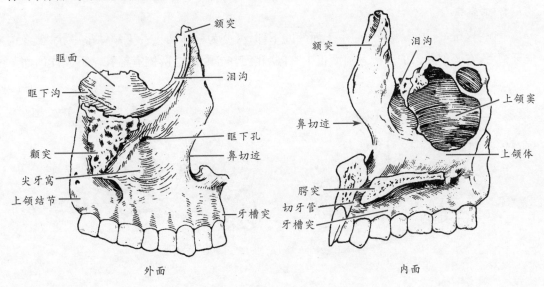

图 1-34 上颌骨

平伸出**腭突**,向外侧伸出**颧突**。

2. 颧骨

颧骨(zygomatic bone)(图 1-27、图 1-28)位于眶的外下方,呈菱形,形成面颊部的隆起,向后的突起为**颞突**。

3. 泪骨

泪骨(lacrimal bone)(图 1-27、图 1-28)位于眶内侧壁的前份,为菲薄的方形小骨片。

4. 鼻骨

鼻骨(nasal bone)(图 1-27、图 1-28)为长条形的小骨片,构成鼻背的基础。

5. 腭骨

腭骨(palatine bone)(图 1-35)位于上颌骨腭突和蝶骨翼突之间,呈"L"形,可分为**水平板**和**垂直板**,分别参与构成骨腭和骨性鼻腔外侧壁的后份。

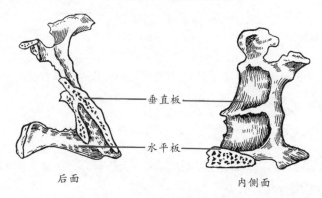

图 1-35　腭骨

6. 下鼻甲

下鼻甲(inferior nasal concha)(图 1-27)为薄而卷曲的小骨片,附于上颌骨的内侧面。

7. 下颌骨

下颌骨(mandible)(图 1-36)位于面颅的下部,可分为一体两支。**下颌体**呈弓状,上缘构成**牙槽弓**,有容纳牙齿的牙槽。前面正中有向前隆起的**颏隆凸**,两侧有**颏孔**。下颌体内面正

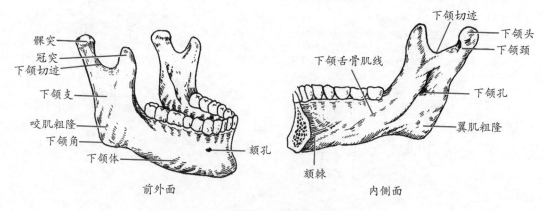

图 1-36　下颌骨

中有两个小突起,称**颏棘**。由下颌体两侧后部向后上方伸出的方形骨板为**下颌支**,下颌支的上端有两个突起,前方的称**冠突**,后方的称**髁突**,髁突的末端膨大为**下颌头**,头稍下方较细处为**下颌颈**。下颌支后缘与下颌底相交处称**下颌角**。下颌支内面中部有**下颌孔**,此孔向前下经**下颌管**通颏孔。

8. 犁骨

犁骨(vomer)(图 1-27)为斜方形骨板,构成骨性鼻中隔的后下份。

9. 舌骨

舌骨(hyoid bone)(图 1-37)位于下颌骨的后下方,呈马蹄铁形,中间部为**舌骨体**,体的两端向后方伸出一对长突为**大角**,向后上伸出一对短突为**小角**。

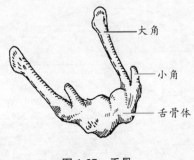

大角

小角

舌骨体

图 1-37　舌骨

三、颅的整体观

（一）颅盖

颅盖呈卵圆形,前窄后宽,可分内、外两面。

1. 颅盖外面

各骨之间有缝相连,前方额骨与顶骨之间的缝称**冠状缝**,两侧顶骨之间的缝称**矢状缝**,后方顶骨与枕骨之间的缝称**人字缝**。

2. 颅盖内面

沿正中线有一纵行浅沟,称**上矢状窦沟**,沟的两侧有许多颗粒小凹。颅顶内面两侧有**脑膜中动脉沟**。

（二）颅底

颅底由额骨、筛骨、蝶骨、颞骨、枕骨、腭骨、上颌骨、犁骨等构成,分内、外两面。

1. 颅底内面

颅底内面(图 1-38)凹凸不平,自前向后形成前高后低的 3 个阶梯状的陷窝,分别称颅前、中、后窝。各窝中有诸多孔、裂、管、沟,大多与颅外相通,是颅内、外血管和神经进出的通道。

（1）颅前窝

颅前窝(anterior cranial fossa)由额骨眶部、筛骨筛板和蝶骨小翼构成。正中线上有**鸡**

29

冠,两侧的筛板上有许多**筛孔**通鼻腔。

(2) 颅中窝

颅中窝(middle cranial fossa)由蝶骨体及大翼、颞骨岩部等构成。窝的中央是蝶骨体,体上面的凹陷为**垂体窝**,此窝的前方有横行的**交叉前沟**,沟的两端为**视神经管**可通眶,管口外侧有突向后方的**前床突**,其外侧在蝶骨大、小翼之间有**眶上裂**通眶。垂体窝的后方有横位的隆起为**鞍背**,鞍背的两侧向上突起称**后床突**。垂体窝和鞍背统称**蝶鞍**,其两侧纵行浅沟称**颈动脉沟**,沟后端有**破裂孔**,颈动脉沟在此处续于**颈动脉管内口**。在蝶骨大翼根部,由前内向后外,依次有**圆孔**、**卵圆孔**和**棘孔**。在颞骨岩部前面近尖端处有**三叉神经压迹**,其后外侧有**弓状隆起**,弓状隆起与颞鳞之间的薄骨板称**鼓室盖**。

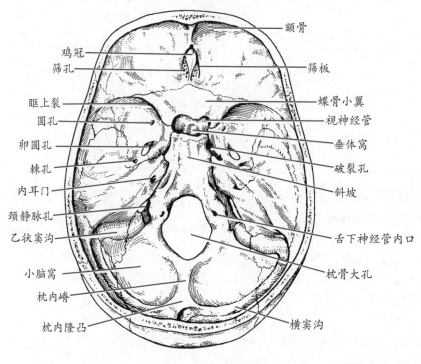

图 1-38 颅底内面观

(3) 颅后窝

颅后窝(posterior cranial fossa)主要由枕骨和颞骨岩部后面构成。窝的中央有**枕骨大孔**,孔的前外缘有**舌下神经管内口**,孔的前上方有斜向上的**斜坡**,孔的后上方有**枕内隆凸**,由此向上延伸为**上矢状窦沟**,向两侧续于**横窦沟**,横窦沟再转向内前下方称**乙状窦沟**,末端终于**颈静脉孔**。颞骨岩部后面的中央有**内耳门**,通内耳道。

2. 颅底外面

颅底外面(图1-39)高低不平,前缘处有两侧上颌骨牙槽突合成的**牙槽弓**,其后内侧为两侧上颌骨腭突和腭骨水平板构成的**骨腭**。骨腭前端正中有**切牙孔**,后外侧有**腭大孔**。骨腭后缘上方有**鼻后孔**,鼻后孔后方的颅底中央可见**枕骨大孔**,枕骨大孔的两侧有椭圆形的**枕髁**,其前外侧上方有**舌下神经管外口**,枕髁的外侧有不规则的**颈静脉孔**,其前方有圆形的**颈动脉管外口**,此口的前内侧,在蝶骨体、枕骨和颞骨岩部会合处围成**破裂孔**。破裂孔的外侧,蝶骨大翼根部有**卵圆孔**和**棘孔**。颈静脉孔的后外侧有细长突起,称**茎突**,其后外侧有隆起的**乳突**,两者之间有**茎乳孔**。在颅底的前外侧,颞骨的颧突和颧骨的颞突相连构成**颧弓**,在颧弓根部后方有**下颌窝**,窝的前缘隆起称**关节结节**。

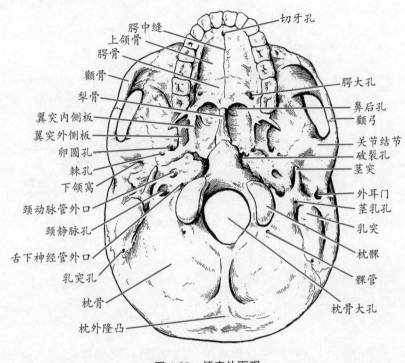

图 1-39 颅底外面观

(三)颅的前面观

可见额骨和面颅诸骨,包括眶、骨性鼻腔和骨性口腔等。

1. 眶

眶(orbit)(图 1-27)为尖向后内,底朝前外的四棱锥形腔隙,容纳眼球及其附属结构,分 1 尖、1 底和 4 壁。

① 尖朝向后内,尖端有**视神经管**通颅中窝。

② 底(眶口)略呈四边形,朝向前外。眶上缘内侧份有**眶上切迹**或**眶上孔**,眶下缘中份稍下方有**眶下孔**。

③ 上壁由额骨眶部和蝶骨小翼构成,前外侧份有**泪腺窝**,容纳泪腺。

④ 下壁由上颌骨、颧骨及腭骨构成。下壁和外侧壁交界处的后份有**眶下裂**,裂中份有向前行的**眶下沟**,此沟向前经**眶下管**出眶下孔。

⑤ 内侧壁由上颌骨额突、筛骨、泪骨和蝶骨构成。前下份有**泪囊窝**,向下经**鼻泪管**开口于鼻腔下鼻道。

⑥ 外侧壁主要由颧骨和蝶骨大翼构成,与上壁交界处的后份有**眶上裂**通颅中窝。

2. 骨性鼻腔

骨性鼻腔(图 1-27、图 1-40)位于面颅的中央。顶为筛板,借筛孔通颅前窝。底以骨腭与骨性口腔分界。前方开口于**梨状孔**,后方开口于**鼻后孔**。骨性鼻腔被筛骨垂直板和犁骨所构成**骨性鼻中隔**分为左、右两个腔。鼻腔外侧壁由上而下有 3 个卷曲的骨片，分别称为**上鼻甲**、**中鼻甲**和**下鼻甲**。每个鼻甲下方的腔隙分别称**上鼻道**、**中鼻道**和**下鼻道**。上鼻甲后上方与蝶骨之间的间隙，称**蝶筛隐窝**。

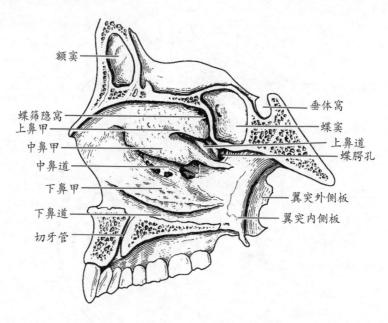

图 1-40 骨性鼻腔

位于鼻腔周围的颅骨内，有与鼻腔相通的含气空腔，称**鼻旁窦**(paranasal sinuses)（图 1-41、图 1-42）包括上颌窦、额窦、筛窦和蝶窦，分别位于同名颅骨内，具有发音共鸣和减轻颅骨重量的作用。

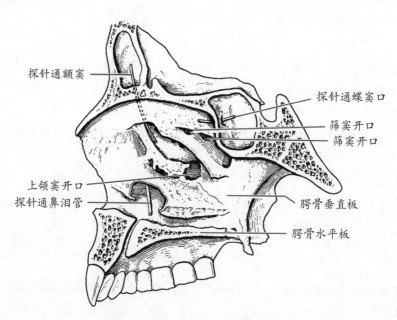

图 1-41 鼻旁窦及开口(切除部分鼻甲)

① **额窦**（frontal sinus）位于额骨眉弓深面,左右各一,向下开口于中鼻道;

② **筛窦**（ethmoidal sinuses）位于筛骨迷路内,呈蜂窝状,分前、中、后 3 群,前、中群开口于中鼻道,后群开口于上鼻道;

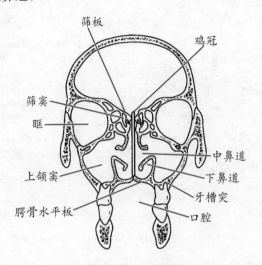

图 1-42 颅的冠状切面(经第 3 磨牙)

③ **蝶窦**（sphenoidal sinus）位于蝶骨体内,以薄骨板分隔成左、右两腔,向前开口于蝶筛隐窝;

④ **上颌窦**（maxillary sinus）位于上颌骨体内,最大,开口于中鼻道,由于窦口高于窦底,窦内积液时不易引流。

3. 骨性口腔

由上颌骨、腭骨和下颌骨构成。上壁为骨腭,前壁及外侧壁为上、下颌骨的牙槽弓及牙,向后通咽,下壁缺如,由软组织封闭。

(四) 颅的侧面观

主要由额骨、蝶骨、顶骨、颞骨、枕骨、颧骨及上、下颌骨构成(图 1-28)。侧面中部有**外耳门**,其前上方为**颧弓**,颧弓上方为**颞窝**,下方为**颞下窝**。颞窝内侧壁的前下部较薄,在额、顶、颞、蝶 4 骨汇合处形成"H"形缝的小环形区称**翼点**,内面有脑膜中动脉前支通过,此处最为薄弱,骨折时易损伤该动脉。**颞下窝**位于上颌骨体和颧骨后方的不规则间隙,向上通颞窝,并经卵圆孔、棘孔通颅中窝,向前内侧经翼上颌裂通翼腭窝。**翼腭窝**是上颌骨体、蝶骨翼突和腭骨之间窄隙,与颅腔、口腔、鼻腔、眶及颞下窝之间均有交通。

四、新生儿颅的特征

新生儿颅(图 1-43)具有如下一些特征:

① 新生儿颅与身长之比(1:4)大于成人(1:8)。

② 由于新生儿脑和感觉器发育早,而咀嚼器和呼吸器官尚不发达,故新生儿的脑颅与面颅之比(7:1)远大于成人(3:1)。

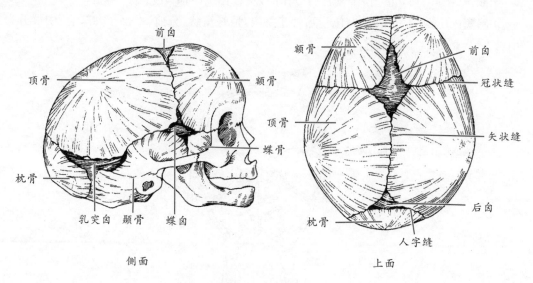

侧面   上面

图 1-43　新生儿颅

③ 新生儿由于许多颅骨尚未发育完全,颅盖各骨之间的间隙较大,以纤维组织膜相连,称**颅囟**。**前囟**最大,呈菱形,位于中线额骨、顶骨交角处;**后囟**呈三角形,位于中线顶骨、枕骨交角处,顶骨前下角和后下角分别有**蝶囟**和**乳突囟**。前囟在出生 1～2 年后闭合,其余各囟均在出生后不久闭合。

④ 新生儿的上、下颌骨不发达,鼻旁窦未发育,口鼻较小。

（龚　鑫　丁　见）

第二章
关 节 学

第一节 总 论

骨与骨之间的连接装置称**骨连结**。按连接的方式不同可分为**直接连结**与**间接连结**两大类(图 2-1)。

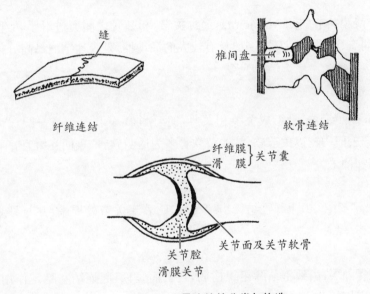

纤维连结

软骨连结

滑膜关节

图 2-1 骨连结的分类与构造

一、直接连结

相关骨之间以纤维结缔组织、软骨或骨相连,其间无间隙,不活动或仅有少许活动。按骨连结组织的不同,可分为以下 3 种类型。

(一)纤维连结

骨与骨之间以纤维结缔组织相连,可分以下两种类型:

1. 韧带连结
连结骨与骨的纤维结缔组织呈条索状或膜片状,如椎弓间的黄韧带、前臂骨间膜等。

2. 缝
骨与骨之间借薄层的纤维结缔组织相连,如颅的矢状缝、冠状缝等。

（二）软骨连结

骨与骨之间以软骨相连，可分为以下两种：

1. 透明软骨结合

如蝶枕结合等。

2. 纤维软骨联合

如椎间盘、耻骨联合等。

（三）骨性结合

骨与骨之间以骨组织相连，常由纤维连结或透明软骨骨化而成，如骶椎之间的骨性长合、髋骨在髋臼处的骨性长合等。

二、间接连结

间接连结又称**滑膜关节**（synovial joint），简称**关节**，相邻骨之间通过滑膜和纤维结缔组织囊相连，囊内骨间有含滑液的腔隙，一般具有较大的活动性，是骨连结的最高分化形式。

（一）关节的基本结构

1. 关节面

关节面（articular surface）是组成关节相关骨的接触面，一般为一凸一凹，凸者为**关节头**，凹者为**关节窝**。表面均覆以**关节软骨**，关节软骨多为透明软骨，表面光滑且富有弹性，可减轻运动时的摩擦和冲击。

2. 关节囊

关节囊（articular capsule）由纤维结缔组织构成，附着于关节的周围，并与骨膜相延续。可分为内、外两层。

（1）纤维膜

纤维膜为关节囊外层，由致密结缔组织构成，致密而坚韧，起连结和稳定作用。该层的厚薄与关节的功能密切相关。

（2）滑膜

滑膜为关节囊内层，由疏松结缔组织构成，紧贴纤维层的内面，覆盖关节内除关节软骨、关节内软骨和关节唇以外的各种结构。滑膜有时可向关节腔内突入，形成突起或皱襞，称**滑膜襞**，当关节运动时，可起填充和调节作用。有时滑膜还可突出于关节囊纤维层外，伸入肌腱与骨面之间，形成**滑膜囊**，减少运动时肌腱与骨面的摩擦。滑膜层富含血管，可分泌滑液，滑液是一种透明的蛋白样液体，有润滑作用，也是关节软骨和关节盘等进行物质交换的重要媒介。

3. 关节腔

关节腔（articular cavity）为关节囊滑膜层和关节软骨共同围成的密闭腔隙。腔内含有少量滑液。腔内为负压，对维持关节的稳固性有一定的作用。

（二）关节的辅助结构

1. 韧带

韧带（ligament）是连于相邻骨与骨之间的致密结缔组织束，位于关节囊外和关节囊内，分别称**囊外韧带**和**囊内韧带**，起加强关节的稳固性或限制其过度运动的作用。

2. 关节内软骨

关节内软骨包括关节盘和半月板。**关节盘**是位于两骨关节面之间的纤维软骨板，其周缘附于关节囊内面，将关节腔分成两部分。膝关节内的纤维软骨板呈半月形，称**半月板**。关节内软骨可调整关节面更适合，加强关节的稳固性并缓冲震荡。此外，分隔关节腔可增加关节运动的方式和范围。

3. 关节唇

关节唇（articular labrum）为附着于关节窝周缘的纤维软骨环，有加深关节窝，增大关节面，增强关节稳固性的作用。

（三）关节的运动

关节的运动形式基本上是沿着 3 个相互垂直的轴进行运动。

1. 屈、伸

屈、伸是绕冠状轴进行的运动。通常是相关骨前方的角度减少为屈，增大为伸。但下肢自膝关节以下屈、伸情况则相反。

2. 收、展

收、展是绕矢状轴进行的运动。通常是骨向正中矢状面靠拢为（内）收，相反则为（外）展。手指以中指、足趾以第 2 趾为中轴的靠拢和散开作为收和展。

3. 旋转

旋转是绕垂直轴进行的运动。通常是肢体的前面转向内侧为**旋内**，相反则为**旋外**。前臂的旋内称**旋前**，旋外为**旋后**。

4. 环转

运动骨的近端在原位转动，骨的远端做圆周运动。环转运动实际为屈、展、伸、收的综合运动。能沿两轴以上运动的关节均可做环转运动。

5. 滑动

一个骨关节面在另一骨关节面上滑动。

（四）关节的分类

关节有多种分类，根据构成关节面的骨的数目多少，可分为单关节（两块骨构成）和复关节（两块以上的骨构成）。根据关节能否单独运动分为单动关节和联动（合）关节。根据关节运动轴的数目和关节面的形态可分以下 3 类（图 2-2）。

1. 单轴关节

只能绕一个运动轴做一组运动。

（1）屈戌关节

屈戌关节又称滑车关节，一端关节头呈滑车状，另一端有相应的关节窝。只能绕冠状轴做屈伸运动，如肱尺关节。

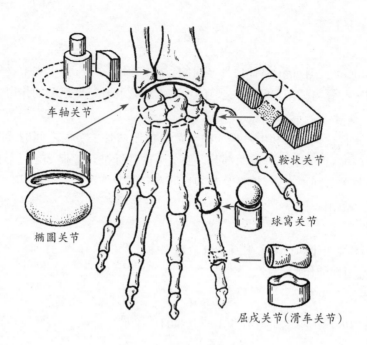

车轴关节

鞍状关节

椭圆关节

球窝关节

屈戌关节(滑车关节)

图 2-2　滑膜关节的分类

（2）车轴关节

车轴关节关节头呈圆柱状，关节窝常由骨和韧带连成环状。可绕垂直轴做旋转运动，如桡尺关节。

2. 双轴关节

能绕两个互相垂直的轴进行运动。

（1）椭圆关节

椭圆关节关节头和关节窝都呈椭圆形，可做屈、伸、收、展及环转运动，如桡腕关节。

（2）鞍状关节

鞍状关节两骨的关节面都呈鞍状，可做屈、伸、收、展及环转运动，如拇指腕掌关节。

3. 多轴关节

能绕三个互相垂直的轴做多方向的运动。

（1）球窝关节

球窝关节关节头较大，呈球形，关节窝浅而小，可做屈、伸、收、展、旋转及环转运动，如肩关节。

（2）杵臼关节

杵臼关节类似球窝关节，但关节窝较深，包绕关节头的大部分，运动方式与球窝关节相似，但运动范围受到一定的限制，如髋关节。

（3）平面关节

平面关节两骨的关节面较平坦而光滑，可做轻微的滑动，如跗跖关节。

第二节　躯干骨的连结

躯干骨通过骨连结构成脊柱和胸廓。

一、脊柱

脊柱(vertebral column)由 24 块椎骨、1 块骶骨和 1 块尾骨借骨连结而构成。

（一）椎骨间的连结

各椎骨之间通过骨连结相连,可分椎体间的连结和椎弓间的连结。

1. 椎体间的连结

椎体之间借椎间盘及前、后纵韧带紧密相连。

（1）椎间盘

椎间盘(intervertebral disc)（图 2-3）是连结相邻两个椎体之间的纤维软骨盘。由两部分构成,中央部分是柔软而富有弹性的胶状物质,称**髓核**,是胚胎时脊索的残留物。周围部分为**纤维环**,由多层同心圆状排列的纤维软骨环构成,坚韧而富有弹性,紧密连结相邻的椎体并可限制髓核向周围膨出。椎间盘具有"弹性垫"样作用,可缓冲震荡,也可增加脊柱的运动幅度。成人有23个椎间盘,脊柱不同部位运动幅度的大小与椎间盘厚薄有关,胸部较薄,活动度较小;颈部较厚,腰部最厚,颈、腰部活

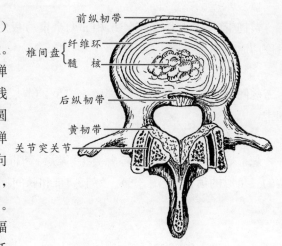

图 2-3　椎间盘和关节突关节

动度较大。颈、腰部椎间盘前厚后薄,纤维环后份容易破裂,髓核从后方或后外侧脱出,可压迫脊髓或脊神经根,出现临床症状,称为**椎间盘脱出症**。

（2）前纵韧带

前纵韧带（图 2-4）附于椎体和椎间盘的前面,起自枕骨,止于第 1 或第 2 骶椎体。具有限制脊柱过度后伸和防止椎间盘向前脱出的作用。

（3）后纵韧带

后纵韧带（图 2-4）附于椎管内椎体和椎间盘的后面,起自枢椎,下达骶骨。具有限制脊柱过度前屈和防止椎间盘向后脱出的作用。

2. 椎弓间的连结

包括椎弓板、棘突、横突间的韧带连结和相邻关节突间的关节。

39

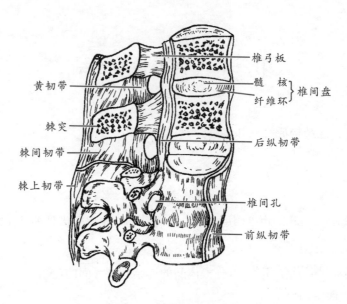

图 2-4　椎骨间的连结

（1）黄韧带

黄韧带（图 2-4、图 2-5）连结相邻两个椎弓板之间的韧带，协助围成椎管，并有限制脊柱过度前屈的作用。

（2）棘间韧带

棘间韧带（图 2-4）连结相邻棘突之间的薄层纤维，向前与黄韧带愈合，向后移行于棘上韧带。

（3）棘上韧带

棘上韧带（图 2-4）连结各棘突尖的纵行韧带，前方与棘间韧带愈合，在项部扩展为矢状位的三角形的**项韧带**（图 2-6）。棘上韧带和棘间韧带均有限制脊柱过度前屈的作用。

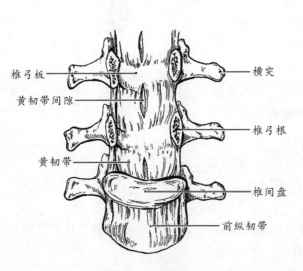

图 2-5　黄韧带

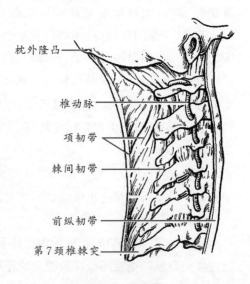

图 2-6　项韧带

40

（4）横突间韧带

横突间韧带连结于相邻椎骨的横突之间,有限制脊柱过度侧屈的作用。

（5）关节突关节

关节突关节(图2-3)由相邻椎骨的上、下关节突构成,属于平面关节,只能做轻微的滑动。

（二）脊柱的整体观和运动

成年男性脊柱长约 70 cm,女性脊柱长约 65 cm,老年人略微缩短。其长度可因姿势不同而略有差异,如长时间静卧与长时间站立相比,可有 2～3 cm 之差,这是站立时椎间盘被压缩所致。

从脊柱前面(图2-7)观察,可见椎体随着负重的增加自上而下逐渐增大,到第2骶椎最宽,骶骨耳状面以下,因重力经髂骨传至下肢骨,承重骤减,故椎体的体积也急剧缩小。正常人的脊柱有轻度的侧屈,惯用右手的人脊柱上部略凸向右侧,下部则代偿性地略凸向左侧。

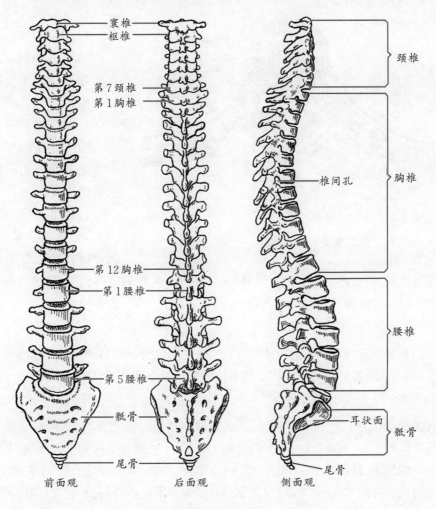

图 2-7　脊柱

从脊柱后面(图2-7)观察,棘突全长形成纵嵴,颈部棘突短,近水平位。胸部棘突长,斜向后下方,呈叠瓦状。腰部棘突呈板状,水平伸向后方。

从脊柱侧面(图 2-7)观察,可见成人脊柱有颈、胸、腰、骶 4 个生理性弯曲。其中,**颈曲**和**腰曲**凸向前,**胸曲**和**骶曲**凸向后。在胚胎时,脊柱只有一个凸向后的弯曲,婴儿出生后开始抬头时,显现颈曲,幼儿开始坐起及站立行走时出现腰曲,留下来的弯曲即为胸曲和骶曲。脊柱的弯曲增加了脊柱的弹性,对维持人体的重心稳定和减轻震荡具有重要的意义。

脊柱还具有运动的功能,相邻两椎骨之间的运动幅度是有限的,但整个脊柱的活动范围则较大,可做屈、伸、侧屈、旋转和环转运动。

二、胸廓

胸廓(thorax)由 12 块胸椎、12 对肋、1 块胸骨通过骨连结而构成。主要包括肋椎关节和胸肋关节。

(一)肋椎关节

1. 肋头关节

肋头关节(图 2-8)由肋头关节面与相应胸椎椎体的肋凹构成。

2. 肋横突关节

肋横突关节(图 2-8)由肋结节关节面与相应胸椎的横突肋凹构成。

这两个关节均属于平面关节,在功能上是联合关节,运动时以肋头至肋结节的连

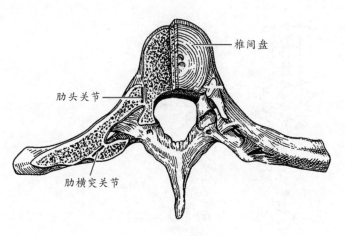

图 2-8　肋椎关节

线为轴进行旋转,使肋的前部上升或下降,并伴肋骨下缘外翻或内翻,以增加或缩小胸廓的前后径和横径以改变胸腔的容积。

(二)肋与胸骨的连结

第 1 肋软骨与胸骨柄之间为软骨结合,第 2～7 肋软骨与胸骨相应的肋切迹构成微动的**胸肋关节**,第 8～10 肋软骨的前端依次与上位肋软骨相连,形成**肋弓**(图 2-9)。

(三)胸廓的整体观及其运动

成人胸廓(图 2-10)上窄下宽,呈前后略扁的圆锥形。胸廓有上、下两口和前、后、外侧壁。**胸廓上口**较小,向前下方倾斜,由胸骨柄上缘、第 1 对肋和第 1 胸椎体围成,是胸腔与颈部的通道。**胸廓下口**较大,不在一个平面上,由第 12 胸椎、第 12 对肋、第 11 对肋的前端、肋弓和剑突围成。两侧肋弓在中线构成向下开放的**胸骨下角**,角间夹有剑突,剑突将胸骨下角分成左、右**剑肋角**。相邻两肋之间的间隙称**肋间隙**。胸廓前壁最短,后壁较长,外侧壁最长。

胸廓除有保护和支持功能外,主要参与呼吸运动。吸气时,肋的前份抬高并伴以胸骨上升,肋体向外扩展,使胸腔的容积增大。呼气时,胸廓做相反的运动,使胸腔的容积缩小。

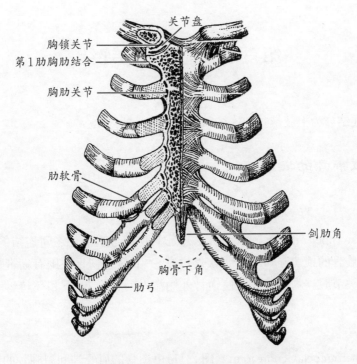

关节盘

胸锁关节

第1肋胸肋结合

胸肋关节

肋软骨

剑肋角

胸骨下角

肋弓

图 2-9　胸肋关节和胸锁关节

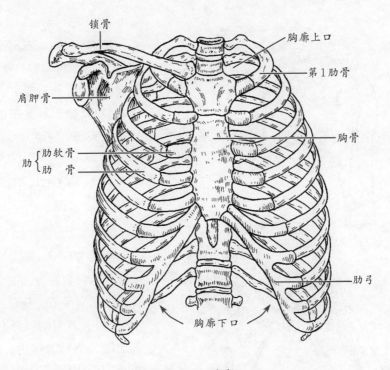

锁骨

胸廓上口

第1肋骨

肩胛骨

胸骨

肋软骨

肋{

肋骨

肋弓

胸廓下口

图 2-10　胸廓

43

第三节　上肢骨的连结

上肢骨的连结分为上肢带骨的连结和自由上肢骨的连结。

一、上肢带骨的连结

（一）胸锁关节

胸锁关节（sternoclavicular joint）（图 2-9）是上肢骨与躯干骨之间连结的唯一关节。由锁骨的胸骨端、胸骨的锁切迹和第 1 肋软骨构成，关节囊坚韧且周围有韧带加强，关节囊内有关节盘，分隔关节腔。胸锁关节能使锁骨外侧端做前、后、上、下和环转运动，并绕冠状轴做微小的旋转运动。

（二）肩锁关节

肩锁关节（acromioclavicular joint）（图 2-11）由锁骨的肩峰端和肩胛骨的肩峰构成，属于平面关节。

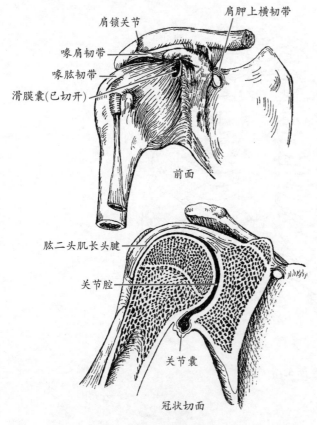

图 2-11　肩关节

（三）喙肩韧带

喙肩韧带（coracoacromial ligament）（图 2-11）连于肩胛骨的喙突与肩峰之间，其与喙突、肩峰共同构成**喙肩弓**，架于肩关节的上方，可防止肱骨头向上脱位。

二、自由上肢骨的连结

（一）肩关节

肩关节（shoulder joint）（图2-11）由肱骨头和肩胛骨的关节盂构成，是典型的球窝关节。肱骨头大，关节盂浅而小，关节盂的周缘有**盂唇**附着，起加深关节窝的作用。关节囊薄而松弛，上方附着于关节盂周缘，下方附着于肱骨解剖颈。囊的上壁有韧带、上方有喙肩弓保护，前壁和后壁有许多肌腱纤维加入，下壁最为薄弱,故肩关节脱位时肱骨头易向前下方脱出。肱二头肌长头腱行于关节囊内,经结节间沟穿出关节囊外。

肩关节是全身最灵活的关节,可做屈、伸、收、展、旋转以及环转运动。

(二) 肘关节

肘关节(elbow joint)(图 2-12)是由肱骨下端和桡、尺骨上端构成的复关节,包括 3 个关节。

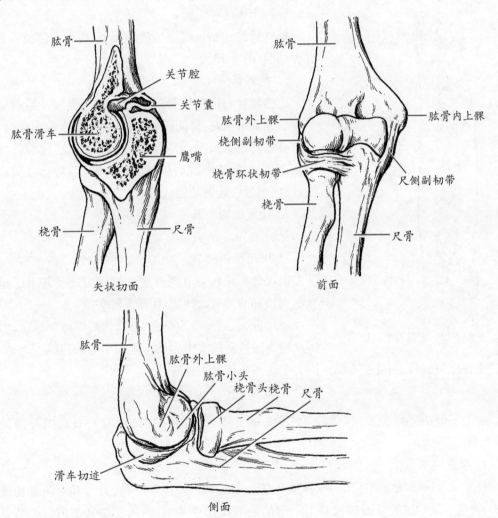

图 2-12　肘关节

1. 肱尺关节

由肱骨滑车和尺骨滑车切迹构成,属于屈戌关节。

2. 肱桡关节

由肱骨小头和桡骨头关节凹构成,属于球窝关节。

3. 桡尺近侧关节

由桡骨环状关节面和尺骨桡切迹构成,属于车轴关节。

这 3 个关节包于一个关节囊内,关节囊的前、后壁薄而松弛,内、外侧分别有**尺侧副韧带**和**桡侧副韧带**加强,后壁最为薄弱且尺骨冠突比鹰嘴低小,故桡、尺骨常向后脱位。在桡骨环状关节面的周围有**桡骨环状韧带**,其前后两端附着于尺骨桡切迹的前、后缘,与尺骨桡切迹共同构成一个完整的上口大、下口小的骨纤维环,容纳桡骨头以防止其脱出。

肘关节的运动以肱尺关节为主,做屈、伸运动。此外,桡尺近侧关节与肱桡关节一起参与前臂的旋前和旋后运动。

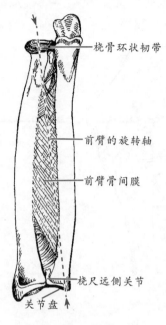

桡骨环状韧带

前臂的旋转轴

前臂骨间膜

桡尺远侧关节

关节盘

图 2-13　前臂骨的连结

(三)前臂骨的连结

前臂骨的连结包括桡尺近侧关节、桡尺远侧关节和前臂骨间膜(图 2-13)。

1. 前臂骨间膜

连结尺骨和桡骨的骨间缘之间的纤维膜。当前臂处于旋前或旋后位时,骨间膜松弛,前臂处于半旋前位时,前臂两骨之间距离最大,骨间膜最紧张。因此,在前臂骨折时,应在半旋前或半旋后位时固定前臂,以防止骨间膜挛缩,影响前臂的旋转功能。

2. 桡尺近侧关节

见肘关节。

3. 桡尺远侧关节

由尺骨头环状关节面与桡骨的尺切迹及其下缘至尺骨茎突根部的关节盘构成,属于车轴关节。

桡尺近、远侧关节为联合关节,使前臂做旋转运动,其运动轴为通过桡骨头中心至尺骨头中心的连线。运动时,桡骨头在原位旋转,而桡骨下端连同关节盘围绕尺骨头旋转。

(四)手关节

手关节包括桡腕关节、腕骨间关节、腕掌关节、掌骨间关节、掌指关节和指骨间关节(图 2-14)。

1. 桡腕关节

桡腕关节(radiocarpal joint)又称**腕关节**(wrist joint),由手舟骨、月骨和三角骨构成关节头,桡骨下端的腕关节面和尺骨头下方的关节盘构成关节窝,属于椭圆关节。关节囊松弛,周围有韧带加强。桡腕关节可做屈、伸、收、展和环转运动。

2. 腕骨间关节

腕骨间关节为相邻各腕骨之间构成的关节,属平面关节,活动度很小。

3. 腕掌关节

腕掌关节由远侧列腕骨与 5 个掌骨底构成。除拇指腕掌关节外,其余各指的腕掌关节属平面关节,运动范围极小。**拇指腕掌关节**由大多角骨与第 1 掌骨底构成,属于鞍状关节。关节囊厚而松弛,可做屈、伸、收、展、环转和对掌运动。**对掌运动**是拇指向掌心、拇指尖和其余 4 指尖的掌面相接触的运动,可以此进行捏、掐和握持等精细操作。

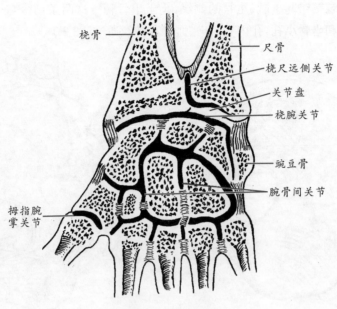

图 2-14　手关节

橈骨

尺骨
橈尺远侧关节
关节盘
橈腕关节

豌豆骨
腕骨间关节

拇指腕掌关节

4. 掌指关节

掌指关节由掌骨头与近节指骨底构成,可做屈、伸、收、展和环转运动。

5. 指骨间关节

指骨间关节由各指相邻两节指骨底和滑车构成,关节囊松弛,两侧有韧带加强,只能做屈、伸运动。

47

第四节　下肢骨的连结

下肢骨的连结可分为下肢带骨的连结和自由下肢骨的连结。

一、下肢带骨的连结

(一)耻骨联合

耻骨联合(pubic symphysis)(图 2-15)由两侧耻骨联合面借由纤维软骨构成的**耻骨间盘**连结构成。耻骨间盘内常有一纵行的裂隙,女性耻骨间盘较厚,裂隙亦较大。耻骨联合上、下方均有韧带加强,活动甚微。孕妇分娩时耻骨间盘内的裂隙增宽,便于胎儿娩出。

(二)骶结节韧带和骶棘韧带

骶结节韧带起于髂骨翼后缘和骶、尾骨的侧缘,止

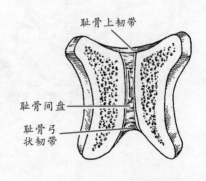

耻骨上韧带

耻骨间盘
耻骨弓状韧带

图 2-15　耻骨联合(冠状切面)

于坐骨结节。**骶棘韧带**起于骶、尾骨的侧缘，止于坐骨棘。这两条韧带与坐骨大、小切迹共同围成**坐骨大孔**和**坐骨小孔**，孔内有肌肉、血管和神经通过(图2-16)。

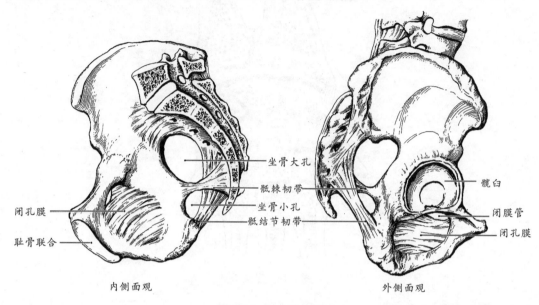

内侧面观   外侧面观

闭孔膜   耻骨联合   坐骨大孔   骶棘韧带   坐骨小孔   骶结节韧带   髋臼   闭膜管   闭孔膜

图2-16 骨盆的韧带

(三)骶髂关节

骶髂关节(sacroiliac joint)(图2-17)由髂骨和骶骨的耳状面构成。关节面粗糙不平，对合非常紧密。关节囊紧张，周围有韧带加强，连结牢固，活动性很小，以适应支持体重的功能。

(四)骨盆

骨盆(pelvis)(图2-17)由左、右髋骨、骶骨和尾骨连结构成。骨盆以界线分为上方的**大骨盆**和下方的**小骨盆**。**界线**是由骶骨岬向两侧经弓状线、耻骨梳、耻骨结节至耻骨联合上缘构成的环状线。小骨盆有上、下两口，**骨盆上口即界线；骨盆下口**由尾骨尖、骶结节韧带、坐

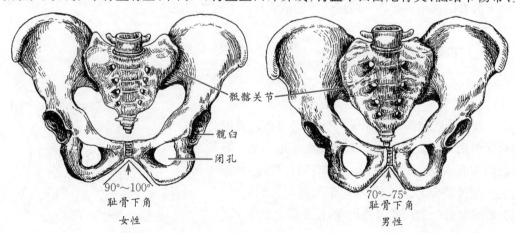

骶髂关节   髋臼   闭孔

90°～100°   耻骨下角   女性

70°～75°   耻骨下角   男性

图2-17 骨盆

48

骨结节、坐骨支、耻骨下支和耻骨联合下缘围成。小骨盆上、下口之间的腔称**骨盆腔**。两侧坐骨支与耻骨下支连成**耻骨弓**,它们之间的夹角称**耻骨下角**。

骨盆有性别差异,女性骨盆外形短而宽,骨盆上口近似圆形,较宽大,骨盆下口和耻骨下角较大,耻骨下角女性为90°～100°,而男性为70°～75°。

骨盆具有保护盆腔器官及传递重力的作用,女性骨盆还是胎儿分娩的产道。

二、自由下肢骨的连结

(一)髋关节

髋关节(hip joint)(图2-18、图2-19)由股骨头与髋骨的髋臼构成。髋臼周缘有**髋臼唇**,

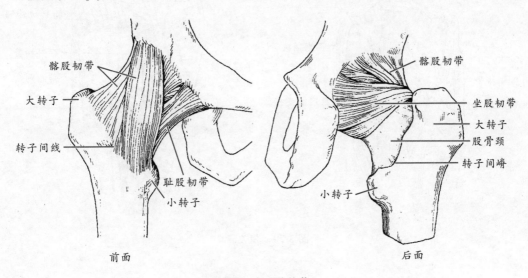

图2-18　髋关节

以增加关节窝的深度。髋臼切迹被**髋臼横韧带**封闭。股骨头几乎全部纳入髋臼内。关节囊坚韧而紧张,上方附着于髋臼的周缘,下方附着于股骨颈,在前面达转子间线,后面仅包围颈的内侧2/3,故股骨颈骨折可分为囊内、囊外骨折。关节囊周围有韧带加强,其中以前方呈"人"字形的**髂股韧带**最为强健。髂股韧带上端附着于髂前下棘,下端附着于转子间线,可限制髋关节过度后伸,对维持人体直立姿势有很大作用。关节囊内有**股骨头韧带**,连于股骨头凹和髋臼横韧带之间,内含营养股骨头的血管。关节囊后下壁较薄弱,髋关节脱位时,股骨头易向下方脱出。

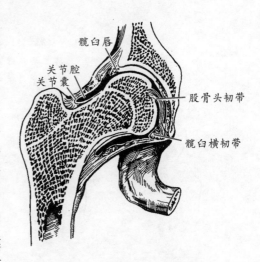

图2-19　髋关节(冠状切面)

髋关节属于杵臼关节,可做屈、伸、收、展、旋转及环转运动,运动幅度远不及肩关节。

(二) 膝关节

膝关节(knee joint)(图 2-20、图 2-21、图 2-22)是人体最大、最复杂的关节。由股骨下端、胫骨上端及髌骨构成,髌骨与股骨的髌面相接,股骨的内、外侧髁分别与胫骨的内、外侧髁相对。

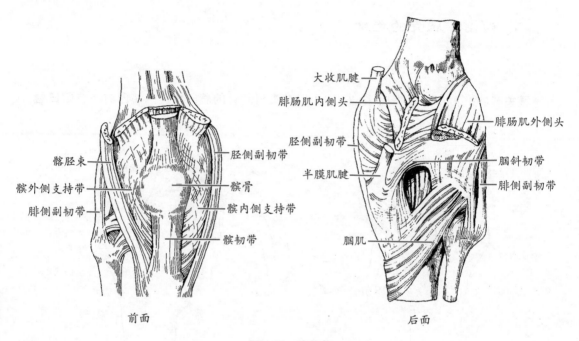

图 2-20　膝关节

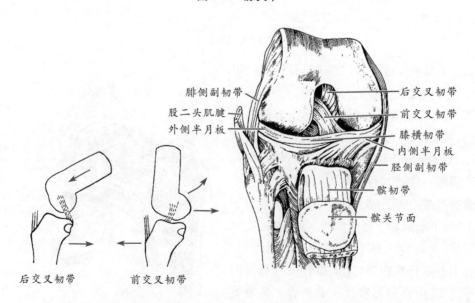

图 2-21　膝关节(已切开)

膝关节囊薄而松弛,附着于各关节面的周缘,周围有韧带加强。囊的前壁有自髌骨向下至胫骨粗隆的**髌韧带**,该韧带为股四头肌腱延续的部分,其两侧为髌内、外侧支持带。囊的内侧有**胫侧副韧带**,起自股骨内上髁,止于胫骨内侧髁及胫骨体的内侧面,与关节囊和内侧半月板紧密结合。囊的外侧有**腓侧副韧带**,连于股骨外上髁和腓骨头之间。

膝关节囊内有**膝交叉韧带**,分前、后两条。**前交叉韧带**下端起自胫骨髁间隆起的前内侧,斜向后外上方,止于股骨外侧髁的内侧面。**后交叉韧带**下端起自胫骨髁间隆起的后方,斜向前内上方,止于股骨内侧髁的外侧面。前交叉韧带于伸膝时最紧张,

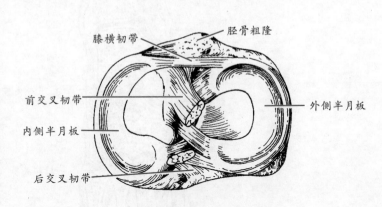

图 2-22　膝关节半月板(上面)

能限制胫骨过度前移,后交叉韧带于屈膝时最紧张,能限制胫骨过度后移。

半月板是位于股骨与胫骨之间的两块纤维软骨板,分别称内侧半月板和外侧半月板,每块半月板上面微凹,下面平坦,周缘厚,内缘薄。**内侧半月板**较大,呈"C"形,前窄后宽,其外缘与关节囊及胫侧副韧带紧密相连,因而内侧半月板损伤机会较多。**外侧半月板**较小,近似"O"形。半月板有一定的弹性,可缓冲和保护关节面,半月板使两关节面更为适合,增加关节的稳固性。

膝关节囊的滑膜层宽阔,向上突至髌骨以上、股四头肌腱深面,形成**髌上囊**。在髌骨下方,部分滑膜层被覆脂肪突入关节腔内,形成**翼状襞**,以充填关节腔内的空隙。

膝关节主要做屈、伸运动。在半屈膝时,由于两侧副韧带最松弛,还可做轻度的旋转运动。半月板在屈膝时滑向后方,伸膝时滑向前方,旋转时,一半月板滑向前,另一半月板滑向后。当急骤地伸小腿并强有力的旋转时(如踢足球),半月板退让不及,易发生损伤,甚至破裂。

(三)小腿骨的连结

胫、腓两骨之间连结紧密,其上端构成微动的**胫腓关节**,下端为韧带连结,两骨体之间通过**小腿骨间膜**相连,两骨间活动度甚小。

(四)足关节

足关节(图 2-23)包括距小腿(踝)关节、跗骨间关节、跗跖关节、距骨间关节、跖趾关节和趾骨间关节。

1. 距小腿关节

距小腿关节(talocrural joint)(图 2-24、图 2-25)又称**踝关节**(ankle joint),由胫、腓骨的下端和距骨滑车构成。关节囊前、后壁薄而松弛,两侧有韧带加强。内侧有内侧韧带(三角韧带),从内踝尖向下呈扇形展开,分别止于足舟骨、距骨和跟骨。外侧有 3 条独立的韧带,前为距腓前韧带,中为跟腓韧带,后为距腓后韧带,均起自外踝,分别向前、下、后内止于距骨和跟骨。

51

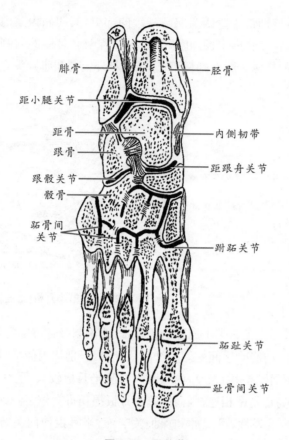

腓骨

距小腿关节

距骨

跟骨

跟骰关节

骰骨

跖骨间
关节

胫骨

内侧韧带

距跟舟关节

跗跖关节

跖趾关节

趾骨间关节

图 2-23　足关节

踝关节属于屈戌关节,能做屈(跖屈)和伸(背屈)运动。由于距骨滑车前宽后窄,当背屈时,较宽的滑车前部进入关节窝内,关节较稳定。当跖屈时,较窄的滑车后部进入关节窝内,此时可做轻微的侧方运动,关节不够稳固,故踝关节扭伤多发生在跖屈(如下楼梯、下坡)的情况下。

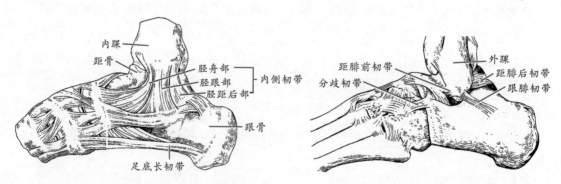

内踝

距骨

胫舟部

胫跟部　内侧韧带

胫距后部

跟骨

足底长韧带

图 2-24　距小腿关节周围韧带(内侧面)

距腓前韧带

分歧韧带

外踝

距腓后韧带

跟腓韧带

图 2-25　距小腿关节周围韧带(外侧面)

2. 跗骨间关节

　　跗骨间关节(图 2-23)是跗骨各骨之间的关节,较为重要的有**距跟(距下)关节**、**距跟舟关节**和**跟骰关节**。距跟关节和距跟舟关节在功能上是联合关节,运动时,跟骨和足舟骨连同其余的足骨对距骨做**内翻**(足的内侧缘提起,足底转向内侧)和**外翻**(足的外侧缘提起,足底转向外侧)运动。足的内、外翻常与踝关节协同运动,即内翻常伴以足的跖屈,外翻常伴以足的背屈。

跟骰关节和距跟舟关节联合构成**跗横关节**,它的关节线呈横位的"S"形,临床上可沿此线进行足的离断术。

3. 跗跖关节

跗跖关节(图 2-23)由 3 块楔骨和骰骨的前端与 5 块跖骨底构成,属于平面关节,可做轻微滑动。

4. 跖骨间关节

跖骨间关节(图 2-23)位于第 2~5 跖骨底之间,属于平面关节,活动甚微。第 1、2 跖骨底之间并未相连。

5. 跖趾关节和趾骨间关节

跖趾关节和趾骨间关节(图 2-23)与手的相应关节相似,结构更稳固。

(五)足弓

足弓(arches of foot)(图 2-26)是跗骨和跖骨通过骨连结形成的凸向上方的弓形结构。可分为内、外侧纵弓和横弓。**内侧纵弓**由跟骨、距骨、足舟骨、3 块楔骨和内侧 3 块跖骨连结构成,最高点在距骨头,此弓后端的承重点是跟骨结节,前端的承重点是第 1 跖骨头。**外侧纵弓**由跟骨、骰骨和外侧 2 块跖骨构成,最高点在骰骨,此弓后端的承重点是跟骨结节,前端的承重点是第 5 跖骨头。内侧纵弓较外侧纵弓为高。**横弓**由骰骨、3 块楔骨和跖骨底构成,最高点在中间楔骨。

53

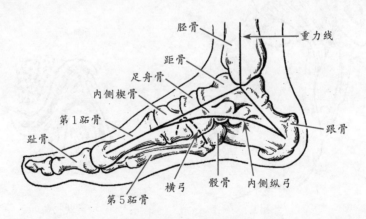

图 2-26 足弓

足弓使足站立时以第 1、5 跖骨头和跟骨结节三点着地,稳定而有弹性,有利于行走、奔跑和跳跃,并可缓冲震荡。另外,还可使足底的血管和神经免受压迫。除了依靠各骨的连结以外,足底的韧带、足底肌以及进入足底的长腱对足弓的维持也起着重要的作用。足底的韧带虽然很坚韧,但缺乏主动收缩能力,一旦被拉长或受损,便可出现足弓塌陷,成为扁平足。

第五节　颅骨的连结

（一）直接连结

各颅骨之间，大多以缝、软骨或骨直接连结，彼此之间结合较为牢固。

（二）颞下颌关节

颞下颌关节（temporomandibular joint）（图 2-27）又称**下颌关节**，由下颌骨的下颌头和颞骨的下颌窝及关节结节构成。关节面表面覆盖的是纤维软骨，关节囊松弛，向上附着于下颌窝和关节结节的周缘，向下附着于下颌颈，囊外有外侧韧带加强。关节囊内有纤维软骨构成的关节盘，关节盘周缘与关节囊相连，将关节腔分为上、下两个腔。

左、右下颌关节是联合关节，两侧须同时运动，可使下颌骨做上提、下降、前进、后退及侧方运动。张口时下颌骨下降并伴有下颌头前移的运动，张大口时，下颌骨体降向后下方，下颌头和关节盘前移至关节结节的下方。如果张口过大且关节囊过度松弛，下颌头可滑至关节结节的前方，不能退回关节窝，造成颞下颌关节脱位。

54

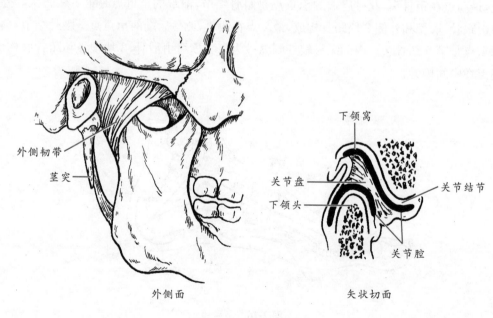

外侧韧带

茎突

下颌窝

关节盘

下颌头

关节结节

关节腔

外侧面　　　　矢状切面

图 2-27　颞下颌关节

（龚　鑫　丁　见）

第三章

肌　学

第一节　总　论

肌(muscle)根据组织结构和功能可分为骨骼肌、心肌和平滑肌三类。运动系统所描述的肌为骨骼肌,多数附着于骨骼,可随人的意志而收缩,又称随意肌;心肌分布于心壁;平滑肌主要分布于内脏的中空性器官和血管壁。心肌和平滑肌不受人的意志支配,又称不随意肌。

骨骼肌在人体分布极为广泛,有 600 多块,约占体重的 40%。每块肌都具有一定的形态、结构、位置和辅助装置,并有丰富的血管、淋巴管和神经分布,所以每块肌都可视为一个器官。

一、肌的构造

骨骼肌由肌质和腱质构成。**肌质**主要由肌纤维(肌细胞)构成,色红、柔软、有收缩功能。**腱质(肌腱)**主要由平行致密的胶原纤维束构成,色白、强韧、无收缩功能,但有很强的抗张性。腱质多位于肌质的两端,有的插入肌质之中。肌质与腱质相连续,并通过腱质附着于骨、筋膜或关节囊。

二、肌的形态和分类

骨骼肌的形态多种多样,按其外形大致可分为长肌、短肌、扁肌和轮匝肌 4 种(图 3-1)。

1. 长肌

长肌多见于四肢,其肌质部称**肌腹**,肌束通常与肌的长轴平行,收缩时肌显著缩短,可引起大幅度的运动。有些长肌的起端有两个以上的头,再合成一个肌腹,称为二头肌、三头肌或四头肌;有些长肌的肌腹被**中间腱**或腱划分成两个或多个肌腹,称二腹肌或多腹肌。

2. 短肌

短肌多见于躯干深层,小而短,具有明显的节段性,收缩幅度较小。

3. 扁肌

扁肌多见于胸腹壁,扁薄宽大,除运动功能外,还有保护内脏的功能。其腱性部分呈薄膜状,称腱膜。

4. 轮匝肌

轮匝肌主要由环形肌纤维构成,位于孔裂周围,收缩时可关闭孔裂。

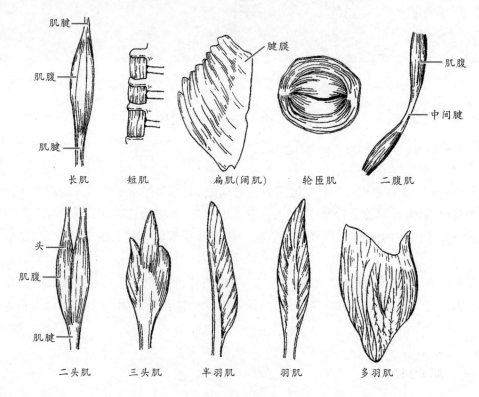

图 3-1　肌的形态

三、肌的起点和止点

骨骼肌通常以两端附着于两块或两块以上的骨,中间跨过一个或多个关节。肌收缩时使两骨相对位置移动而产生运动,其中一块骨的位置相对固定,另一块骨相对移动。肌在固定骨上的附着点称为**起点**或**定点**;在移动骨上的附着点称为**止点**或**动点**(图 3-2)。通常把接近身体正中面或四肢部靠近近侧端的附着点看作是起点,反之为止点。肌的定点和动点在一定的条件下可以互换。

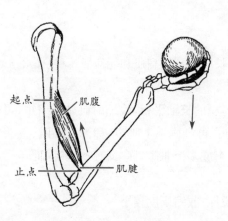

图 3-2　肌的起、止点

四、肌的辅助装置

肌的辅助装置包括筋膜、滑膜囊、腱鞘和籽骨等,具有保护和协助活动的作用。

1. 筋膜

筋膜(fascia)遍布全身,分浅筋膜和深筋膜两种(图3-3)。

（1）浅筋膜

浅筋膜(superficial fascia)又称**皮下筋膜**,位于真皮之下,包被全身各部,由疏松结缔组织构成。富含脂肪,并有浅动脉、浅静脉、浅淋巴管和皮神经分布,乳腺和皮肌也位于此层。浅筋膜有保护、隔温的作用。

（2）深筋膜

深筋膜(deep fascia)又称**固有筋**

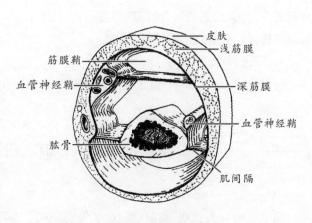

图3-3 筋膜的配布

膜,由致密结缔组织构成,位于浅筋膜的深面,它包被体壁、四肢的肌和血管、神经等。深筋膜随肌的分层而分层;在四肢,深筋膜插入肌群之间,并附着于骨,形成**肌间隔**;包绕肌群的深筋膜构成**筋膜鞘**;深筋膜还包绕血管、神经形成**血管神经鞘**。深筋膜可供肌附着,增加肌的附着面积。深筋膜的厚薄与肌的强弱有关,大腿肌发达,其深筋膜厚而强韧。在腕部和踝部,深筋膜显著增厚,形成**支持带**,对经过其深部的肌腱有支持和约束作用,并能改变肌的牵引方向。

2. 滑膜囊

滑膜囊(synovial bursa)为封闭的结缔组织囊,形扁壁薄,内有滑液,多位于肌腱与骨面相接触处,以减少两者之间的摩擦。关节附近的滑膜囊可与关节腔相通。滑膜囊炎症可影响肢体局部的运动功能。

3. 腱鞘

腱鞘(tendinous sheath)(图3-4)为包围在长肌腱表面的鞘管,位于活动性较大的部位,如腕、踝、手指和足趾等处,使肌腱固定于一定位置,并减少腱与骨面的摩擦。

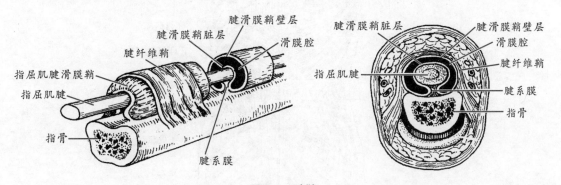

图3-4 腱鞘

腱鞘分两层:外层为**纤维层（腱纤维鞘）**,为深筋膜增厚所形成的骨性纤维性管道,对肌腱起约束和滑车的作用。内层为**滑膜层（腱滑膜鞘）**,是由滑膜构成的双层圆筒形鞘,其内层包在肌腱的表面,称脏层;外层紧贴在腱纤维层的内面和骨面,称壁层;脏、壁两层相对移行,形成腔隙，内含少量滑液，使肌腱能在鞘内自由滑动。腱滑膜鞘的两层在骨与腱之间的部分称**腱系膜**，内有供应肌腱的血管通过。

4. 籽骨

籽骨(sesamoid bone)位于某些肌腱与关节面之间，有减少肌腱与骨面摩擦的作用。

第二节 躯 干 肌

躯干肌可分为背肌、胸肌、膈、腹肌及会阴肌。会阴肌将在生殖系统中叙述。

一、背肌

背肌位于躯干背面，可分为浅、深两群。

(一) 浅群

起自脊柱的不同部位，止于上肢带骨或肱骨。分为两层，第1层有斜方肌和背阔肌，第2层有肩胛提肌和菱形肌(图3-5)。

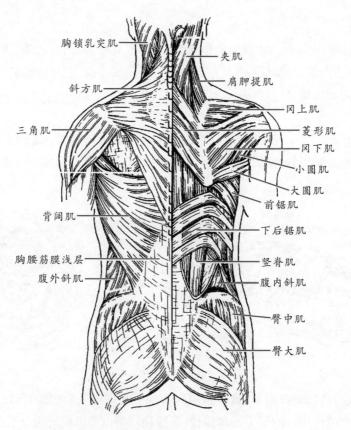

图3-5 背肌

1. 斜方肌

斜方肌(trapezius)位于项部和背上部的浅层,为三角形的扁肌,两侧合在一起呈斜方形。起自上项线、枕外隆凸、项韧带、第7颈椎和全部胸椎的棘突,止于锁骨的外侧1/3部分、肩峰及肩胛冈。收缩时拉肩胛骨向脊柱靠拢;如肩胛骨固定,一侧肌收缩使颈向同侧屈,脸转向对侧,两侧同时收缩可使头后仰。

2. 背阔肌

背阔肌(latissimus dorsi)为全身最大的扁肌,位于背的下半部及胸的后外侧。以腱膜起自下6个胸椎的棘突、全部腰椎的棘突、骶正中嵴及髂嵴后部,肌束向外上方集中,以扁腱止于肱骨小结节嵴。此肌收缩使肩关节内收、旋内和后伸;当上肢上举固定时,可引体向上。

（二）深群

位于脊柱两侧,分为长肌和短肌。长肌位置较浅,有竖脊肌和夹肌;短肌位于深部(图3-5)。

竖脊肌(erector spinae)又称骶棘肌,纵长、粗大,位于脊柱棘突两侧、斜方肌和背阔肌深面。起自骶骨背面和髂嵴后部,向上分为3组,沿途分别止于肋骨、椎骨及颞骨乳突。作用可使脊柱后伸和仰头。

（三）胸腰筋膜

胸腰筋膜(thoracolumbar fascia)(图3-6)为背部的深筋膜,在腰部明显增厚,包被竖脊肌和腰方肌,分浅、中、深3层:浅层位于竖脊肌表面;中层位于竖脊肌和腰方肌之间;深层位于腰方肌的前面。3层筋膜向内侧分别附着于腰椎棘突和横突,向外侧在竖脊肌和腰方肌外侧缘相互融合,形成竖脊肌和腰方肌的鞘,并作为腹内斜肌和腹横肌的起始腱膜。胸腰筋膜在腰部剧烈运动中常易扭伤,为腰背劳损病因之一。

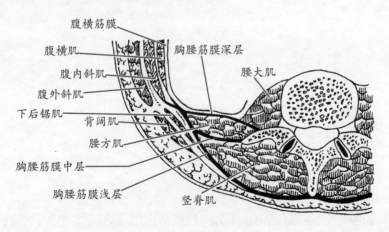

图3-6 胸腰筋膜

二、胸肌

胸肌可分为胸上肢肌和胸固有肌。

（一）胸上肢肌

胸上肢肌起自胸廓，止于上肢带骨或肱骨，包括胸大肌、胸小肌和前锯肌（图 3-7、图 3-8）。

1. 胸大肌

胸大肌（pectoralis major）位于胸廓前上部，厚而扁阔，呈扇形。起自锁骨内侧 2/3、胸骨、上 6 位肋软骨和腹外斜肌腱膜，各部肌束向外上会聚，以扁腱止于肱骨大结节嵴。作用是使肩关节内收、旋内和前屈；当上肢上举固定，可上提躯干和肋骨。

2. 胸小肌

胸小肌（pectoralis minor）位于胸大肌深面，呈三角形。起自第 3～5 肋骨，肌束向外上方，止于肩胛骨的喙突。作用是拉肩胛骨向前下方；当肩胛骨固定时，可提肋助吸气。

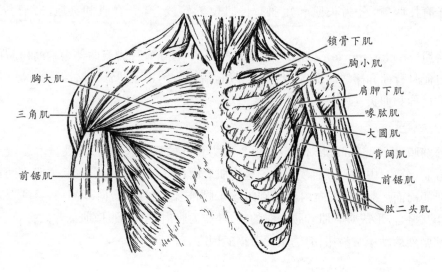

锁骨下肌
胸小肌
肩胛下肌
喙肱肌
大圆肌
背阔肌
前锯肌
肱二头肌

胸大肌
三角肌
前锯肌

图 3-7 胸上肢肌

3. 前锯肌

前锯肌（serratus anterior）位于胸廓侧壁，以肌齿起自上 8～9 个肋骨，肌束斜向后上内，经肩胛下肌前方，止于肩胛骨内侧缘和下角。作用是拉肩胛骨向前；当肩胛骨固定，可提肋助吸气。

（二）胸固有肌

位于各肋间隙和胸壁内面，参与构成胸壁（图 3-8）。

1. 肋间外肌

肋间外肌（intercostales externi）位于各肋间隙的浅层，起自肋骨下缘，肌束斜向前下，止于下位肋骨的上缘。在肋软骨间隙处，移行为肋间外膜。作用是提肋助吸气。

2. 肋间内肌

肋间内肌（intercostales interni）位于肋间外肌深面，起自肋骨上缘，肌束斜向前上，止于上位肋骨的下缘。在肋角处，向后移行为肋间内膜。作用是降肋助呼气。

3. 肋间最内肌

肋间最内肌（intercostales intimi）位于肋间隙中份，肋间内肌深面，肌束方向和作用与肋间内肌相同。

4. 胸横肌

胸横肌(transversus thoracis)位于胸前壁内面,起自胸骨下部,肌束向外上,止于第2～6肋内面。作用是降肋助呼气。

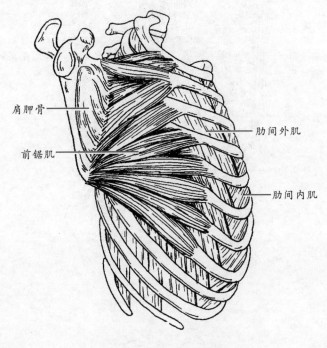

肩胛骨

前锯肌

肋间外肌

肋间内肌

图 3-8　前锯肌和肋间肌

三、膈

膈(diaphragm)(图 3-9、图 3-10)为向上膨隆呈穹窿形的扁薄阔肌,位于胸腹腔之间。膈的中央是腱膜,称中心腱;周围是肌性部,可分为3部:胸骨部起自剑突后面;肋部起自下6对肋内面;腰部以左、右两个膈脚起自上2～3个腰椎及内、外侧弓状韧带。各部肌束均止于中心腱。

膈上有3个裂孔:**主动脉裂孔**(aortic hiatus)平第12胸椎,位于左、右膈脚与脊柱之间,有主动脉和胸导管通过;**食管裂孔**(esophageal hiatus)约平第10胸椎,位于主动脉裂孔左前上方,有食管和迷走神经通过;**腔静脉孔**(vena caval foramen)约平第8胸椎,位于食管裂孔右前上方的中心腱内,有下腔静脉通过。

膈为主要的呼吸肌,收缩时,膈穹窿下降,胸腔容积扩大,以助吸气;舒张时,膈穹窿上升恢复原位,胸腔容积减小,以助呼气。膈与腹肌同时收缩,能增加腹压,协助咳嗽、呕吐、排便及分娩等活动。

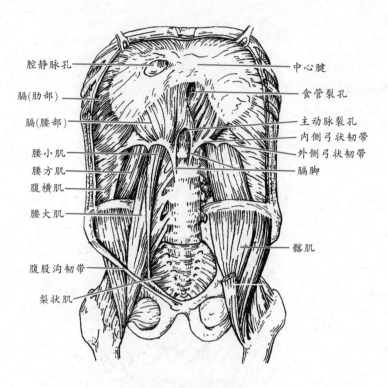

腔静脉孔
膈(肋部)
膈(腰部)
腰小肌
腰方肌
腹横肌
腰大肌

腹股沟韧带
梨状肌

中心腱
食管裂孔
主动脉裂孔
内侧弓状韧带
外侧弓状韧带
膈脚

髂肌

图 3-9 膈与腹后壁肌

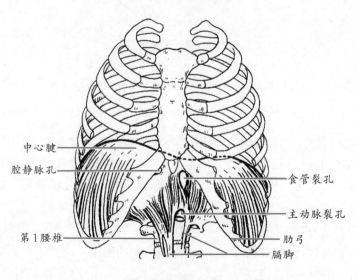

中心腱
腔静脉孔

第 1 腰椎

食管裂孔
主动脉裂孔
肋弓
膈脚

图 3-10 膈的位置

四、腹肌

腹肌位于胸廓与骨盆之间,参与构成腹壁,分为前外侧群和后群。

(一) 前外侧群

前外侧群形成腹腔的前外侧壁,包括腹外斜肌、腹内斜肌、腹横肌和腹直肌等(图 3-11、

图 3-12)。

1. 腹外斜肌

腹外斜肌(obliquus externus abdominis)位于腹前外侧部浅层,以 8 个肌齿起自下位 8 个肋骨的外面,肌束斜向前下,后部肌束向下止于髂嵴前部,其余肌束向内下移行于腱膜,经腹直肌的前面,参与构成腹直肌鞘的前层,至腹正中线止于白线。腹外斜肌腱膜下缘卷曲增厚,连于髂前上棘与耻骨结节之间,称**腹股沟韧带**(inguinal ligament)。在耻骨结节外上方,腱膜形成三角形裂孔,称**腹股沟管浅环**(superficial inguinal ring),又称**腹股沟管皮下环**,有精索或子宫圆韧带穿出。

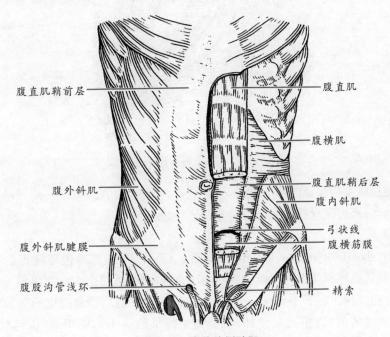

图 3-11 腹前外侧壁肌

2. 腹内斜肌

腹内斜肌(obliquus internus abdominis)在腹外斜肌深面,起自胸腰筋膜、髂嵴和腹股沟韧带的外侧 1/2,肌束呈扇形斜向前上方,后部肌束止于下 3 位肋骨,大部分肌束向前上方移行为腱膜,至腹直肌外侧缘分为前、后两层包裹腹直肌,分别参与构成腹直肌鞘的前、后层,在腹正中线止于白线。下部肌束呈弓形向前下方,越过男性精索或女性子宫圆韧带后移行为腱膜,与其深面的腹横肌腱膜结合形成**腹股沟镰**(falx inguinalis)又称**联合腱**,止于耻骨梳的内侧端。腹内斜肌最下部发出一些细散的肌束,与腹横肌最下部的肌束一起包绕精索和睾丸,称为**提睾肌**(cremaster),收缩时可上提睾丸。

3. 腹横肌

腹横肌(transversus abdominis)位于腹内斜肌深面,起自下 6 位肋软骨的内面、胸腰筋膜、髂嵴和腹股沟韧带的外侧 1/3,肌束横行向前移行为腱膜,经腹直肌后方至白线,参与构成腹直肌鞘的后层。腹横肌最下部的肌束和腱膜分别参与构成提睾肌和腹股沟镰。

4. 腹直肌

腹直肌(rectus abdominis)位于腹前正中线两旁,居腹直肌鞘中,为上宽下窄的带状多腹肌,起自耻骨联合和耻骨嵴,肌束向上止于胸骨剑突和第5～7肋软骨的前面。肌的全长被3～4条横行的腱划分成4～5个肌腹。

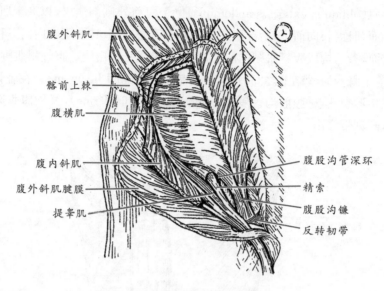

腹外斜肌
髂前上棘
腹横肌
腹内斜肌
腹外斜肌腱膜
提睾肌
腹股沟管深环
精索
腹股沟镰
反转韧带

图3-12 腹前外侧壁肌(下部)

腹前外侧群肌参与腹壁的构成,保护腹腔脏器。收缩时可增加腹压,协助咳嗽、呕吐、排便及分娩等活动;还可使脊柱前屈、侧屈与旋转。

5. 腹直肌鞘

腹直肌鞘(sheath of rectus abdominis)(图3-13)位于腹前壁,包裹腹直肌,分前、后两层:前层由腹外斜肌腱膜与腹内斜肌腱膜的前层愈合而成;后层由腹内斜肌腱膜的后层与腹横肌腱膜愈合而成。在脐下4～5 cm以下,腹内斜肌腱膜的后层和腹横肌腱膜转至腹直肌前面,参与构成鞘的前层,鞘后层缺如,其游离下缘呈凸向上的弧形线,称**弓状线**(arcuate

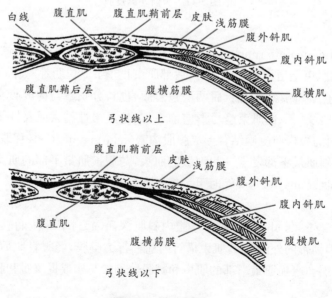

白线　腹直肌　腹直肌鞘前层　皮肤　浅筋膜
腹外斜肌
腹内斜肌
腹直肌鞘后层　腹横筋膜
腹横肌

弓状线以上

腹直肌鞘前层　皮肤　浅筋膜
腹外斜肌
腹内斜肌
腹直肌
腹横筋膜
腹横肌

弓状线以下

图3-13 腹直肌鞘

line)，此线以下腹直肌后面直接与腹横筋膜相贴。两侧腹直肌鞘纤维在腹前正中线彼此交织行成**白线**(linea alba)。

（二）后群

后群有腰大肌和腰方肌。腰大肌将在下肢中叙述。

腰方肌(quadratus lumborum)（图3-9）位于腹后壁，腰椎两侧。起自髂嵴后部，向上止于第12肋和第1～4腰椎横突。作用为降第12肋，助呼气，并使脊柱侧屈。

第三节 头 肌

头肌可分为面肌和咀嚼肌两部分。

一、面肌（表情肌）

面肌(facial muscle)（图3-14）为扁薄的皮肌，位于浅筋膜内，大多起自颅骨，止于面部皮肤。主要分布于面部口、眼、鼻等孔裂周围，呈环形或辐射状，有闭合或开大上述孔裂的作用，同时牵动皮肤显示喜怒哀乐等各种表情，故面肌又称表情肌。

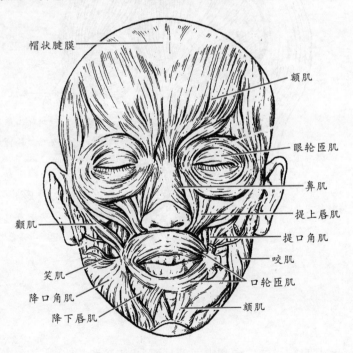

图 3-14 头肌（前面）

1. 颅顶肌

颅顶肌(epicranius)阔而薄，左、右各有一块枕额肌，由额肌（额腹）、枕肌（枕腹）和两者之间的帽状腱膜构成。枕额肌收缩能牵动头皮,提睑扬眉,使额部皮肤出现皱纹。

2. 眼轮匝肌

眼轮匝肌(orbicularis oculi)位于眼裂周围,呈椭圆形。收缩时使眼裂闭合。有少量肌束附着于泪囊后面,闭眼时使泪囊扩张,促进泪液引流。

3. 口周围肌

口周围肌包括环形肌和辐射状肌。围绕口裂周围的环形肌,称**口轮匝肌**(orbicularis oris),收缩时可闭口,并使上、下唇与牙紧贴。辐射状肌位于口唇的上、下方,能提上唇、降下唇,或牵拉口角向上、向下、向外。辐射状肌中较重要的是**颊肌**(buccinator),位于面颊深部,紧贴颊黏膜,收缩可使唇、颊紧贴牙齿,帮助咀嚼和吸吮。

二、咀嚼肌

咀嚼肌(图 3-15、图 3-16)包括咬肌、颞肌、翼内肌和翼外肌,配布于下颌关节周围,参加咀嚼运动。

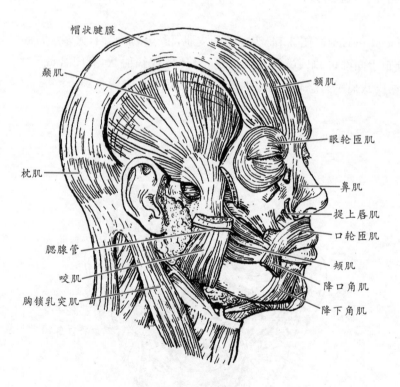

帽状腱膜
颞肌
额肌
眼轮匝肌
枕肌
鼻肌
提上唇肌
口轮匝肌
腮腺管
颊肌
咬肌
降口角肌
胸锁乳突肌
降下角肌

图 3-15 头肌(侧面)

1. 咬肌

咬肌(masseter)起自颧弓的下缘和内面,向后下止于咬肌粗隆。

2. 颞肌

颞肌(temporalis)起自颞窝,肌束向下会聚,经颧弓的深面,止于下颌骨的冠突。

3. 翼内肌

翼内肌(medial pterygoid)起自翼突窝,向外下止于下颌角内面的翼肌粗隆。

4. 翼外肌

翼外肌(lateral pterygoid)位于颞下窝内,起自蝶骨大翼下面和翼突外面,向后外止于下颌颈。

咬肌、颞肌和翼内肌可上提下颌骨,使上、下颌的牙齿互相咬合;两侧翼外肌同时收缩,拉下颌骨向前助张口;一侧翼外肌和翼内肌同时收缩,使下颌骨移向对侧;颞肌后部收缩,可使下颌骨后移。

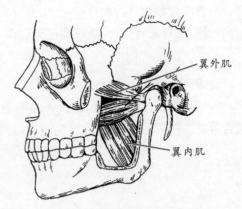

图 3-16 翼内肌和翼外肌

第四节 颈 肌

颈肌可依其所在位置分为颈浅肌群、舌骨上、下肌群和颈深肌群三组。

(一) 颈浅肌群

1. 颈阔肌

颈阔肌(platysma)(图 3-17)为位于颈部浅筋膜内的皮肌,薄而宽阔。起自胸大肌和三角肌表面的筋膜,向上止于口角、下颌骨下缘。收缩时拉口角向下,并使颈部皮肤出现皱褶。

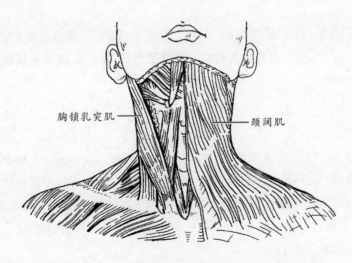

图 3-17 颈浅肌

2. 胸锁乳突肌

胸锁乳突肌(sternocleidomastoid)(图 3-17)斜位于颈部两侧,大部分为颈阔肌所覆盖。

起自胸骨前面和锁骨的胸骨端,二头会合后斜向后上方,止于颞骨的乳突。一侧肌收缩使头屈向同侧、面转向对侧;两侧收缩使头后仰。

(二)舌骨上、下肌群

1. 舌骨上肌群

舌骨上肌群(图 3-18)位于舌骨与下颌骨之间,包括**二腹肌、茎突舌骨肌、下颌舌骨肌**和**颏舌骨肌**。作用为上提舌骨,协助吞咽;舌骨固定时,能下拉下颌骨,助张口。

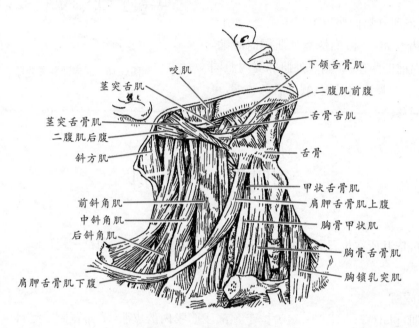

图 3-18　舌骨上、下肌群

2. 舌骨下肌群

舌骨下肌群(图 3-18)位于颈前部、舌骨下方正中线两旁,覆盖在喉、气管、甲状腺的前面。分浅、深两层排列,浅层有**胸骨舌骨肌**和**肩胛舌骨肌**;深层有**胸骨甲状肌**和**甲状舌骨肌**。作用为下拉舌骨和喉。

(三)颈深肌群

1. 外侧群

外侧群(图 3-19)位于颈椎两侧,有**前斜角肌**(scalenus anterior)、**中斜角肌**(scalenus medius)和**后斜角肌**(scalenus posterior),各肌均起自颈椎横突,前、中斜角肌止于第 1 肋,后斜角肌止于第 2 肋。前、中斜角肌与第 1 肋之间的空隙称为**斜角肌间隙**(scalene fissure),有锁骨下动脉和臂丛通过。收缩时可上提第 1、2 肋,助深吸气。胸廓固定时,一侧收缩使颈向同侧屈;两侧同时收缩使颈前屈。

2. 内侧群

内侧群(图 3-19)位于颈椎体前面,又称椎前肌,有头长肌、颈长肌等。一侧收缩使颈向同侧屈;两侧同时收缩使颈前屈。

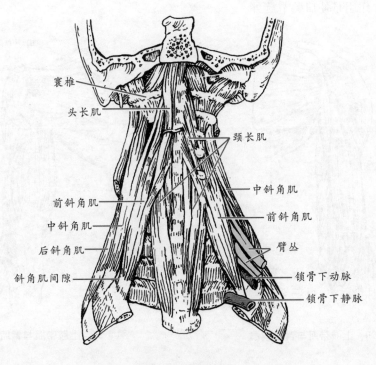

图 3-19　颈深肌群

寰椎
头长肌
颈长肌
中斜角肌
前斜角肌
前斜角肌
中斜角肌
后斜角肌
臂丛
斜角肌间隙
锁骨下动脉
锁骨下静脉

第五节　上　肢　肌

上肢肌按不同的部位可分为上肢带肌、臂肌、前臂肌和手肌。

一、上肢带肌

上肢带肌（图 3-20、图 3-21）配布于肩关节周围，均起自上肢带骨，止于肱骨，能运动肩关节，并增强其稳定性。

1. 三角肌

三角肌（deltoid）位于肩部，呈三角形。起自锁骨的外侧 1/3、肩峰和肩胛冈，肌束从前、外、后三面包绕肩关节，逐渐向外下方集中，止于肱骨三角肌粗隆。作用是使肩关节外展，前部肌束可使肩关节屈和旋内，后部肌束使肩关节伸和旋外。

2. 冈上肌

冈上肌（supraspinatus）位于斜方肌深面，起自冈上窝，肌束向外经肩峰和喙肩韧带的下方，跨越肩关节，止于肱骨大结节上部。作用是使肩关节外展。

3. 冈下肌

冈下肌（infraspinatus）位于冈下窝内，起自冈下窝，肌束向外经过肩关节后面，止于肱骨大结节中部。作用是使肩关节旋外。

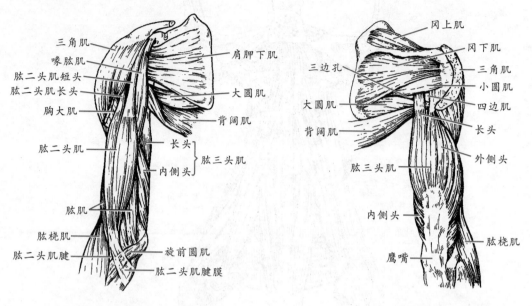

图 3-20　上肢带肌与臂肌前群　　　　图 3-21　上肢带肌与臂肌后群

4. 小圆肌

小圆肌（teres minor）位于冈下肌的下方，起自肩胛骨外侧缘上 2/3 的背面，止于肱骨大结节的下部。作用是使肩关节旋外。

5. 大圆肌

大圆肌（teres major）位于小圆肌的下方，其下缘被背阔肌包绕。起自肩胛骨下角背面，肌束向外上，止于肱骨小结节嵴。作用是使肩关节内收和旋内。

6. 肩胛下肌

肩胛下肌（subscapularis）位于肩胛骨前面，起自肩胛下窝，肌束向外上经肩关节前方，止于肱骨小结节。作用是使肩关节内收和旋内。

肩胛下肌、冈上肌、冈下肌和小圆肌的肌腱彼此相连，组成腱板，围绕肩关节的前面、上面和后面，并与关节囊愈着，形成**肌腱袖**（muscle tendinous cuff），对肩关节起保护和稳定作用。

二、臂肌

臂肌（图 3-20、图 3-21）覆盖肱骨，分为前、后两群，前群为屈肌，后群为伸肌。

（一）前群

包括浅层的肱二头肌和深层的肱肌和喙肱肌。

1. 肱二头肌

肱二头肌（biceps brachii）呈梭形，起端有两个头，长头起自肩胛骨盂上结节，通过肩关节囊，经结节间沟下降；短头起自肩胛骨喙突。两头在臂下部合并成一个肌腹，向下移行为肌腱,止于桡骨粗隆。部分腱质形成腱膜,止于前臂深筋膜。作用为屈肘关节、协助屈肩关节;当前臂处于旋前位时,能使其旋后。

2. 喙肱肌

喙肱肌(coracobrachialis)位于肱二头肌短头的后内方,并与短头同起自喙突,止于肱骨中部内侧。作用为协助肩关节屈和内收。

3. 肱肌

肱肌(brachialis)位于肱二头肌下半部的深面,起自肱骨下半部的前面,止于尺骨粗隆。作用为屈肘关节。

(二)后群

肱三头肌(triceps brachii)起端有 3 个头,长头起自肩胛骨盂下结节,经大、小圆肌之间下行;外侧头、内侧头分别起自肱骨后面桡神经沟外上方、内下方骨面。3 头向下会合,以一坚韧的肌腱止于尺骨鹰嘴。作用为伸肘关节,长头还可使肩关节后伸和内收。

三、前臂肌

前臂肌位于尺、桡骨的周围,分为前、后两群。

(一)前群

位于前臂的前面,共 9 块,分 4 层排列(图 3-22、图 3-23)。

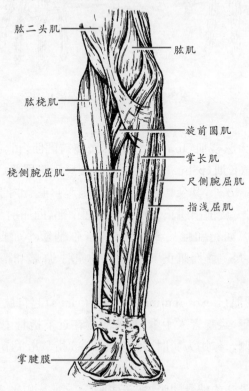

肱二头肌　　肱肌

肱桡肌

桡侧腕屈肌

旋前圆肌

掌长肌

尺侧腕屈肌

指浅屈肌

掌腱膜

图 3-22　前臂肌前群(浅层)

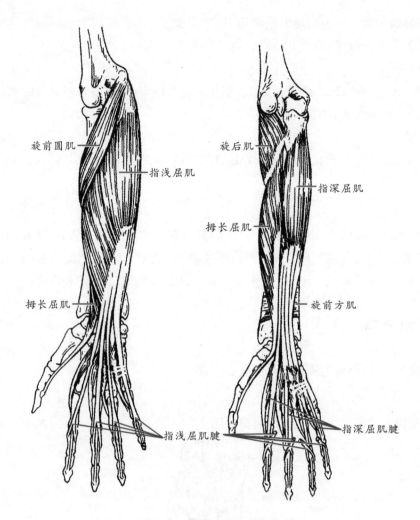

旋前圆肌 —— 指浅屈肌

拇长屈肌 —— 指浅屈肌腱

旋后肌 —— 指深屈肌
拇长屈肌 —— 旋前方肌 —— 指深屈肌腱

图 3-23　前臂肌前群(深层)

1. 第一层

自桡侧向尺侧依次为**肱桡肌**(brachioradialis)、**旋前圆肌**(pronator teres)、**桡侧腕屈肌**(flexor carpi radialis)、**掌长肌**(palmaris longus)以及**尺侧腕屈肌**(flexor carpi ulnaris)。除肱桡肌起自肱骨外上髁上方外,其余4肌以屈肌总腱起自肱骨内上髁和前臂深筋膜。肱桡肌止于桡骨茎突,助屈肘。旋前圆肌止于桡骨外侧面中部,助屈肘和前臂旋前。桡侧腕屈肌止于第2掌骨底,助屈肘、屈腕和腕关节外展。掌长肌肌腹小而腱细长,连于掌腱膜,助屈肘、屈腕和紧张掌腱膜。尺侧腕屈肌止于豌豆骨,助屈肘、屈腕和腕关节内收。

2. 第二层

只有1块,即**指浅屈肌**(flexor digitorum superficialis)起自肱骨内上髁和尺桡骨前面,肌束向下移行为4条肌腱,经腕管入手掌,每条肌腱在近节指骨中部分为两脚,分别止于第2～5指中节指骨体的两侧。作用为屈肘、屈腕、屈2～5指掌指关节和近侧指间关节。

3. 第三层

有2块,起自尺、桡骨和前臂骨间膜,**拇长屈肌**(flexor pollicis longus)位于桡侧,止于拇指远节指骨底,作用为屈拇指掌指关节和指间关节。**指深屈肌**(flexor digitorum profundus)

位于尺侧,向下分成4条肌腱,经腕管入手掌,穿经指浅屈肌腱两脚之间,分别止于第2~5指远节指骨底。作用为屈腕、屈2~5指掌指关节、近侧指间关节和远侧指间关节。

4. 第四层

旋前方肌(pronator quadratus)为扁的四方形小肌,起自尺骨下段前面,止于桡骨下段前面,作用为使前臂旋前。

(二)后群

位于前臂后面,共10块,分浅、深两层(图3-24)。

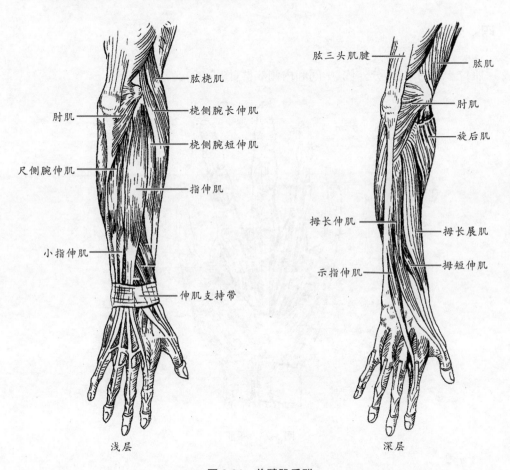

图 3-24 前臂肌后群

1. 浅层

有5块,自桡侧向尺侧依次排列为:**桡侧腕长伸肌**(extensor carpi radialis longus)、**桡侧腕短伸肌**(extensor carpi radialis brevis)、**指伸肌**(extensor digitorum)、**小指伸肌**(extensor digiti minimi)及**尺侧腕伸肌**(extensor carpi ulnaris)。共同起于肱骨外上髁,桡侧腕长伸肌、桡侧腕短伸肌、尺侧腕伸肌分别止于第2、3、5掌骨底,作用为伸腕。指伸肌向下分为4条肌腱,经手背分别至2~5指背面,形成指背腱膜,止于2~5指中节和远节指骨底。作用为伸指和伸腕,并协助伸肘。小指伸肌腱止于指背腱膜,作用为伸小指。

2. 深层

有5块，近侧1块为**旋后肌**（supinator），起自肱骨外上髁和尺骨，肌束向外下，止于桡骨上端前面。作用为使前臂旋后。远侧4肌自桡侧向尺侧依次为**拇长展肌**（abductor pollicis longus）、**拇短伸肌**（extensor pollicis brevis）、**拇长伸肌**（extensor pollicis longus）及**示指伸肌**（extensor indicis）。均起自桡骨和尺骨的后面和骨间膜的背面，拇长展肌止于第1掌骨底，拇短伸肌止于拇指近节指骨底，拇长伸肌止于拇指远节指骨底，示指伸肌止于示指的指背腱膜。上述4肌的作用与其名称一致。

四、手肌

手肌位于手的掌侧，分外侧、中间和内侧3群（图3-25）。

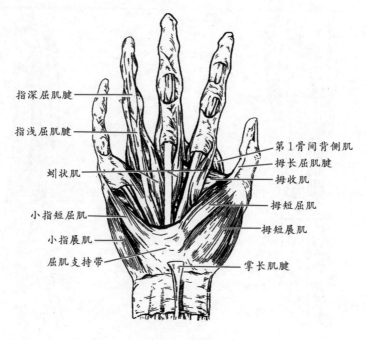

指深屈肌腱
指浅屈肌腱
蚓状肌
小指短屈肌
小指展肌
屈肌支持带

第1骨间背侧肌
拇长屈肌腱
拇收肌
拇短屈肌
拇短展肌
掌长肌腱

图3-25 手肌

（一）外侧群

外侧群较为发达，在手掌拇指侧形成一隆起，称**鱼际**（thenar），有4块，分浅、深两层。浅层外侧为**拇短展肌**（abductor pollicis brevis），内侧为**拇短屈肌**（flexor pollicis brevis）；深层外侧为**拇对掌肌**（opponens pollicis），内侧为**拇收肌**（adductor pollicis）。各肌的作用与其名称一致。

（二）内侧群

内侧群位于手掌小指侧，也形成一隆起，称**小鱼际**（hypothenar），有3块，也分浅、深两层。浅层外侧为**小指短屈肌**（flexor digiti minimi brevis），浅层内侧为**小指展肌**（abductor digiti minimi）；深层为**小指对掌肌**（opponens digiti minimi）。各肌的作用与其名称一致。

（三）中间群

中间群位于掌心，包括 4 块蚓状肌和 7 块骨间肌。

1. 蚓状肌

蚓状肌(lumbricales)为 4 条细束状小肌，起自指深屈肌腱桡侧，经掌指关节的桡侧绕至第 2～5 指的背面，止于指背腱膜。作用为屈掌指关节，伸指间关节。

2. 骨间肌

骨间肌(图 3-26)位于掌骨间隙内，分为骨间掌侧肌和骨间背侧肌。骨间掌侧肌有 3 块，其作用是使第 2、4、5 指向中指靠拢(收)；骨间背侧肌有 4 块，其作用是外展第 2、4 指(展)。骨间肌也止于指背腱膜，故能协同蚓状肌屈掌指关节和伸指间关节。

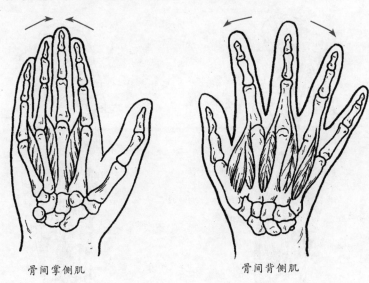

骨间掌侧肌　　　　　　骨间背侧肌

图 3-26　骨间肌及其作用

第六节 下 肢 肌

下肢肌分为髋肌、大腿肌、小腿肌和足肌。

一、髋肌

髋肌主要起自骨盆的内面和外面，跨越髋关节，止于股骨上部，按其所在部位和作用，可分为前、后两群。

（一）前群

包括髂腰肌和阔筋膜张肌(图 3-27)。

1. 髂腰肌

髂腰肌(iliopsoas)由腰大肌和髂肌组成。**腰大肌**(psoas major)位于脊柱腰段的两侧,起自腰椎体侧面和横突。**髂肌**(iliacus)位于腰大肌的外侧,起自髂窝。两肌向下会合,经腹股沟韧带深面,止于股骨小转子。作用是使髋关节前屈和旋外;下肢固定时,可使躯干前屈。

2. 阔筋膜张肌

阔筋膜张肌(tensor fasciae latae)位于大腿上部前外侧,起自髂前上棘,肌腹在阔筋膜两层之间,向下移行于髂胫束,止于胫骨外侧髁。作用是紧张阔筋膜,并屈髋关节。

（二）后群

位于臀部,又称臀肌,共 7 块(图 3-27、图 3-28)。

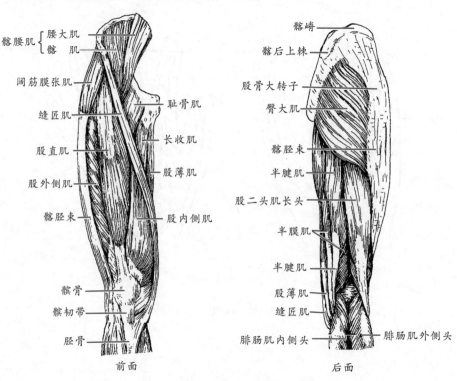

图 3-27　髋肌和大腿肌

1. 臀大肌

臀大肌(gluteus maximus)位于臀部皮下,大而肥厚,形成臀部膨隆。起自髂骨翼外面和骶骨背面,肌束斜向外下,止于髂胫束和股骨的臀肌粗隆。作用是使髋关节后伸和旋外;下肢固定时,能伸直躯干,防止躯干前倾。

2. 臀中肌

臀中肌(gluteus medius)在臀大肌的深面。

3. 臀小肌

臀小肌(gluteus minimus)在臀中肌的深面。臀中、小肌都呈扇形,皆起自髂骨翼外面,肌束向下集中,止于股骨大转子。两肌均使髋关节外展,前部肌束使髋关节旋内,后部肌束使髋关节旋外。

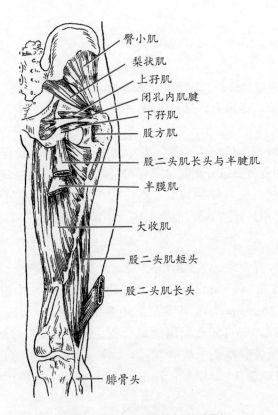

臀小肌
梨状肌
上孖肌
闭孔内肌腱
下孖肌
股方肌
股二头肌长头与半腱肌
半膜肌
大收肌
股二头肌短头
股二头肌长头
腓骨头

图 3-28　髋肌和大腿肌后群(深层)

4. 梨状肌

梨状肌(piriformis)起自骶骨前面,骶前孔的外侧,出坐骨大孔至臀部,止于股骨大转子尖端。作用是使髋关节外展和旋外。在梨状肌上、下缘与坐骨大孔之间形成上、下两孔分别称为**梨状肌上孔**(suprapiriform foramen)和**梨状肌下孔**(infrapiriformis foramen),均有血管和神经通过。

5. 闭孔内肌

闭孔内肌(obturator internus)起自闭孔膜内面及其周围骨面,肌束向后集中成为肌腱,经坐骨小孔出骨盆转折向外,止于转子窝。作用是使髋关节旋外。

6. 股方肌

股方肌(quadratus femoris)起自坐骨结节,向外止于转子间嵴。作用是使髋关节旋外。

7. 闭孔外肌

闭孔外肌(obturator externus)起自闭孔膜外面及其周围骨面,经股骨颈的后方,止于转子窝。作用是使髋关节旋外。

二、大腿肌

大腿肌位于股骨周围,分为前群、内侧群和后群。

（一）前群

前群有 2 块肌（图 3-27）。

1. 缝匠肌

缝匠肌（sartorius）是全身最长的肌，呈扁带状。起自髂前上棘，经大腿前面斜向内下，止于胫骨上端的内侧面。作用为屈髋和屈膝，并使已屈的膝关节旋内。

2. 股四头肌

股四头肌（quadriceps femoris）是全身最大的肌，有 4 个头：**股直肌**位于大腿前面，起自髂前下棘；**股内侧肌**和**股外侧肌**分别起自股骨粗线内、外侧唇；**股中间肌**位于股直肌的深面，在股内、外侧肌之间，起自股骨体的前面。4 个头向下形成髌腱，包绕髌骨，向下续为**髌韧带**，止于胫骨粗隆。作用是伸膝关节，股直肌还可屈髋关节。

（二）内侧群

位于大腿的内侧，有 5 块，分 3 层（图 3-27、图 3-29）：浅层自外上向内下依次为**耻骨肌**（pectineus）、**长收肌**（adductor longus）和**股薄肌**（gracilis）；中层在耻骨肌和长收肌的深面，为**短收肌**（adductor brevis）；深层在上述肌的深面，为大而厚的**大收肌**（adductor magnus）。内侧群诸肌均起自闭孔周围的耻骨支、坐骨支和坐骨结节，除股薄肌止于胫骨上端的内侧外，其余各肌都止于股骨粗线，大收肌尚有一个腱止于股骨的收肌结节，此腱与股骨围成**收肌腱裂孔**（adductor tendinous opening），有股血管通过。内侧群肌的

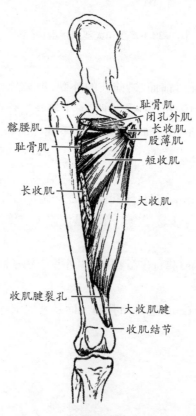

图 3-29　大腿肌内侧群（深层）

作用为使髋关节内收。

(三) 后群

后群位于大腿后面,共 3 块肌(图 3-27)。

1. 股二头肌

股二头肌(biceps femoris)位于股后部外侧,有两个头,长头起自坐骨结节,短头起自股骨粗线,两头合并后,以长腱止于腓骨头。

2. 半腱肌

半腱肌(semitendinosus)位于股后部的内侧。起自坐骨结节,止于胫骨上端的内侧。

3. 半膜肌

半膜肌(semimembranosus)在半腱肌的深面,以扁薄的腱膜起自坐骨结节,向下止于胫骨内侧髁的后面。

后群肌作用为屈膝关节和伸髋关节。屈膝时股二头肌可以使小腿旋外,而半腱肌及半膜肌则使小腿旋内。

三、小腿肌

小腿肌分为前群、外侧群和后群。

(一) 前群

位于小腿骨间膜和胫、腓骨的前面,有 3 块(图 3-30)。

1. 胫骨前肌

胫骨前肌(tibialis anterior)起自胫骨上端外侧面,肌腱向下经踝关节前方,至足的内侧缘,止于内侧楔骨和第 1 跖骨底。作用为伸踝关节(背屈)和足内翻。

2. 趾长伸肌

趾长伸肌(extensor digitorum longus)起自胫、腓骨上端和小腿骨间膜,向下至足背分为 4 条腱,至第 2~5 趾背,移行为趾背腱膜,止于中节和远节趾骨底。作用为伸踝关节和伸第 2~5 趾。此肌另外分出一个腱,经足背外侧止于第 5 跖骨底,称为**第 3 腓骨肌**。

3. 踇长伸肌

踇长伸肌(extensor hallucis longus)位于胫骨前肌和趾长伸肌之间,起自胫、腓骨上端和小腿骨间膜,肌腱经足背,止于踇趾远节趾骨底。作用为伸踝关节和伸踇趾。

(二) 外侧群

外侧群有**腓骨长肌**(peroneus longus)和**腓骨短肌**(peroneus brevis)(图 3-30)。均起自腓骨外侧面,两肌腱绕外踝后方向前,腓骨长肌腱入足底斜行向前内侧,止于内侧楔骨和第一跖骨底;腓骨短肌腱止于第 5 跖骨粗隆。作用为屈踝关节(跖屈)和足外翻。

(三) 后群

后群分浅、深两层(图 3-31)。

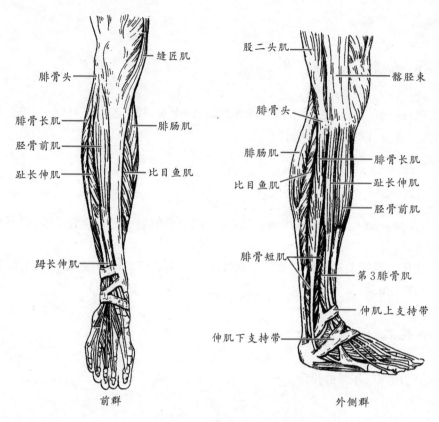

缝匠肌
腓骨头
腓骨长肌
胫骨前肌
趾长伸肌
腓肠肌
比目鱼肌
踇长伸肌
前群

股二头肌
髂胫束
腓骨头
腓肠肌
比目鱼肌
腓骨长肌
趾长伸肌
胫骨前肌
腓骨短肌
第3腓骨肌
伸肌上支持带
伸肌下支持带
外侧群

图 3-30　小腿肌前群和外侧群

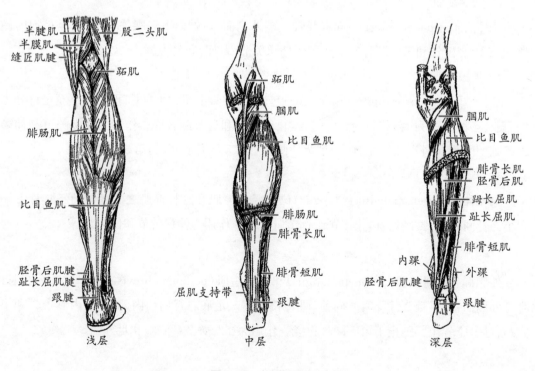

半腱肌
半膜肌
缝匠肌腱
股二头肌
跖肌
腓肠肌
比目鱼肌
胫骨后肌腱
趾长屈肌腱
跟腱
浅层

跖肌
腘肌
比目鱼肌
腓肠肌
腓骨长肌
腓骨短肌
屈肌支持带
跟腱
中层

腘肌
比目鱼肌
腓骨长肌
胫骨后肌
踇长屈肌
趾长屈肌
腓骨短肌
内踝
外踝
胫骨后肌腱
跟腱
深层

图 3-31　小腿肌后群

1. 浅层

浅层为强大的**小腿三头肌**（triceps surae），由**腓肠肌**（gastrocnemius）和**比目鱼肌**（soleus）组成。腓肠肌位于浅面，有内、外侧两个头，分别起自股骨内、外侧髁；比目鱼肌位于腓肠肌的深面，起自腓骨后面的上部和比目鱼肌线。3 头会合，向下移行为粗大的**跟腱**（calcaneal tendon），止于跟骨结节。作用为屈踝关节和屈膝关节；在站立时，能固定上述 2 个关节，防止身体前倾。

2. 深层

深层有 4 块肌，上方为腘肌，其下方自胫侧向腓侧依次为趾长屈肌、胫骨后肌、姆长屈肌。

（1）腘肌

腘肌（popliteus）斜位于腘窝底，起自股骨外侧髁，止于胫骨的比目鱼肌线以上的骨面。作用是屈膝关节并使小腿旋内。

（2）趾长屈肌

趾长屈肌（flexor digitorum longus）起自胫骨后面，肌腱经内踝后方至足底，分为 4 腱止于第 2～5 趾的远节趾骨底。作用是屈踝关节和屈第 2～5 趾。

（3）胫骨后肌

胫骨后肌（tibialis posterior）位于趾长屈肌和姆长屈肌之间，起自胫骨、腓骨和小腿骨间膜的后面，经内踝后方至足底内侧，止于舟骨粗隆和 3 块楔骨。作用是屈踝关节和使足内翻。

（4）姆长屈肌

姆长屈肌（flexor hallucis longus）起自腓骨后面，肌腱经内踝之后至足底，止于姆趾远节趾骨底。作用是屈踝关节和屈姆趾。

四、足肌

足肌可分为足背肌和足底肌。

1. 足背肌

足背肌（图 3-30）较弱小，为伸姆趾的姆短伸肌和伸第 2～4 趾的趾短伸肌。

2. 足底肌

足底肌（图 3-32）与手掌肌相似，也分内侧群、外侧群和中间群。内侧群有姆展肌、姆短屈肌和姆收肌；外侧群有小趾展肌和小趾短屈肌；中间群有趾短屈肌、足底方肌、4 块蚓状肌、3 块骨间足底肌和 4 块骨间背侧肌。各肌的作用同其名，主要作用是维持足弓。

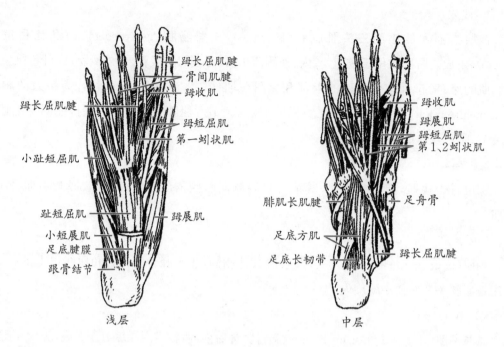

蹈长屈肌腱
骨间肌腱
蹈收肌

蹈长屈肌腱

蹈短屈肌
第一蚓状肌

小趾短屈肌

趾短屈肌

小短展肌
足底腱膜

跟骨结节

蹈展肌

浅层

蹈收肌
蹈展肌
蹈短屈肌
第1、2蚓状肌

腓肌长肌腱

足舟骨

足底方肌

足底长韧带

蹈长屈肌腱

中层

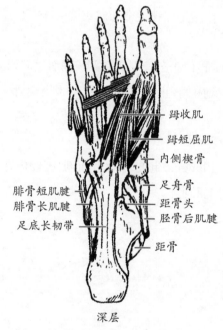

蹈收肌

蹈短屈肌

内侧楔骨

足舟骨

腓骨短肌腱
腓骨长肌腱

距骨头
胫骨后肌腱

足底长韧带

距骨

深层

图 3-32　足底肌

82

（倪进忠）

第二篇

内脏系统

研究内脏器官的位置、形态结构和功能的科学称为**内脏学**(splanchnology)。解剖学上,将消化、呼吸、泌尿和生殖 4 个系统的器官称为**内脏**(viscera),它们大部分位于胸腔、腹腔和盆腔内,通过孔道直接或间接与外界相通。内脏的主要功能是进行物质代谢和繁殖后代。机体借消化系统、呼吸系统不断从外界摄入营养物质和氧气,并经脉管系统运送到身体各部,供各器官的细胞进行物质代谢,代谢的最终产物,如尿酸、尿素、二氧化碳以及多余的水分等,经脉管系统输送到泌尿系统、呼吸系统或皮肤排出体外。生殖系统产生生殖细胞和分泌性激素,进行生殖活动,繁殖后代。此外,许多内脏器官还具有内分泌功能,产生多种类固醇或含氮类激素,参与对机体活动的调节。

一、内脏的一般结构

内脏各系统均由一系列器官组成,按照这些器官的基本构造,可分为中空性器官和实质性器官两大类。

(一) 中空性器官

中空性器官(如胃、肠、气管、膀胱、输卵管等)内部有空腔,它们的壁均为分层结构。中空性器官的壁由数层组织构成,其中,消化管的管壁由 4 层组成,由内向外依次为:黏膜、黏膜下层、肌层和外膜(图Ⅱ-1)。

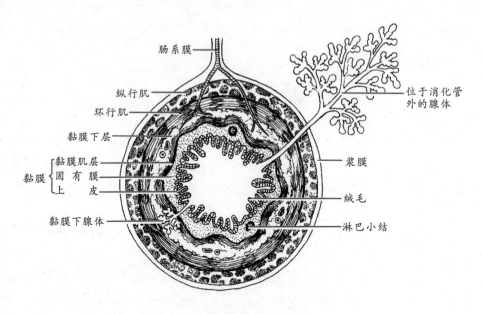

图Ⅱ-1　肠壁的基本构造模式图

（二）实质性器官

实质性器官内部没有特定的空腔(如肝、肾、胰及生殖腺等)，多属于腺体，一般呈分叶性结构。它们的血管、淋巴管、神经及排泄管等出入处往往凹陷，称为器官的"门"，如肝门、肾门等。

二、胸部的标志线和腹部的分区

内脏大部分器官都有相对固定的位置，掌握各器官的正常位置，具有重要的临床意义。为了便于确定和描述器官的正常位置及体表投影，通常在胸、腹部体表确定一些标志线和划分一些区域(图Ⅱ-2)。

（一）胸部的标志线

1. 前正中线

前正中线为沿身体前面正中的垂线。

2. 胸骨线

胸骨线为通过胸骨最宽处外侧缘的垂线。

3. 锁骨中线

锁骨中线为通过锁骨中点的垂线。

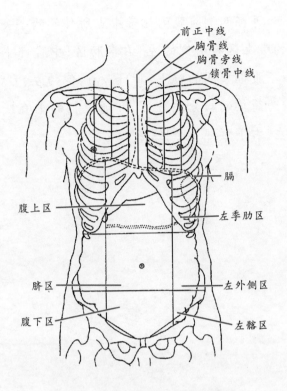

前正中线
胸骨线
胸骨旁线
锁骨中线

膈

腹上区

左季肋区

脐区

左外侧区

腹下区

左髂区

图Ⅱ-2　胸、腹部标志线及腹部分区

4. 胸骨旁线

胸骨旁线为经胸骨线与锁骨中线之间的中点所作的垂线。

5. 腋前线

腋前线为沿腋前襞所作的垂线。

6. 腋后线

腋后线为沿腋后襞所作的垂线。

7. 腋中线

腋中线为经腋前线与腋后线之间的中点所作的垂线。

8. 肩胛线

肩胛线为经肩胛骨下角的垂线。

9. 后正中线

后正中线为通过身体后面正中（沿椎骨棘突）的垂线。

（二）腹部的分区

通常将腹部划分为 9 个区，用以确定各脏器的大概位置。通过两侧肋弓最低点所作的肋下平面和通过两侧髂结节所作的结节间平面将腹部分为上腹部、中腹部、下腹部 3 部，再经两侧腹股沟韧带中点所作的两个矢状面，将腹部分为 9 个区：上腹部中间的腹上区和两侧的左、右季肋区；中腹部中间的脐区和两侧的左、右外侧（腰）区；下腹部中间的腹下（耻）区和两侧的左、右腹股沟（髂）区。

临床上常用较为简单的四分法分区，即通过脐的垂直线和水平线将腹部分为左、右上腹部和左、右下腹部 4 个区。

第四章

消 化 系 统

消化系统(alimentary system)由消化管和消化腺两部分组成(图 4-1)。消化管又称消化道，包括口腔、咽、食管、胃、小肠(十二指肠、空肠和回肠)和大肠(盲肠、阑尾、结肠、直肠和肛管)。临床上通常把口腔至十二指肠的这部分管道称为上消化道，空肠以下的部分称为下消化道。消化腺包括大消化腺和小消化腺，大消化腺位于消化管壁外，是独立的器官，如大唾液腺、肝和胰。小消化腺分布于消化管壁内，如食管腺、胃腺和肠腺等。

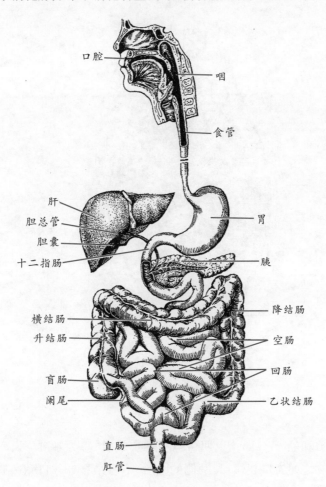

口腔
咽
食管
肝
胆总管
胆囊
十二指肠
胃
胰
横结肠
升结肠
盲肠
阑尾
降结肠
空肠
回肠
乙状结肠
直肠
肛管

图 4-1　消化系统模式图

消化系统的主要功能是摄取食物，进行物理和化学性消化，吸收其中的营养物质，排出食物残渣。此外，口腔和咽还与呼吸、发音、语言等活动有关。

第一节 消 化 管

一、口腔

口腔(oral cavity)是消化管的起始部(图 4-2)。口腔向前经上唇、下唇围成的口裂通向外界,向后经咽峡通咽。口腔借上、下牙弓和牙龈分为前外侧部的口腔前庭和后内侧部的固有口腔,口腔前庭为上唇、下唇和颊与上、下牙弓和牙龈之间的狭窄间隙;固有口腔前外侧为牙弓和牙龈,后至咽峡,顶为腭,底由黏膜、肌和皮肤组成。

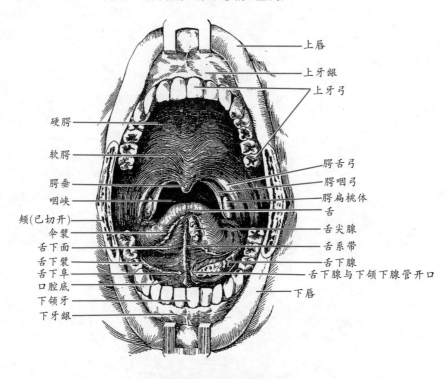

图 4-2 口腔及咽峡

(一) 口唇和颊

口唇(oral lips)和**颊**(cheek)均以肌(口轮匝肌、颊肌等)为基础,外面覆以皮肤,内面衬以黏膜。上唇、下唇之间为口裂,口裂两侧的上唇、下唇结合处称口角。唇的游离缘为皮肤与黏膜移行处称唇红,含有丰富的毛细血管,呈红色,缺氧时则呈绛紫色,临床称为发绀。在上唇外面中线处有一纵行浅沟称人中,为人类所特有。上唇的两侧以弧形的鼻唇沟与颊分界。上唇、下唇内面正中线处与牙龈基部之间各有一黏膜皱襞,分别称为上、下唇系带。

(二) 腭

腭(palate)分为硬腭和软腭两部分,是口腔的上壁,分隔鼻腔与口腔(图 4-2)。

硬腭(hard palate)是腭的前2/3,主要由骨腭覆以黏膜构成,黏膜与骨紧密相贴。在上颌中切牙后方黏膜深面有切牙孔,正对第2、3磨牙内侧黏膜深面有腭大孔。

软腭(soft palate)是腭的后1/3,主要由骨骼肌和黏膜构成,其前份呈水平位,后份斜向后下,称为腭帆。腭帆后缘游离,其中部有垂向下方的突起称**腭垂(悬雍垂)**(uvula)。自腭帆两侧向下方各分出两条弓形黏膜皱襞,前方的称腭舌弓,延续至舌根的外侧;后方的称腭咽弓,下延至咽侧壁。腭垂、腭帆游离缘、两侧腭舌弓和舌根共同围成**咽峡**(isthmus of fauces),是口腔和咽之间的狭窄部,也是口腔与咽的分界。

(三)牙

牙(teeth)是人体内最坚硬的器官,嵌于上、下颌骨的牙槽内,排列成上牙弓和下牙弓。

1. 牙的种类、排列和萌生

人的一生先后有两组牙,即乳牙和恒牙。乳牙和恒牙又可根据形状和功能,分为切牙、尖牙和磨牙3种。但是恒牙又有磨牙和前磨牙之分。

人的乳牙有20个,上颌骨、下颌骨中线两侧各5个,由内侧向外侧依次为切牙2个、尖牙1个、磨牙2个(图4-3)。人的恒牙有32个,上颌骨、下颌骨中线两侧各8个,依次为切牙2个、尖牙1个、前磨牙2个、磨牙3个(图4-4)。临床上为了便于记录患牙的位置,用"十"表示上、下、左、右4个区,以罗马数字Ⅰ~Ⅴ标示乳牙,以阿拉伯数字1~8标示恒牙,如 $\overline{V|}$ 表示右下颌第2乳磨牙, $\underline{|7}$ 表示左上颌第2恒磨牙。

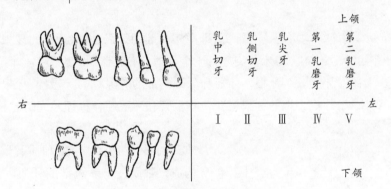

图4-3 乳牙的名称及排列

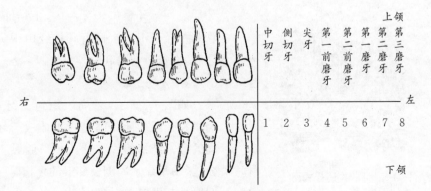

图4-4 恒牙的名称及排列

乳牙萌出一般在出生后第 6 个月前后开始,3 岁左右出全。恒牙萌出始于 6 岁左右,第 1 恒磨牙首先萌出替换乳牙,除第 3 恒磨牙外,其他各牙在 14 岁左右出齐。第 3 恒磨牙萌出最晚,有的迟至 28 岁或更晚,故又称迟牙,也称为智牙。该牙常出现横生、阻生甚至终生不萌出的情况。牙的萌出时间见表 4-1。

表 4-1　乳牙和恒牙的萌出时间

乳　牙		恒　牙	
名　称	萌出时间(个月)	名　称	萌出时间(岁)
乳中切牙	6~8	中切牙	6~8
乳侧切牙	6~10	侧切牙	7~9
乳尖牙	16~20	尖牙	9~12
第 1 乳磨牙	12~16	第 1 前磨牙	10~12
第 2 乳磨牙	20~30	第 2 前磨牙	10~12
		第 1 磨牙	6~7
		第 2 磨牙	11~13
		第 3 磨牙	17~25 或更迟

2. 牙的形态

如图 4-5 所示,每个牙均可分为 3 部分,即露于口腔的**牙冠**、嵌入牙槽的**牙根**和两者交界处的**牙颈**。牙颈由牙龈包绕。切牙和尖牙有 1 个牙根,前磨牙一般也只有 1 个牙根,下颌磨牙有 2 个牙根,上颌磨牙有 3 个牙根。牙冠和牙颈内部的腔隙称为牙冠腔,牙根内的细管称为牙根管,此管开口于牙根尖端的牙根尖孔。牙根管和牙冠腔合称**牙腔**或**髓腔**。

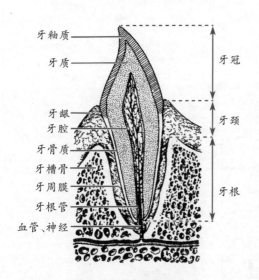

牙釉质
牙质
牙冠
牙龈
牙腔
牙颈
牙骨质
牙槽骨
牙周膜
牙根管
牙根
血管、神经

图 4-5　牙的构造模式图

3. 牙组织

如图 4-5 所示,牙由釉质、牙质和牙骨质构成。**釉质**覆于牙冠部的牙质外面,乳白色,有光泽,是机体中最硬的组织。**牙质**构成牙的主体,呈淡黄色。**牙骨质**被覆于牙颈和牙根的牙质表面。**牙髓**位于牙腔内,由结缔组织、血管和神经等组成。血管和神经由根尖孔进出牙腔,发炎时常引起剧烈疼痛。

4. 牙周组织

如图 4-5 所示,牙周组织包括**牙周膜**、**牙槽骨**和**牙龈**。牙周膜是介于牙根与牙槽骨之间的致密结缔组织。牙龈是口腔黏膜的一部分,紧贴于牙颈周围及邻近的牙槽骨。牙周组织对牙起固定、支持和保护作用,发炎时会导致牙松动或脱落。

（四）舌

舌（tongue）位于口腔底，是表面覆以黏膜的肌性器官，具有感受味觉、协助咀嚼、吞咽及辅助发音的功能。

1. 舌的形态

如图4-6所示，舌分上、下两面，上面又称**舌背**，后份有一向前开放的"V"形**界沟**，将舌分为前2/3的**舌体**和后1/3的**舌根**。舌体的前端称**舌尖**。

2. 舌黏膜

如图4-2、图4-6所示，舌黏膜呈淡红色，被覆于舌的上、下面。舌上面及侧缘有许多小的黏膜突起，称**舌乳头**。舌乳头分4种：

① **丝状乳头**：数量多而密集，呈白色细绒毛状，遍布于舌体上面前2/3。

② **菌状乳头**：数量较少，形体稍大，呈红色，散在丝状乳头之间。

③ **轮廓乳头**：有7～11个，排列于界沟前方，形体最大，中央隆起，周围有环状沟。

④ **叶状乳头**：见于舌侧缘后部，每侧为4～8条并列的叶片形的黏膜皱襞。除丝状乳头外，其余3种乳头内及软腭、会厌等处黏膜中含有味觉感受器**味蕾**，可感受酸、甜、苦、咸等味觉。舌根上面黏膜内，有许多由淋巴组织构成的大小不等的隆起，称**舌扁桃体**。舌的下面正中线上有一连至口腔底的黏膜皱襞，称**舌系带**。在舌系带根部的两侧有一对小黏膜隆起，称**舌下阜**。舌下阜向后外侧延伸为**舌下襞**。

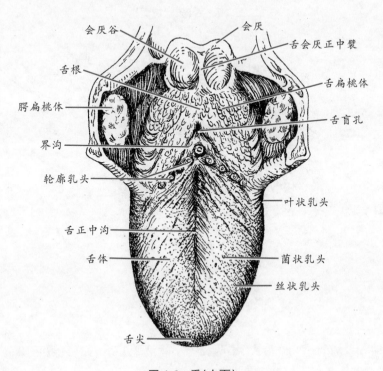

图4-6 舌（上面）

3. 舌肌

为骨骼肌,分为舌内肌和舌外肌(图 4-7、图 4-8)。**舌内肌**起止都在舌内,分为纵肌、横肌和垂直肌,收缩时可改变舌的形态。**舌外肌**起于舌外,止于舌内,主要有**颏舌肌**,它起于下颌骨体后面的颏棘,呈扇形向后上方入舌,止于舌正中线两侧。该肌两侧同时收缩时,拉舌向前下(伸舌),单侧收缩使舌尖伸向对侧。此外,尚有**茎突舌肌**和**舌骨舌肌**,收缩时可分别牵舌向后上和后下方。

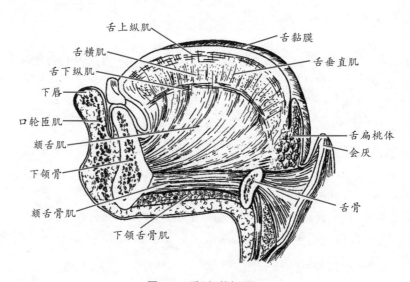

图 4-7　舌(矢状切面)

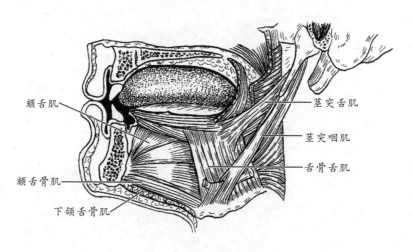

图 4-8　舌外肌

(五)唾液腺

唾液腺(salivary glands)分为大、小两类。小唾液腺甚多,如唇腺、舌腺、颊腺等。大唾液腺有 3 对,即腮腺、下颌下腺和舌下腺(图 4-2、图 4-9)。

1. 腮腺

腮腺(parotid gland)是最大的一对唾液腺,重 15~30 g,形状不规则,可分浅部和深部。

浅部略呈三角形,上达颧弓,下至下颌角,前至咬肌后 1/3 的浅面,后续腺的深部。深部伸入下颌支与胸锁乳突肌之间的下颌后窝内。**腮腺管**从腮腺前缘发出,于颧弓下约一横指处贴咬肌表面前行,至咬肌前缘处弯向内侧,斜穿颊肌,开口于平对上颌第 2 磨牙牙冠的颊黏膜处。

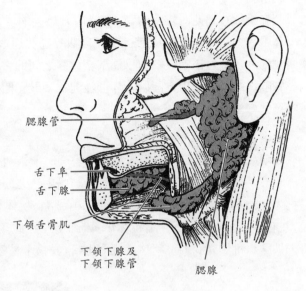

图 4-9　大唾液腺

2. 下颌下腺

下颌下腺(submandibular gland)重约 15 g,位于下颌体下缘及二腹肌前、后腹所围成的下颌下三角内,其导管自腺的内侧面发出,沿口腔底黏膜深面前行,开口于舌下阜。

3. 舌下腺

舌下腺(sublingual gland)位于口腔底舌下襞深面,重 2～3 g。舌下腺导管有大、小两种,大管有 1 条,与下颌下腺管共同开口于舌下阜;小管有数条,开口于舌下襞。

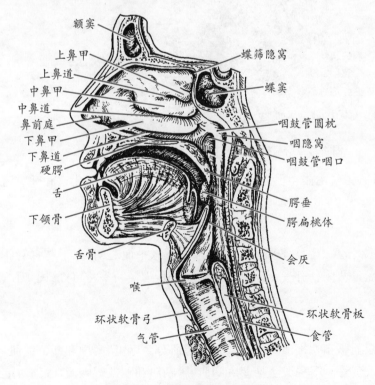

图 4-10　头颈部正中矢状切面

二、咽

咽(pharynx)是前后略扁的漏斗状肌性管道。它位于颈椎前方,上起颅底,下至第 6 颈椎体下缘平面续于食管,全长约 12 cm。咽的前壁不完整,自上而下分别与鼻腔、口腔和喉腔相通。以腭帆游离缘和会厌上缘平面为界,可将咽分为鼻咽、口咽和喉咽 3 部分(图 4-10)。其中口咽和喉咽是消化道和呼吸道的共同通道。

(一)鼻咽

鼻咽(nasopharynx)位于鼻腔后方,上达颅底,下至腭帆游离缘平面,向前经鼻后孔通鼻腔。上壁后部黏膜内有丰富的淋巴组织,称**咽扁桃体**。咽扁桃体在幼儿时较发达,6～7岁时开始萎缩,约10岁以后完全退化。在侧壁上,相当于下鼻甲后方约1 cm处有**咽鼓管咽口**,咽腔经此通过咽鼓管与中耳的鼓室相通,可调节鼓膜两侧的气压。位于咽鼓管咽口周围至软腭之间的许多颗粒状淋巴组织,称**咽鼓管扁桃体**。咽鼓管咽口的前、上、后方围以半环形隆起称**咽鼓管圆枕**,圆枕后方的纵行深窝称**咽隐窝**,是鼻咽癌的好发部位。

(二)口咽

口咽(oropharynx)位于腭帆游离缘与会厌上缘两平面之间,向前经咽峡与口腔相通,上续鼻咽部,下通喉咽部。在侧壁,腭舌弓与腭咽弓之间夹成三角形凹陷,称**扁桃体窝**,容纳**腭扁桃体**(palatine tonsil)(图4-10、图4-11)。腭扁桃体呈椭圆形,其内侧面朝向咽腔,被覆黏膜,并有许多深陷的小凹称**扁桃体小窝**,细菌易在此存留繁殖,成为感染病灶。扁桃体窝上份未被腭扁桃体充满的空间称**扁桃体上窝**,异物常易停留于此处(图4-11)。

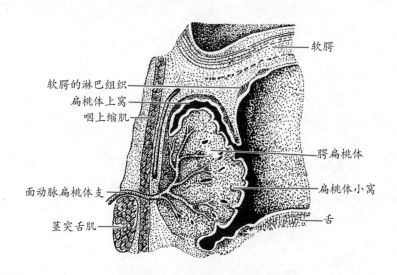

图4-11 腭扁桃体(冠状切面)

咽扁桃体、咽鼓管扁桃体、腭扁桃体和舌扁桃体共同围成**咽淋巴环**,对消化道和呼吸道具有防御功能。

(三)喉咽

喉咽(laryngopharynx)位于会厌上缘平面至第6颈椎体下缘平面之间,向下与食管相续,向前经喉口通喉腔。在喉口两侧各有一个深窝,称**梨状隐窝**,为异物易滞留处(图4-10、图4-12)。

(四)咽壁肌

咽壁肌为骨骼肌,包括咽缩肌和咽提肌(图4-13)。**咽缩肌**分为咽上、咽中和咽下缩肌,收缩时缩小咽腔,将食团推入食管。**咽提肌**包括茎突咽肌、腭咽肌和咽鼓管咽肌,收缩时上提咽和喉,协助吞咽。

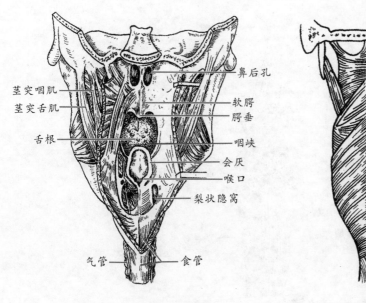

图 4-12　咽(后壁已切开)

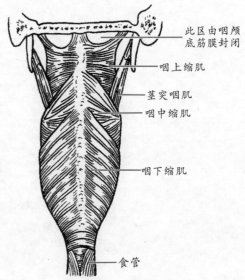

图 4-13　咽肌(后面)

95

三、食管

(一)食管的位置和分部

食管(esophagus)(图 4-14)为一前后扁平的肌性管状器官,上端于第 6 颈椎体下缘平面连接咽,下行入胸腔,穿膈的食管裂孔入腹腔,下端约平第 11 胸椎体左侧续于胃。全长约 25 cm。按照食管的行程,可将其分为颈、胸、腹 3 部,**颈部**长约 5 cm,自食管起始端至胸骨颈静脉切迹平面之间,前方与气管后壁相贴;**胸部**长 18～20 cm,自颈静脉切迹平面至膈的食管裂孔的一段;**腹部**长仅 1～2 cm,自膈的食管裂孔至胃的贲门。

食管有 3 处生理性狭窄:第 1 狭窄位于食管起始处,相当于第 6 颈椎体下缘水平,距中切牙约 15 cm;第 2 狭窄位于左主支气管跨越食管前方处,相当于第 4、5 胸椎体之间水平,距中切牙约 25 cm;第 3 狭窄位于食管通过膈的食管裂孔处,相当于第 10 胸椎水平,距中切牙约 40 cm。这些狭窄是异物易滞留的部位,也是食管癌的好发部位。

(二)食管壁的结构

食管壁有 4 层构造。黏膜在食管空虚时形成 7～10 条纵行皱襞。黏膜下层含黏液腺。肌层在食管上 1/3 为骨骼肌,下 1/3 为平滑肌,中 1/3 由骨骼肌和平滑肌混合构成。外膜由疏松结缔组织构成。

四、胃

胃(stomach)(图 4-14、图 4-15)是消化管最膨大的部分,上连食管,下续十二指肠。胃除了具有受纳食物和分泌胃液的作用外,还有内分泌功能。

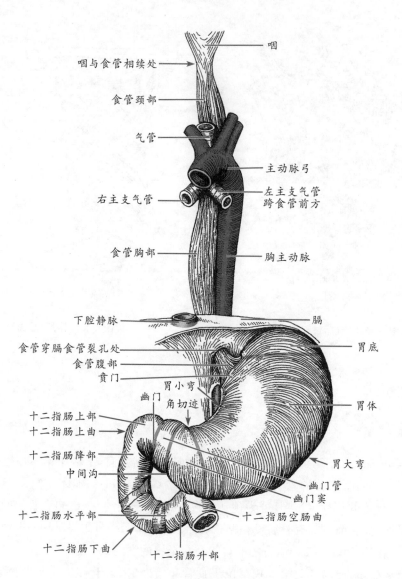

图 4-14 食管、胃和十二指肠

咽
咽与食管相续处
食管颈部
气管
主动脉弓
右主支气管
左主支气管跨食管前方
食管胸部
胸主动脉
下腔静脉
膈
食管穿膈食管裂孔处
胃底
食管腹部
贲门
胃小弯
胃体
角切迹
幽门
十二指肠上部
十二指肠上曲
十二指肠降部
中间沟
胃大弯
幽门管
幽门窦
十二指肠水平部
十二指肠空肠曲
十二指肠下曲
十二指肠升部

（一）胃的形态和分部

胃分前、后壁，大、小弯，入、出口。胃前壁朝向前上方，后壁朝向后下方。**胃小弯**凹向右上方，其最低处的转角称**角切迹**。**胃大弯**大部分凸向左下方。胃的入口称**贲门**（cardia），连通食管。贲门的左侧，食管末端左缘与胃底所形成的锐角称**贲门切迹**。胃的出口称**幽门**（pylorus），连结十二指肠。

胃分为 4 部，贲门附近的部分称**贲门部**；贲门平面以上的部分称**胃底**，临床上有时称**胃穹窿**；自胃底向下至胃小弯的角切迹和胃大弯开始转为横向处以上胃的部分，称**胃体**；胃体与幽门间的部分称**幽门部**，临床上也称**胃窦**。幽门部的大弯侧有一不甚明显的浅沟称**中间沟**，将幽门部分为左侧的**幽门窦**和右侧的**幽门管**。胃小弯和幽门部是胃溃疡和胃癌的好发部位。

胃的容积随年龄增长逐步增大，新生儿约 30 mL，1 岁时增加到 300 mL，3 岁时达到

600 mL左右,成人胃容量约 1500 mL。

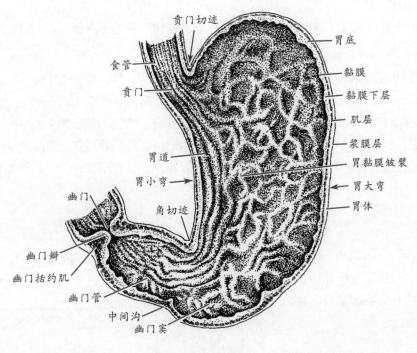

图 4-15　胃(内面)

(二) 胃的位置

胃在中等充盈时大部分位于左季肋区,小部分位于腹上区。贲门位于第 11 胸椎体左侧,幽门位于第 1 腰椎体右侧。胃的前壁在右侧部与肝左叶和方叶相邻。在剑突下方,部分胃前壁直接与腹前壁相贴,为胃的触诊部位。胃后壁与胰、横结肠、左肾和左肾上腺相邻。胃底与膈和脾相邻。

胃的位置常因体型、体位及胃的充盈程度不同而异,矮胖型者位置较高,高瘦型者位置较低;仰卧时位置上移,直立时则下移;胃空虚时位于腹上部,充盈时胃大弯可垂至髂嵴平面甚至更低。

此外,通过活体 X 线钡餐透视,可将胃分为 3 种类型(图 4-16):

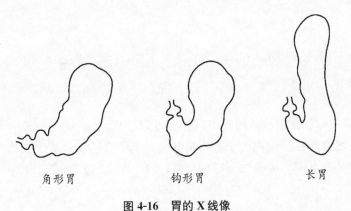

角形胃　　　　钩形胃　　　　长胃

图 4-16　胃的 X 线像

① **角形胃**：胃的位置较高，略近横位，呈上宽下窄牛角形。多见于矮胖体型者。

② **钩形胃**：呈"J"形，角切迹明显。多见于中等体型的人。

③ **长胃**：全胃几乎在中线左侧，胃体垂直呈水袋样。多见于瘦长型人，女性多见。

（三）胃壁的构造

胃壁由 4 层构成。胃黏膜在活体呈橘红色，空虚时形成许多皱襞（图 4-15），充盈时变平坦。在胃小弯有 4～5 条较恒定的纵行皱襞，襞间的沟称**胃道**。在幽门的内面，黏膜形成环状的皱襞称**幽门瓣**，突向十二指肠腔内。黏膜下层含有丰富的血管、淋巴管和神经丛。肌层较发达，由内斜、中环、外纵的 3 层平滑肌构成。中层的环行肌在幽门处明显增厚，形成**幽门括约肌**，有延缓胃内容物排空和防止十二指肠内容物逆流至胃的作用。外膜为浆膜。

五、小肠

小肠（small intestine）是消化管最长的一段，长 5～7 m。它近端起自幽门，远端接续大肠，分为十二指肠、空肠和回肠。空肠及回肠借肠系膜悬附于腹后壁，合称**系膜小肠**。小肠是进行消化和吸收的重要器官，并有内分泌功能。

（一）十二指肠

十二指肠（duodenum）长约 25 cm，呈"C"形包绕胰头，可分为上部、降部、水平部和升部（图 4-14、图 4-17）。

1. 上部

上部长约 5 cm，起于胃的幽门，向右后至肝门下方，折转向下移行为降部，折转部称**十二指肠上曲**。上部近侧与幽门连接的一段肠管，长约 2.5 cm，肠壁较薄，管径大，黏膜光滑无环状襞，临床上称为**十二指肠球**，是十二指肠溃疡的好发部位。

2. 降部

降部起自十二指肠上曲，长 7～8 cm，下行于第 1～3 腰椎体和胰头的右侧，在第 3 腰椎体水平折转向左，折转处称**十二指肠下曲**。降部的黏膜除有环状襞外，其后内侧壁上有一纵行皱襞，称**十二指肠纵襞**，其下端的圆形隆起称**十二指肠大乳头**，距中切牙约 75 cm，为肝胰壶腹的开口处。在大乳头上方 1～2 cm 处，有时可见**十二指肠小乳头**，为副胰管开口处（图 4-17）。

3. 水平部

水平部又称**下部**，长约 10 cm，起于十二指肠下曲，于第 3 腰椎水平向左横行，至腹主动脉前方移行于升部。

4. 升部

升部长 2～3 cm，自腹主动脉前方斜向左上方，至第 2 腰椎体左侧转向下，移行为空肠，转折处称**十二指肠空肠曲**。该曲借十二指肠悬肌固定于右膈脚上。十二指肠悬肌和包绕其下段表面的腹膜皱襞共同构成**十二指肠悬韧带**，又称 **Treitz 韧带**，是手术中确认空肠起始部的重要标志。

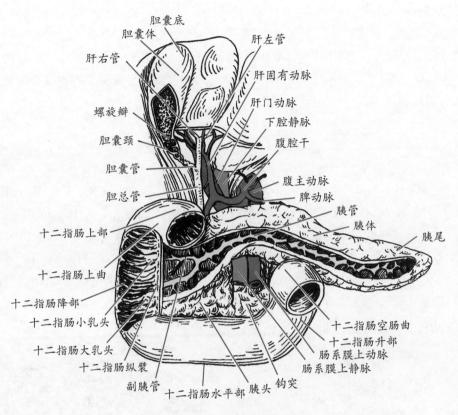

图 4-17　十二指肠、胰和胆囊

(二)空肠和回肠

空肠(jejunum)起于十二指肠空肠曲,长度约占空、回肠全长的 2/5,主要位于腹腔左上部。**回肠**(ileum)占远侧的 3/5,末端连接盲肠,主要位于腹腔右下部。空肠、回肠迂曲盘旋形成许多肠襻(图 4-1)。

空肠、回肠之间并无明显的界限,形态结构方面的变化是逐渐的。一般说来,空肠壁较厚,管径较大,血管丰富,颜色较红,肠系膜内的动脉弓级数较少(有 1～2 级),黏膜环状襞较密、较高,黏膜内有散在的**孤立淋巴滤泡**(图 4-18)。回肠壁较薄,管径较小,血管较少,颜色较浅,肠系膜内动脉弓级数较多(可达 4～5 级),黏膜环状襞较稀、较低,黏膜内除孤立淋巴小结外,还有 20～30 个**集合**

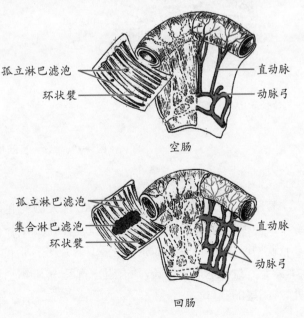

图 4-18　空肠与回肠

淋巴滤泡（Peyer 斑），呈长椭圆形，其长轴与肠管的长轴相一致，位于对肠系膜缘的肠壁内，肠伤寒时病菌多侵犯这些淋巴滤泡，发生溃疡，甚至穿孔（图 4-18）。

此外，约 2％的人，在回肠末端，距回盲瓣 0.3～1 m 范围内，可见长 2～5 cm 的囊状突起，称 Meckel 憩室，它是由未完全消失的、胚胎时的卵黄囊管形成的。憩室发炎时可产生类似阑尾炎的症状。

六、大肠

大肠（large intestine）长约 1.5 m，可分为盲肠、阑尾、结肠、直肠和肛管 5 部分（图 4-1）。大肠的主要功能为吸收水分、维生素和无机盐，并将食物残渣形成粪便，排出体外。

除直肠、肛管和阑尾外，结肠和盲肠有 3 种特征性结构，即结肠带、结肠袋和肠脂垂（图 4-19）。**结肠带**有 3 条，由纵行肌增厚形成，与大肠的纵轴平行排列，3 条结肠带均会聚于阑尾根部。**结肠袋**是肠壁被横沟隔开并向外膨出的囊状突起。**肠脂垂**是沿结肠带两侧分布的许多由浆膜和其所包含的脂肪组织小突起。手术时可根据这些形态特征鉴别大、小肠。此外，在结肠内腔面，相当结肠袋间横沟处，黏膜形成**结肠半月襞**。

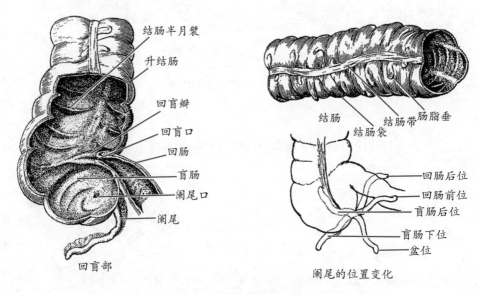

图 4-19　结肠、盲肠和阑尾

（一）盲肠

盲肠（cecum）（图 4-19）长 6～8 cm，是大肠的起始部，位于右髂窝内。上端以回盲瓣上缘平面为上界与升结肠相续，左接回肠。回肠末端向盲肠的开口称**回盲口**。此处肠壁内的环行肌增厚，并覆以黏膜而形成上、下两片半月形的皱襞称**回盲瓣**。此瓣可控制回肠内容物，避免其过快地进入盲肠，并有阻止盲肠内容物逆流入回肠的作用。在回盲口下方约 2 cm处，有阑尾的开口。

（二）阑尾

阑尾（vermiform appendix）（图 4-19）长 5～7 cm，根部连于盲肠后内侧壁，多数在回盲口的后下方约 2 cm 处开口于盲肠，末端游离。成人阑尾的外径多在 0.5～1.0 cm 之间，管腔狭小、排空欠佳，粪石如进入阑尾腔可致梗阻，是引起急性阑尾炎的主要原因之一。阑尾全部为腹膜所包被，并有三角形的阑尾系膜。

阑尾的位置变化较大，以回肠下位和盲肠后位较多见，其他有盆位、回肠前位、回肠后位、盲肠下位和盲肠外位等。阑尾根部的位置较恒定，3 条结肠带均在阑尾根部集中，故手术中可沿结肠带向下寻找阑尾。

阑尾根部的体表投影点，通常在右髂前上棘与脐连线的中、外 1/3 交点处，该点称 **McBurney 点**；有时也可用左、右髂前上棘连线的右、中 1/3 交点，即 **Lanz 点**表示。阑尾炎时，此两处常有压痛或反跳痛。

（三）结肠

结肠（colon）（图 4-1、图 4-19）是介于盲肠与直肠之间的一段大肠，呈方框状包围空肠、回肠，分为升结肠、横结肠、降结肠和乙状结肠 4 部分。

1. 升结肠

升结肠（ascending colon）是盲肠向上延续的部分，长约 15 cm，沿腹后壁右侧上行，至肝右叶下方，向左转折移行为横结肠，转折处的弯曲形成**结肠右曲（肝曲）**。升结肠前面和两侧均被覆腹膜，后面借结缔组织贴附于腹后壁，活动性小。

2. 横结肠

横结肠（transverse colon）始于结肠右曲，长约 50 cm，左行形成下垂的弓形弯曲，至脾脏面下份处，转折向下移行为降结肠，转折处称**结肠左曲（脾曲）**。横结肠完全为腹膜所包被，并借系膜连于腹后壁，活动性大。

3. 降结肠

降结肠（descending colon）始于结肠左曲，长约 25 cm，沿腹后壁左侧下行，至左髂嵴处续于乙状结肠。降结肠的腹膜配布与升结肠相同，活动性小。

4. 乙状结肠

乙状结肠（sigmoid colon）在左髂嵴处接续降结肠，长约 40 cm，沿左髂窝转入盆腔内，形成"乙"形弯曲，至第 3 骶椎平面移行为直肠。乙状结肠完全为腹膜所包被，并借系膜连于盆腔左后壁，活动性大。

（四）直肠

直肠（rectum）（图 4-20）位于盆腔内，自第 3 骶椎平面续自乙状结肠，沿骶、尾骨前面下行，穿盆膈移行为肛管，全长 10～14 cm。直肠的行程实际上并不是垂直的，而是弯曲的，尤其在矢状面上较明显，形成两个弯曲：**直肠骶曲**凸向后，与骶骨盆面的弯曲一致；**直肠会阴曲**绕过尾骨尖凸向前。临床上进行直肠镜、乙状结肠镜检查时，应注意这些弯曲，以避免损伤直肠。

直肠下部显著扩大，称**直肠壶腹**。直肠内面有 3 个由环形肌和黏膜形成的半月形皱襞，称**直肠横襞（Houston 瓣）**（图 4-21），有阻挡粪便下移的作用。中间的直肠横襞大而明显，位置恒定,位于直肠右前壁上,距肛门约 7 cm,是直肠镜检查时的定位标志。

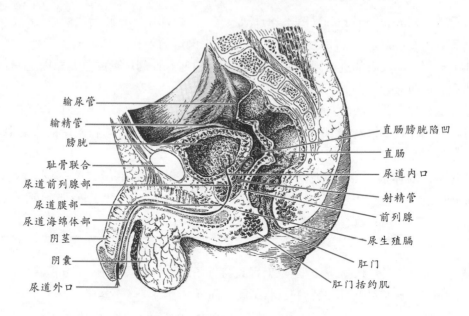

图 4-20 男性盆部(正中矢状切面)

　　直肠的毗邻男女有所不同,男性前方有膀胱、精囊、前列腺和输精管壶腹,女性前有子宫及阴道。直肠指检时可触到上述器官。

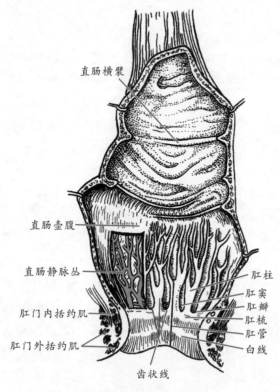

图 4-21 直肠和肛管(内面)

(五)肛管

　　肛管(anal canal)(图 4-21)长约 4 cm,上端在盆膈平面续直肠,下界为肛门。肛管上段内面有 6~10 条纵行的黏膜皱襞称**肛柱**。各肛柱下端彼此借半月形的黏膜皱襞相连,此襞称**肛瓣**。肛瓣与相邻的两个肛柱下端之间形成开口向上的隐窝称**肛窦**,窦深 3~5 mm,窦底有肛腺的开口,窦内容易积存粪屑,感染后易致肛窦炎。

　　各肛柱下端与肛瓣边缘共同围成锯齿状的环行线称**齿状线(肛皮线)**,为黏膜与皮肤的分界线,线以上为黏膜,线以下为皮肤。齿状线上、下两部的血液供应、淋巴引流及神经支配等均不相同,这有重要的临床意义。齿状线下方有一宽约 1 cm 的环状区域,称**肛梳(痔环)**。肛梳下缘有一条环状的**白线(Hilton 线)**,此线恰为肛门内、外括约肌的分界处。

肛管向下以肛门通外界。

　　肛柱的黏膜下层和肛梳的皮下组织内有丰富的静脉丛,病理情况下静脉可曲张,突向肛管腔内形成痔。在齿状线以上形成的痔称内痔,在齿状线以下形成的痔称外痔。直肠的环形平滑肌下延至肛管处增厚形成**肛门内括约肌**。围绕该肌的周围和下方有骨骼肌构成的**肛门外括约肌**,受意识支配,控制排便。

第二节　大消化腺

一、肝

　　肝(liver)是人体最大的腺体,成人男性肝的重量为 1230～1450 g,女性为 1100～1300 g,占体重的(1/50)～(1/40)。新生儿肝的体积相对较大,可达体重的 1/20。肝的长(左右径)×宽(上下径)×厚(前后径)约为 258 mm×152 mm×58 mm。肝的血液供应十分丰富,故活体的肝呈棕红色。肝质软而脆,受到暴力打击时容易破裂,引起大出血。肝的功能极为复杂,它是机体新陈代谢最活跃的器官,除分泌胆汁外,还参与蛋白质、脂类、糖类和维生素等物质的合成、转化与分解,而且还参与激素、药物等物质的转化和解毒。肝还具有吞噬防御功能,胚胎时期有造血功能。

(一)肝的形态

　　肝呈不规则楔形,可分为上、下两面及前、后、左、右四缘。

　　肝的上面膨隆,与膈相接触,故又称**膈面**(图 4-22)。膈面被矢状位的**镰状韧带**分为左、右两叶。**肝左叶薄而小**,**肝右叶厚而大**。膈面后部没有腹膜被覆的部分称**裸区**。

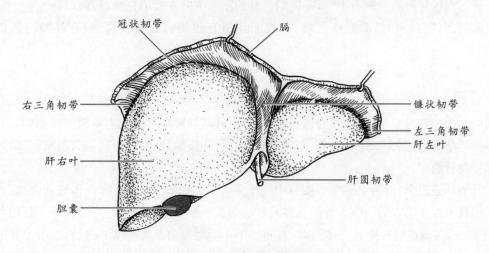

图 4-22　肝的形态(膈面)

　　肝的下面邻接腹腔脏器,又称**脏面**(图 4-23)。脏面有近似"H"形的 3 条沟裂,即横沟和两条纵沟。横沟称**肝门**(porta hepatis),有肝左、右管,肝固有动脉左、右支,肝门静脉左、右支，神经和淋巴管出入，又称**第 1 肝门**。这些出入肝门的结构，由结缔组织包绕，构成**肝蒂**。左侧纵沟前份含肝圆韧带，称**肝圆韧带裂**；后份容纳静脉韧带，称**静脉韧带裂**。右侧纵沟前份为**胆囊窝**，容纳胆囊；后份为**腔静脉沟**，有下腔静脉通过。腔静脉沟上端有肝左、中、右静脉出肝注入下腔静脉，临床上常称此处为**第 2 肝门**。肝的脏面借上述"H"形沟裂分成 4 叶：左纵沟左侧的部分称**左叶**；右纵沟右侧的部分称**右叶**；左、右纵沟之间，横沟以前的部分称**方叶**；横沟以后的部分称**尾状叶**。脏面的肝左叶与膈面左叶相一致，其余 3 叶相当于膈面的肝右叶。

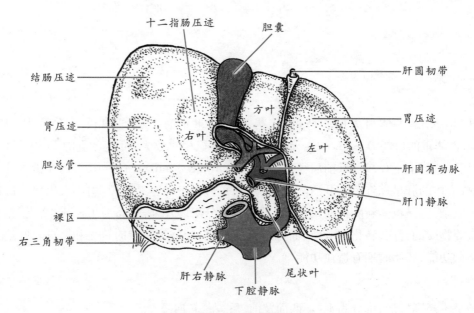

图 4-23　肝的形态（脏面）

肝的前缘锐利，有两个切迹，左侧为**肝圆韧带切迹**，右侧为**胆囊切迹**。后缘钝圆，朝向脊柱。肝的右缘是肝右叶的右下缘，亦钝圆。肝的左缘为肝左叶的左缘，薄而锐利。

除脏面各沟处和膈面的裸区外，肝表面均覆有腹膜。在腹膜深面，有纤维膜包被肝实质。

(二) 肝的位置和毗邻

肝大部分位于右季肋区和腹上区，小部分位于左季肋区。肝的上面基本与膈穹窿一致，并与膈上面的右胸膜腔、右肺和心包邻近，故肝右叶脓肿或癌可波及右胸膜腔或右肺。肝右叶下面与结肠右曲、十二指肠上曲、右肾上腺和右肾相接触，肝左叶下面与胃前壁相邻，后上方邻接食管腹部。

肝的体表投影：肝的上界在右锁骨中线平第 5 肋，在前正中线平胸骨体与剑突结合处，在左锁骨中线平第 5 肋间隙。肝的下界与肝的前缘一致，右侧与右肋弓一致，中部超出剑突下约 3 cm，左侧被肋弓掩盖。体检时，右肋弓下不能触及肝。3 岁以下的幼儿，由于肝的体积相对较大，肝前缘常低于右肋弓下 1.5～2 cm。到 7 岁以后，右肋弓下不能触及肝。若能触及，则应考虑为病理性肝肿大的可能性。

（三）肝的血管和分段

肝内有 4 套管道，即入肝的肝门静脉、肝固有动脉和出肝的肝静脉、输送胆汁的肝管（图 4-24）。肝门静脉的供血量占肝总供血量的（2/3）～（3/4），血中含有经胃肠道吸收的营养物质，输送至肝内加工，供机体利用和贮存。因此，肝门静脉是肝的功能性血管。肝固有动脉的供血量占肝总供血量的（1/4）～（1/3），血中富含氧气和营养物质，供应肝本身代谢的需要，是肝的营养性血管。肝门静脉和肝固有动脉的分支均注入肝小叶的肝血窦。肝血窦注入肝静脉的属支，肝静脉出肝注入下腔静脉。

上述 4 套管道按其在肝内的分布分为 **Glisson 系统**和**肝静脉系统**。肝门静脉、肝固有动脉及肝管的各级分支相互伴行，并由结缔组织鞘包裹，共同组成 Glisson 系统。肝共有 5 条肝裂，将肝分为两半肝、5 叶和 8 段。相邻半肝间及叶、段间缺少 Glisson 系统，形成自然的分界，称为肝裂。裂中有独立的肝静脉系统。临床上可根据肝叶和肝段的划分，对肝疾病进行较为准确的定位诊断及施行半肝、肝叶或肝段切除术。

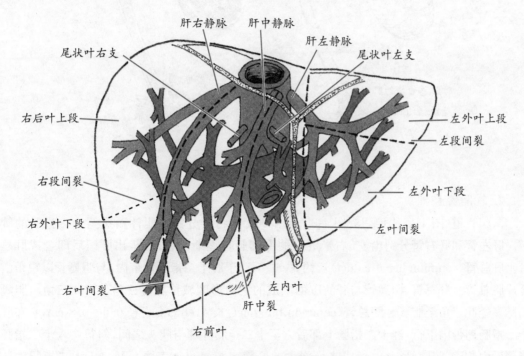

图 4-24　肝的血管和肝的分段

（四）肝外胆道

肝外胆道包括胆囊和输胆管道（肝左管、肝右管、肝总管和胆总管）。

1. 胆囊

胆囊（gallbladder）（图 4-17、图 4-23、图 4-25）是贮存和浓缩胆汁的器官，呈长梨形，长 8～12 cm，宽 3～5 cm，容量 40～60 mL。胆囊位于肝下面的胆囊窝内，上面通过结缔组织与肝相连，下面覆有腹膜。胆囊分为 4 部：

① **胆囊底**：是胆囊突向前下方的盲端。当充满胆汁时，在肝前缘胆囊切迹处露出，贴近腹前壁。其体表投影位于右侧腹直肌外侧缘或右锁骨中线与右肋弓交点附近，胆囊病变时

此处可有压痛。

②**胆囊体**：为胆囊的主体，与底之间无明显的界限。

③**胆囊颈**：是胆囊体变细的部分。

④**胆囊管**：由颈向左下转折而成，比胆囊颈稍细，长 3～4 cm，直径 0.2～0.3 cm，它向下以锐角与肝总管汇合成胆总管。胆囊颈、胆囊管的黏膜呈螺旋状突入管腔，形成**螺旋襞**，此襞可控制胆汁的进出，但结石也易滞留于此处。

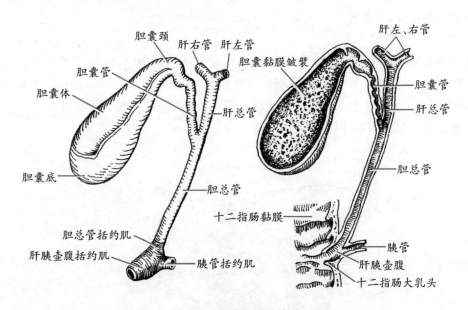

图 4-25　胆囊与输胆管道

2. 输胆管道

输胆管道(图 4-17、图 4-23、图 4-25、图 4-26) 是将肝分泌的胆汁输送至十二指肠的管道。**肝左管**和**肝右管**分别由左、右半肝内的毛细胆管逐渐汇合而成，出肝门后即合成肝总管。**肝总管**(common hepatic duct)长约 3 cm，下行于肝十二指肠韧带内，与胆囊管以锐角汇合成胆总管。肝总管、胆囊管与肝的脏面围成的三角形区域称**胆囊三角**(Calot 三角)，胆囊动脉多经此三角至胆囊。**胆总管**(common bile duct)长 4～8 cm，直径 0.6～0.8 cm，它在肝十二指肠韧带内下行，经十二指肠上部后方至十二指肠降部与胰头之间，斜行穿入十二指肠降部后内侧壁，与胰管汇合，形成略为膨大的**肝胰壶腹**(Vater 壶腹)，开口于十二指肠大乳头。在肝胰壶腹周围，有增厚的**肝胰壶腹括约肌**环绕，在胆总管末段及胰管末段周围也有少量平滑肌包绕，以上 3 部分括约肌统称为 **Oddi 括约肌**。平时 Oddi 括约肌保持收缩状态，由肝分泌的胆汁经肝左管、肝右管、肝总管和胆囊管进入胆囊贮存和浓缩。进食后，由于食物和消化液的刺激，反射性地引起胆囊收缩，同时 Oddi 括约肌舒张，使胆囊内的胆汁经胆囊管、胆总管、肝胰壶腹及十二指肠大乳头，排入十二指肠腔内。输胆管道可因结石、蛔虫或肿瘤等阻塞压迫，使胆汁排出受阻，导致胆囊炎或黄疸。如阻塞发生在肝胰壶腹出口处，胆汁可逆流入胰腺，可引起胰腺炎。

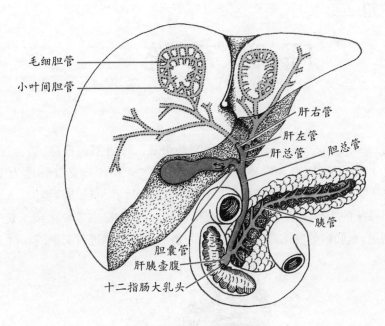

毛细胆管
小叶间胆管
肝右管
肝左管
肝总管 胆总管
胰管
胆囊管
肝胰壶腹
十二指肠大乳头

图 4-26 肝内、外胆道模式图

二、胰

胰(pancreas)(图 4-17、图 4-26)是人体第 2 大消化腺,由外分泌部和内分泌部组成。外分泌部分泌胰液,经胰管排入十二指肠。内分泌部称**胰岛**,散布在胰实质内,主要分泌胰岛素,调节血糖浓度。

胰狭长,质柔软,灰红色,长 17～20 cm,宽 3～5 cm,厚 1.5～2.5 cm,重 82～117 g。胰横置于腹上区和左季肋区的深部,贴于腹后壁 1～2 腰椎体前方。胰分头、颈、体、尾 4 部分。**胰头**为右端膨大的部分,位于第 2 腰椎体右前方,被十二指肠"C"形凹槽所包绕,其下部有一向左后上方的**钩突**。肠系膜上动、静脉夹在胰头与钩突之间。胰头后面与胆总管和肝门静脉相邻,胰头癌时会压迫这些结构,引起黄疸、脾肿大、腹水等。**胰颈**是位于胰头与胰体之间的狭窄扁薄部分,长 2.0～2.5 cm。**胰体**自胰颈向左延伸,构成胰的大部分,其形状略呈三棱柱状,横位于第 1 腰椎体前方。胰体的前面隔网膜囊与胃后壁相邻,故胃后壁癌肿或溃疡穿孔常与胰体粘连。**胰尾**为胰左端变细的部分,与脾门相接。

胰管在胰实质内沿胰的长轴从胰尾向右贯穿胰的全长,与胆总管汇合成肝胰壶腹,开口于十二指肠大乳头。在胰头上部内常有**副胰管**,开口于十二指肠小乳头。

（熊克仁）

107

第五章

呼 吸 系 统

呼吸系统(respiratory system)由呼吸道和肺组成。呼吸道包括鼻、咽、喉、气管及各级支气管。临床上通常把鼻、咽和喉称为**上呼吸道**,把气管和各级支气管称为**下呼吸道**(图5-1)。肺由实质和间质组成,前者包括支气管树和肺泡,后者包括结缔组织、血管、淋巴管和神经等。呼吸系统的主要功能是进行气体交换,即吸入氧和排出二氧化碳。其中,呼吸道是传送气体的通道,而肺内的肺泡是吸入的空气与血液中的气体进行交换的场所。

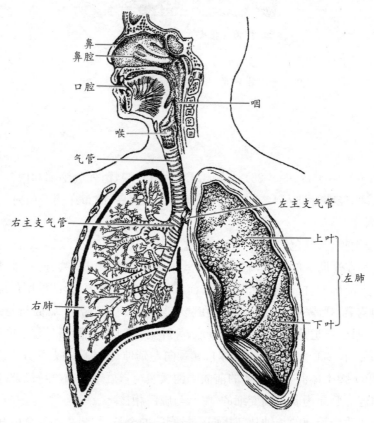

图5-1 呼吸系统模式图

第一节　呼吸道(肺外部分)

一、鼻

鼻(nose)是呼吸道的起始部,并能辅助发音和具有嗅觉功能。鼻包括外鼻、鼻腔和鼻旁窦3部分。

(一)外鼻

外鼻(external nose)上端较窄,称为**鼻根**,向下延为**鼻背**,前下端突起为**鼻尖**。鼻尖两侧的扩大称**鼻翼**,呼吸困难时可见鼻翼扇动。从鼻翼向外下至口角的浅沟称**鼻唇沟**,面瘫病人患侧鼻唇沟变浅或消失。

(二)鼻腔

鼻腔(nasal cavity)(图 5-2、图 5-3)由骨和软骨做支架,表面覆以黏膜和皮肤构成。鼻腔由**鼻中隔**分为左、右两腔,向前下经**鼻孔**通外界,向后经**鼻后孔**通鼻咽部。每侧鼻腔又以鼻阈为界,分为鼻前庭和固有鼻腔。**鼻阈**是鼻腔内皮肤与黏膜交界处的弧形隆起。

1. 鼻前庭

鼻前庭(nasal vestibule)为鼻腔前下部鼻翼内面较宽大的部分,衬以皮肤,生有鼻毛,有过滤尘埃和净化空气的作用。鼻前庭和外鼻的皮肤均缺乏皮下组织,为疖肿好发部位,发生疖肿时疼痛剧烈。

2. 固有鼻腔

固有鼻腔(proper nasal cavity)底壁为硬腭。顶壁较狭窄,借筛骨的筛板和黏膜与颅前窝相隔,故筛板骨折伤及脑膜和鼻黏膜时,常致出血和脑脊液渗漏,可经鼻孔流出。**鼻中隔**

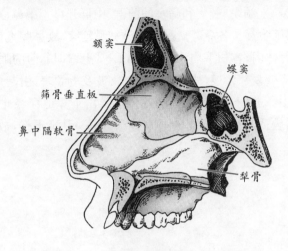

图 5-2　鼻中隔

(图 5-2)为两侧鼻腔共同的内侧壁,由筛骨垂直板、犁骨和鼻中隔软骨覆以黏膜构成,通常偏向一侧(多数偏左)。鼻中隔前下部黏膜内存在丰富的血管吻合网,90% 左右的鼻出血均发生于此处,故称**易出血区**(**Little 区**)。

鼻腔外侧壁由上而下有 3 个突出的鼻甲,分别称为**上、中、下鼻甲**,各鼻甲下方的空隙分别称为**上、中、下鼻道**。鼻甲与鼻中隔之间的腔隙,称为**总鼻道**。上鼻甲后上方与蝶骨体之间的窝称**蝶筛隐窝**(图 5-3)。

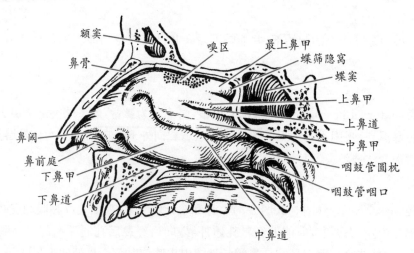

图 5-3 鼻腔外侧壁(右侧)

固有鼻腔的黏膜按功能分为两区:上鼻甲与其相对应的鼻中隔及二者上方鼻腔顶部为**嗅区**,含有嗅细胞,具有嗅觉功能;其余部分则富含鼻腺,称为**呼吸区**。

(三)鼻旁窦

鼻旁窦(paranasal sinuses)由骨性鼻旁窦衬以黏膜而成,可协同鼻腔调节吸入空气的温、湿度,并对发音有共鸣作用,又称副鼻窦。鼻旁窦包括**上颌窦**(maxillary sinus)、**额窦**(frontal sinus)、**蝶窦**(sphenoidal sinus)和**筛窦**(ethmoidal sinuses),分别位于同名的骨内,均开口于鼻腔(图 5-4)。上颌窦、额窦和筛窦的前群、中群开口于中鼻道,筛窦的后群开口于上鼻道,蝶窦开口于蝶筛隐窝。各鼻旁窦黏膜与鼻黏膜延续,故鼻腔炎症易同时引起鼻旁窦炎。上颌窦位于上颌骨体内,容积平均为 14.67 mL,其上壁即菲薄的眶下壁,上颌窦炎症或肿瘤时可侵入眶内。底壁紧邻牙根,故牙根病变时常波及上颌窦,引起牙源性上颌窦炎。内侧壁隔较薄的骨板与中鼻道、下鼻道相邻,故临床上常由下鼻道穿经此壁进行上颌窦穿刺。前壁的尖牙窝处骨质较薄。因上颌窦的开口高于窦底,引流不畅,故化脓性炎症时容易积脓。

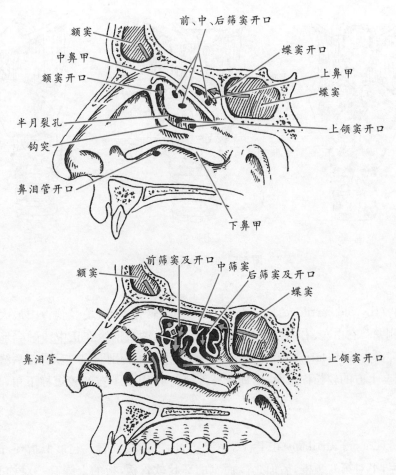

图 5-4　鼻旁窦开口(鼻甲及筛骨迷路内侧壁切除)

二、咽

详见第四章消化系统。

三、喉

喉(larynx)既是呼吸道,又是发音器官。喉位于第 3～6 颈椎前方,上方借喉口通喉咽部,下方接续气管。前方被皮肤、颈筋膜和舌骨下肌群所覆盖,后方是喉咽,两侧邻接颈部大血管、神经及甲状腺侧叶。喉以软骨为支架,借关节、韧带和肌连接而成。

(一)喉软骨

喉的软骨包括不成对的甲状软骨、环状软骨、会厌软骨和成对的杓状软骨(图 5-5)。

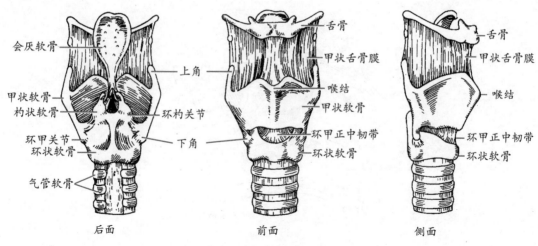

图 5-5 喉软骨及其连结

1. 甲状软骨

甲状软骨（thyroid cartilage）位于舌骨下方，环状软骨上方，是喉软骨中最大的一个，组成喉的前外侧壁。它由左、右两个四边形软骨板构成，两板前缘在正中线融合形成**前角**，前角上端向前突出为**喉结**（laryngeal prominence），成年男子特别明显。软骨板后缘向上、下各伸出一对突起，上方的较长称**上角**，借韧带与舌骨大角相连；下方的较短称**下角**，与环状软骨构成关节。

2. 环状软骨

环状软骨（cricoid cartilage）在甲状软骨下方，向下连接气管。它形似指环，前部是较细的**环状软骨弓**，平对第 6 颈椎，后面是高而宽的**环状软骨板**，板的上缘有一对杓关节面。板与弓交界处的两侧面有甲关节面。环状软骨是喉软骨中唯一完整的软骨环，对保持呼吸道通畅有重要作用，如果损伤则易造成喉狭窄。

3. 会厌软骨

会厌软骨（epiglottic cartilage）位于舌根的后方，呈上宽下窄的树叶状，其下端借韧带连于甲状软骨前角的后面。会厌软骨被覆黏膜称**会厌**（epiglottis），吞咽时会厌封闭喉口，防止食物误入喉腔。

4. 杓状软骨

杓状软骨（arytenoid cartilage）位于环状软骨板的上方，略呈三棱锥体形，为成对的喉软骨。尖向上，底向下与环状软骨板上缘构成关节。底部有两个突起，外侧的为**肌突**，有肌附着；前方的是**声带突**，有声韧带附着。

（二）喉的连结

喉的连结包括喉软骨间的连接以及舌骨、气管与喉之间的连结（图 5-5）。

1. 甲状舌骨膜

甲状舌骨膜是位于舌骨与甲状软骨上缘之间的结缔组织膜。

2. 环甲关节

环甲关节（cricothyroid joint）由甲状软骨下角和环状软骨两侧的甲关节面构成，属联合关节。甲状软骨在冠状轴上可做前倾和复位的运动。前倾运动使甲状软骨前角与杓状软骨间距加大,声带紧张;复位时,两者间距缩小,声带松弛。

3. 环杓关节

环杓关节(cricoarytenoid joint)由杓状软骨底与环状软骨板上缘的杓关节面构成。杓状软骨在此关节上可绕垂直轴做旋转运动,旋内使声带突相互靠近,缩小声门;旋外则作用相反,开大声门。

4. 方形膜

方形膜(quadrangular membrane)起于甲状软骨前角后面和会厌软骨侧缘,向后附着于杓状软骨前内侧缘。其下缘游离称**前庭韧带**。

5. 弹性圆锥

弹性圆锥(conus elasticus)是连于环状软骨上缘、甲状软骨前角后面和杓状软骨声带突之间的弹性纤维膜状结构(图5-6)。弹性圆锥大致为上窄下宽略似圆锥的形状。它的上缘游离,连于甲状软骨前角的后面与杓状软骨声带突之间,称为**声韧带**(vocal ligament)。弹性圆锥前方正中部分较厚,自甲状软骨前角的后面向下附着于环状软骨弓上缘称**环甲正中韧带**。当急性喉梗阻来不及做气管切开时,可在此进行穿刺或切开,以暂时缓解呼吸困难。

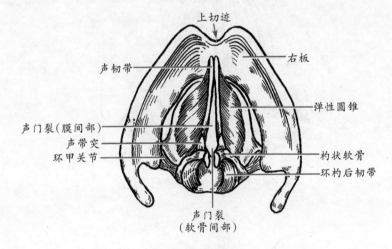

图 5-6　弹性圆锥

（三）喉肌

喉肌系横纹肌,是发音的动力器官,通过喉肌的作用可控制音量强弱、声调高低和通气量的大小。喉肌中的环甲肌能紧张声带,环杓后肌可开大声门、紧张声带,环杓侧肌具有缩小声门、松弛声带的作用,杓横肌的作用也是缩小声门,杓斜肌除了缩小声门还可缩小喉口,甲杓肌除了松弛声带也能缩小声门(图5-7、图5-8)。

（四）喉腔

喉腔(laryngeal cavity)是以喉软骨、韧带、纤维膜和喉肌为基础,内面衬覆黏膜围成的,其上通喉咽,下续气管内腔(图5-9)。

喉的入口称**喉口**(aditus laryngis),朝向后上方,由会厌上缘、杓状会厌襞和杓间切迹围成。喉腔的侧壁有上、下两对呈前后方向的黏膜皱襞,上方的一对称**前庭襞**,深面含有前庭

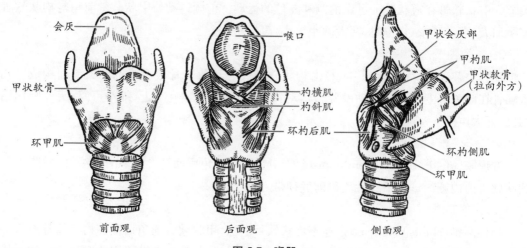

会厌
甲状软骨
环甲肌

前面观

喉口
杓横肌
杓斜肌
环杓后肌

后面观

甲状会厌部
甲杓肌
甲状软骨（拉向外方）
环杓侧肌
环甲肌

侧面观

图 5-7　喉肌

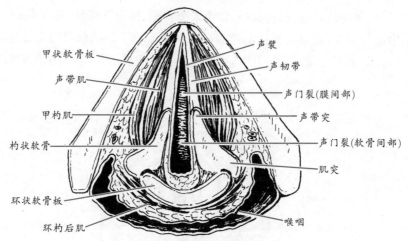

甲状软骨板
声带肌
甲杓肌
杓状软骨
环状软骨板
环杓后肌

声襞
声韧带
声门裂(膜间部)
声带突
声门裂(软骨间部)
肌突
喉咽

图 5-8　喉内肌(通过声带水平切面)

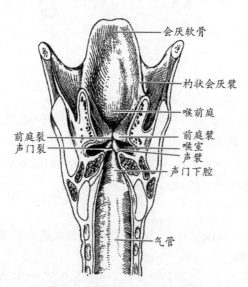

会厌软骨
杓状会厌襞
喉前庭
前庭裂
声门裂
前庭襞
喉室
声襞
声门下腔
气管

图 5-9　喉腔(冠状切面,后面)

韧带。下方的一对称**声襞**(vocal fold)，比前庭襞更为突向喉腔。声襞及其深面的声韧带和声带肌通常称**声带**(vocal cord)，是喉癌的好发部位。左、右前庭襞间的裂隙称**前庭裂**。两侧声襞、杓状软骨底和声带突之间的裂隙称**声门裂**(fissure of glottis)，是喉腔最狭窄部位。男性声门裂长约 23 mm，女性为 17 mm。声门裂前 2/3 位于两侧声带之间，称为**膜间部**；后1/3 位于杓状软骨底和声带突之间，称为**软骨间部**。声带和声门裂合称为**声门**(glottis)(图 5-10)。

　　喉腔可借前庭襞和声襞分为 3 部，喉口至前庭襞之间的部分称**喉前庭**；前庭襞平面与声襞之间称**喉中间腔**，向两侧延伸至前庭襞与声襞间的裂隙称**喉室**；声襞与环状软骨下缘之间的部分称**声门下腔**，此区黏膜下组织较疏松，炎症时易引起水肿。小儿喉腔狭小，水肿时容易引起阻塞，造成呼吸困难。

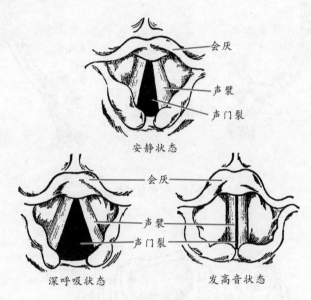

会厌

声襞

声门裂

安静状态

会厌

声襞

声门裂

深呼吸状态　　　　发高音状态

图 5-10　声门的不同状态

四、气管与主支气管

(一)气管

　　气管(trachea)(图 5-11)位于食管前方，上端平第 6 颈椎体下缘始于环状软骨的下缘，下行入胸腔，至胸骨角平面(平第 4 胸椎体下缘)分为左、右主支气管。分叉处称**气管杈**，气管杈内面形成上凸并略偏向左侧的半月状嵴，称**气管隆嵴**(carina of trachea)，是气管镜检查的重要标志(图 5-12)。

　　气管以 14～17 个"C"形的软骨环为基础，相邻的气管软骨借环状韧带连接。气管后壁为较平的膜壁，由平滑肌和弹性纤维构成。气管内面衬以黏膜。

　　气管按位置分为颈部和胸部。在第 2～4 气管软骨环前方有甲状腺峡。气管切开术常在第 3～5 气管软骨环处施行。

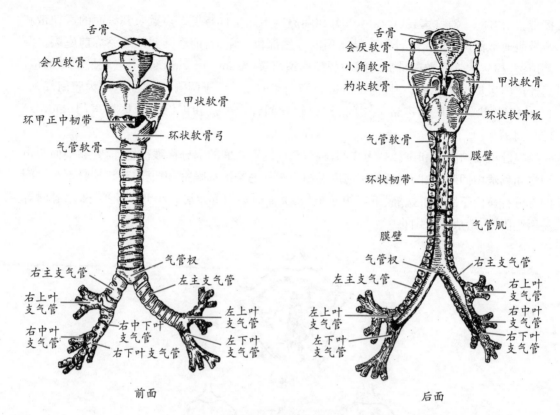

图 5-11　气管与支气管

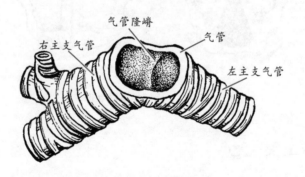

图 5-12　气管隆嵴

（二）主支气管

主支气管（principal bronchus）（图 5-11）是气管分出的第 1 级分支,左、右各一,斜行进入肺门。**左主支气管**较细长而走向倾斜,长 4～5 cm,与气管中线延长线的夹角为 40°～50°。**右主支气管**短粗,走行相对直,长 2～3 cm,与气管中线延长线的夹角为 20°～30°,经气管坠入的异物多进入右侧。

第二节 肺

一、肺的位置和形态

肺(lung)位于胸腔内,在膈上方,纵隔两侧,左、右各一。由于肝在膈下右侧以及心脏偏左等原因,右肺较宽短,左肺较狭长(图5-13)。成人肺的重量约相当于体重的1/50,男性平均为1000～1300 g,女性平均为800～1000 g。健康成年男性两肺的最大空气容量为5000～6500 mL,女性小于男性。

肺表面覆有脏胸膜,光滑而湿润,透过脏胸膜可见许多多边形的肺小叶轮廓。小叶性肺炎即发生于此。肺的颜色随年龄和职业而不同。幼儿的肺为淡红色,随着年龄的增长,吸入空气中的尘埃在肺中沉积增多,肺的颜色逐渐变为暗红色或深灰色,生活在烟尘污染重的环境中的人和吸烟者的肺呈棕黑色。

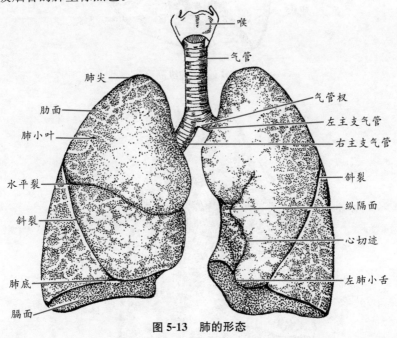

图 5-13　肺的形态

肺组织柔软富有弹性,呈海绵状。正常人体由于肺内含有空气,比重小(0.345～0.746)。胎儿和未曾呼吸过的新生儿肺内不含空气,比重大(1.045～1.056),可沉于水底。法医常借此特点鉴别出生前、后的死亡。

肺大致呈圆锥状,具有1尖、1底、3面和3缘(图5-13、图5-14、图5-15)。**肺尖**钝圆,经胸廓上口突至颈根部,高出锁骨中内1/3交界处向上伸至锁骨上方达2.5 cm。**肺底**又称**膈面**,与膈穹窿一致。**肋面**圆凸而广阔,贴近肋和肋间肌。**纵隔面**中央有椭圆形凹陷,称**肺门**(hilum of lung),有支气管、血管、淋巴管和神经等出入,这些结构被结缔组织包绕,构成**肺根**。肺根内各结构的排列,从前向后依次为上肺静脉、肺动脉和主支气管。左肺根内自上而下为肺动脉、左主支气管和肺静脉。右肺根内自上而下为支气管、肺动脉和肺静脉(图 5-14、图 5-15)。肺的后缘圆钝,前缘和下缘锐薄,左肺前缘下部可见一明显凹陷称**心切迹**,其下方有一突起,称**左肺小舌**(图 5-14)。

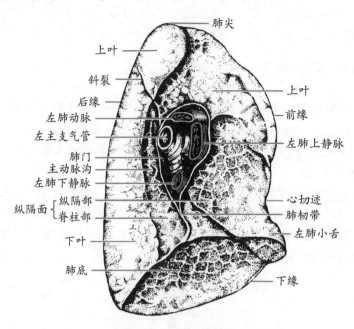

图 5-14　左肺纵隔面

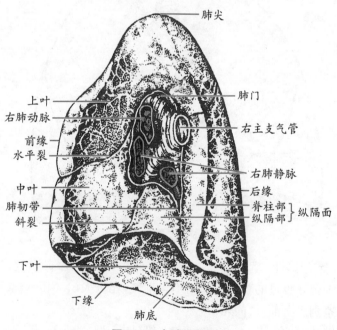

图 5-15　右肺纵隔面

　　左肺被自后上斜向前下的**斜裂**分为**上叶**和**下叶**。右肺除有斜裂外,还有**水平裂**,将右肺分为上、中、下叶。

二、肺内支气管与肺段

　　在肺门处，左、右主支气管分为第 2 级支气管，进入肺叶，称**肺叶支气管**。左肺有上、下叶支气管，右肺有上、中、下叶支气管。肺叶支气管再分为第 3 级支气管，称**肺段支气管**。肺段支气管继续反复分支，共分 23～25 级，形状如树，称支气管树，最后连于肺泡。

　　每一肺段支气管及其分布区域的肺组织，称**支气管肺段**（bronchopulmonary segment），简称**肺段**。在结构和功能上每一个肺段均为一个独立的单位。肺段呈尖向肺门、底朝向肺的表面。相邻肺段间隔以肺静脉和疏松结缔组织，易于剥离。肺动脉与支气管动脉的分支均与肺段支气管的分支伴行。根据肺段结构和功能的相对独立性，临床上可做肺段切除。根据肺段支气管的分布，右肺分为 10 个肺段，左肺可分为 8 或 10 个肺段（图 5-16、表 5-1）。

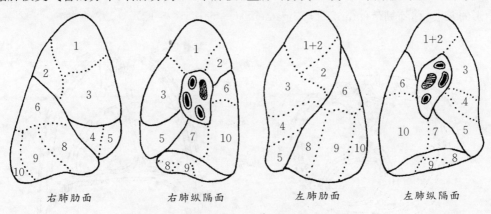

右肺肋面　　　　右肺纵隔面　　　　左肺肋面　　　　左肺纵隔面

图 5-16　肺段（图中对应数字说明参见表 5-1）

表 5-1　右肺、左肺的肺段

右　肺			左　肺		
上叶	尖段	1	上叶	尖段	1
	后段	2		后段	2
	前段	3		前段	3
中叶	外侧段	4		上舌段	4
	内侧段	5		下舌段	5
下叶	上段	6	下叶	上段	6
	内侧底段	7		内侧底段	7
	前底段	8		前底段	8
	外侧底段	9		外侧底段	9
	后底段	10		后底段	10

上叶：尖后段 1+2

下叶：前内侧底段 7+8

第三节 胸 膜

一、胸膜与胸膜腔

胸膜（pleura）（图 5-17）是衬覆于胸壁内面、膈上面、纵隔侧面和肺表面的浆膜，可分为脏、壁两层。脏胸膜和壁胸膜之间形成潜在性呈负压的密闭间隙称**胸膜腔**（pleural cavity），腔中含有少量浆液，可减少呼吸时胸膜的摩擦。**脏胸膜**又称肺胸膜，紧贴于肺的表面，并深入肺裂。**壁胸膜**衬于胸壁内面、膈上面及纵隔侧面。脏、壁胸膜在肺根下方相互移行，形成三角形的皱襞，称**肺韧带**（pulmonary ligament）（图 5-14、图 5-15）。

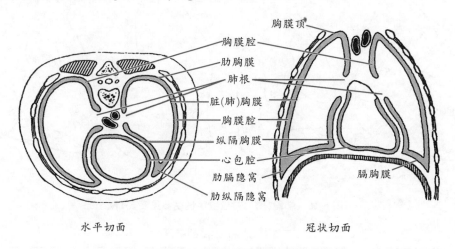

水平切面   冠状切面

图 5-17 胸膜与胸膜腔示意图

壁胸膜依其衬覆的部位可分为 4 部分：**肋胸膜**衬于胸壁内面；**膈胸膜**覆盖于膈上面；**纵隔胸膜**贴衬于纵隔侧面；**胸膜顶**覆于肺尖的上方，在胸锁关节与锁骨中、内 1/3 交界处之间，胸膜顶高出锁骨上方 2.5 cm。

不同部分的壁胸膜返折并相互移行处的胸膜腔，即使在深吸气时，肺缘也无法达到，故名**胸膜隐窝**（pleural recesses）。**肋膈隐窝**（costodiaphragmatic recess）左、右各一，由肋胸膜和膈胸膜转折而成，是胸膜腔的最低部分，胸膜腔积液首先积聚于此，炎症性粘连常发生于此处。**肋纵隔隐窝**位于肋胸膜与纵隔胸膜转折处，因左肺前缘有心切迹，所以左侧肋纵隔隐窝较大。

二、胸膜与肺的体表投影

（一）胸膜的体表投影

胸膜前界（图 5-18）是肋胸膜与纵隔胸膜前缘的转折线。两侧均起自胸膜顶，向下内经胸锁关节后方至第 2 胸肋关节水平左、右靠拢，近中线垂直下行。右侧在第 6 胸肋关节处向右转移行于下界。左侧至第 4 胸肋关节处斜向下外，沿胸骨左侧缘外侧 2～2.5 cm 下行，于第 6 肋软骨后方移行为下界。由于两侧胸膜前界中段（在第 2～4 胸肋关节平面），彼此靠拢，而其上、下方分开，故在胸骨后面形成两个无胸膜覆盖的三角区，上方的为**胸腺区**，下方的为**心包区**。心包区位于胸骨体下部和左侧第 4、5 肋软骨后方。此区心包前方无胸膜遮盖，因此，左剑肋角处是临床进行心包穿刺术的安全区。

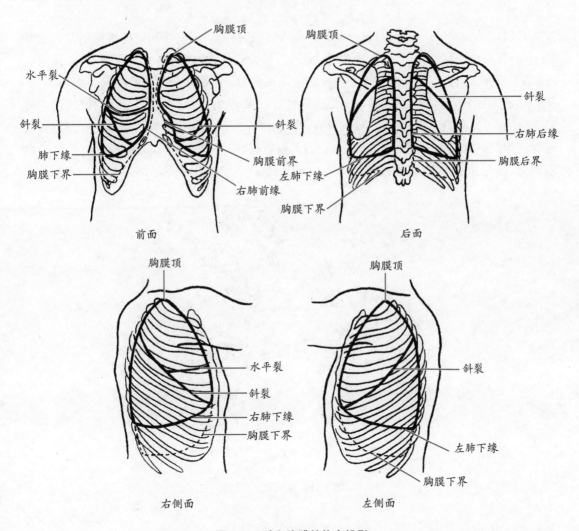

图 5-18　肺和胸膜的体表投影

胸膜下界（图 5-18）是肋胸膜与膈胸膜的转折线，右侧起自第 6 胸肋关节后方，左侧起自第 6 肋软骨后方，两侧均向下外行，在锁骨中线处与第 8 肋相交，在腋中线处与第 10 肋相交，肩胛线与第 11 肋相交，最终止于第 12 胸椎高度。膈的右侧部受肝的影响而位置较高，故右侧胸膜下界略高于左侧。

（二）肺的体表投影

肺前缘的投影与胸膜前界大致相同，仅在左侧第 4 胸肋关节处，沿第 4 肋软骨下缘转向外，至胸骨旁线稍内侧转向下，至第 6 肋软骨中点处移行于下界。肺下缘一般比胸膜下界约高两个肋序,在锁骨中线处肺下缘与第 6 肋相交,腋中线处与第 8 肋相交,肩胛线处与第 10 肋相交,再向内侧于第 11 胸椎棘突外侧约 2 cm 处向上与其后缘相移行(图 5-18)。

第四节 纵　　隔

纵隔(mediastinum)(图 5-19)是两侧纵隔胸膜间所有器官、结构和结缔组织的总称。纵隔呈矢状位,位于胸腔正中偏左,前界为胸骨,后界为脊柱胸段,两侧为纵隔胸膜,上达胸廓上口,下至膈。通常以胸骨角和第 4 胸椎体下缘平面为界将纵隔分为**上纵隔**和**下纵隔**,下纵隔以心包为界分为**前、中、后纵隔**。上纵隔内含有胸腺、头臂静脉、上腔静脉、膈神经、迷走神经、主动脉弓及其分支、气管、食管、胸导管和淋巴结等;前纵隔内有胸腺、纵隔前淋巴结及疏松结缔组织;中纵隔内有心包、心、出入心的大血管根部、心包膈血管和膈神经等;后纵隔内有食管、迷走神经、胸主动脉、奇静脉、半奇静脉、胸导管、交感干和淋巴结等。

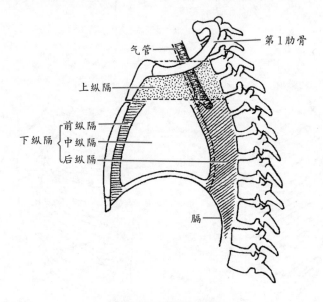

图 5-19　纵隔的分部

（熊克仁　赵　健）

122

第六章

泌 尿 系 统

泌尿系统(urinary system)由肾、输尿管、膀胱和尿道组成(图 6-1)。肾的主要功能是通过产生尿液,排除机体在新陈代谢中产生的废物和多余的水分,维持水与电解质的平衡,保持机体内环境的相对稳定。输尿管为输送尿液至膀胱的管道。膀胱为暂时储存尿液的器官,当尿液储存到一定容积时,便产生尿意,引起膀胱肌层收缩,同时尿道括约肌舒张,尿液经尿道排出体外。男性尿道尚有排出精液的功能。

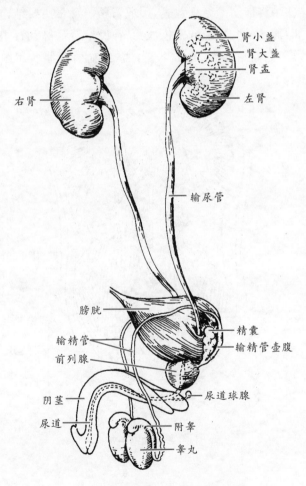

图 6-1 男性泌尿生殖系统模式图

第一节 肾

一、肾的形态

肾(kidney)是成对的实质性器官,呈红褐色,形似蚕豆(图 6-1、图 6-2)。成年男性肾约长 10 cm、宽 5 cm、厚 4 cm,重 134～148 g;女性肾略小于男性。肾可分为上、下端,前、后面和内、外侧缘。肾的上端宽而薄,下端窄而厚。前面凸向前外侧。后面较平,紧贴腹后壁。外侧缘隆凸,内侧缘中部凹陷,称**肾门**(renal hilum),是肾血管、神经、淋巴管和肾盂末端出入处。出入肾门的这些结构被结缔组织包裹,形成**肾蒂**。肾蒂主要结构的排列由前向后依次为肾静脉、肾动脉和肾盂末端;自上向下依次为肾动脉、肾静脉和肾盂末端。由肾门伸入肾实质的凹陷称**肾窦**,内含肾小盏、肾大盏、肾盂、肾血管及脂肪组织等。肾窦的开口为肾门。

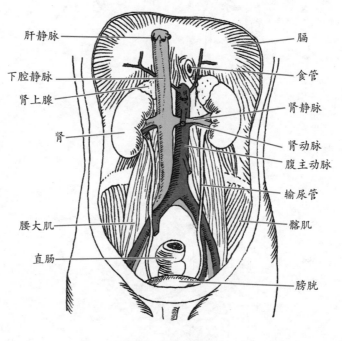

图 6-2 肾和输尿管

二、肾的位置和毗邻

(一) 肾的位置

肾位于脊柱两侧,腹膜后间隙内,紧贴腹后壁的上部(图 6-2)。肾的长轴向外下倾斜。因受肝的影响,右肾比左肾略低。左肾在第 11 胸椎体下缘至第 2～3 腰椎椎间盘之间,第

12 肋斜越其后面中部。右肾在第 12 胸椎体上缘至第 3 腰椎体上缘之间,第 12 肋斜越其后面上部。肾门约在第 1 腰椎体平面,距正中线约 5 cm。肾门的体表投影点位于竖脊肌的外侧缘与第 12 肋的夹角处,称**肾区**。在某些肾疾病患者,叩击或触压此处可引起疼痛(图 6-3)。

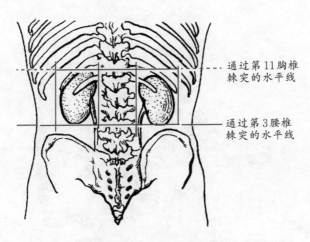

通过第 11 胸椎棘突的水平线

通过第 3 腰椎棘突的水平线

图 6-3 肾的体表投影(后面)

(二)肾的毗邻

肾后面上 1/3 与膈相邻,下 2/3 由内侧向外侧依次与腰大肌、腰方肌及腹横肌相邻。左肾前面与胃、胰、脾、空肠和结肠左曲相邻,右肾前面与肝、十二指肠和结肠右曲相邻。右肾内侧缘邻接十二指肠降部。两肾上方有肾上腺(图 6-4)。

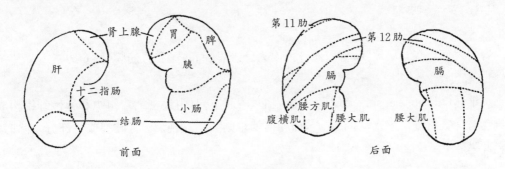

图 6-4 肾的毗邻

三、肾的构造

肾的实质可分为肾皮质和肾髓质两部分(图 6-5)。**肾皮质**(renal cortex)主要位于肾的浅层,厚 1～1.5 cm,富含血管,呈红褐色,可见密布的细小颗粒,由肾小体和肾小管组成。肾皮质深入肾髓质的部分称**肾柱**。**肾髓质**(renal medulla)位于肾皮质的深面,呈淡红色,约占肾实质厚度的 2/3,由 15～20 个圆锥形的**肾锥体**构成。肾锥体的底朝向皮质,尖端钝圆,朝向肾窦,称**肾乳头**。2～3 个肾锥体尖端合成 1 个肾乳头,每个肾有 7～12 个肾乳头。肾乳头尖端有许多**乳头孔**,肾产生的尿液经乳头孔流入包绕肾乳头的**肾小盏**。1 个肾小盏可包绕

1个或2～3个肾乳头,每个肾有7～8个肾小盏。在肾窦内,2～3个肾小盏合成1个**肾大盏**。2～3个肾大盏再汇合成1个扁漏斗状的**肾盂**(renal pelvis)。肾盂出肾门后弯向下方,约在第2腰椎上缘水平移行为输尿管。

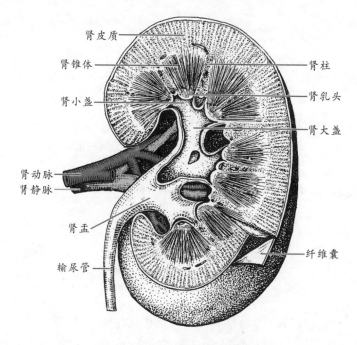

图 6-5　右肾(冠状切面,后面)

四、肾的被膜

肾的表面包有3层被膜,自内向外依次为纤维囊、脂肪囊和肾筋膜(图6-6)。

1. 纤维囊

纤维囊(fibrous capsule)贴于肾实质表面,薄而坚韧,由致密结缔组织和弹性纤维构成。纤维囊与肾实质疏松相连,易于剥离,如剥离困难则为病理现象。肾破裂或肾部分切除时需缝合此膜。

2. 脂肪囊

脂肪囊(fatty capsule)位于纤维囊外面,是紧密包裹肾的脂肪层,并经肾门进入肾窦,肾的边缘部脂肪较厚。脂肪囊对肾起弹性垫样保护作用,又称肾床。临床上做肾囊封闭,是将药液注入肾脂肪囊内。

3. 肾筋膜

肾筋膜(renal fascia)在脂肪囊外面,包被肾及肾上腺。肾筋膜分前后两层,分别称为**肾前筋膜**和**肾后筋膜**,两者在肾上腺的上方和肾的外侧缘相互覆盖着,在肾的下方两层分开,其间有输尿管通过。肾前筋膜向内侧经腹主动脉和下腔静脉的前面与对侧的肾前筋膜相移行,肾后筋膜向内侧与腰大肌及其筋膜融合。肾筋膜向深面发出一些结缔组织小梁,穿脂肪囊连于纤维囊,对肾起固定作用。

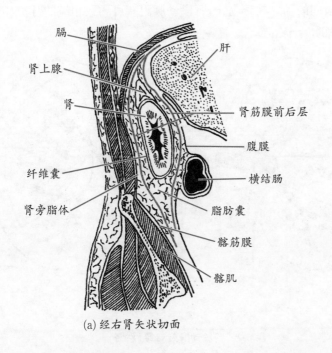

(a) 经右肾矢状切面

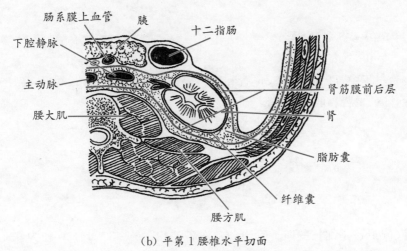

（b）平第 1 腰椎水平切面

图 6-6 肾的被膜

　　肾的正常位置主要依靠肾筋膜、脂肪囊、邻近器官和肾的大血管维持。此外,腹膜及腹压等也起固定作用。由于肾前、后筋膜下方开放,当肾的固定装置不健全时,肾可向下移位,造成肾下垂或游走肾。

五、肾的血管和肾段

　　肾动脉起于腹主动脉,在肾门处通常分为前支和后支。前支较粗,发出上段、上前段、下前段、下段动脉;后支较细,延续为后段动脉。每条肾段动脉分布到一定区域的肾实质,这部分肾实质称为 1 个肾段(renal segment)。每个肾分 5 个肾段,即上段、上前段、下前段、下段和后段(图6-7)。肾段间的动脉缺乏吻合,肾段动脉阻塞可导致相应的肾段坏死。肾内静脉无一定节段性,相互间吻合丰富。

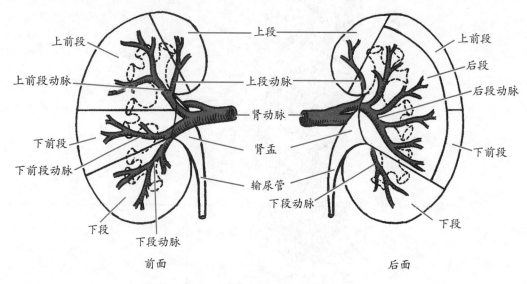

图6-7　肾段动脉及肾段(右肾)

六、肾的异常和畸形

肾在发育过程中,可出现形态、位置和数目等方面的异常或畸形,如马蹄肾、多囊肾、双肾盂及双输尿管、单肾和低位肾等。

第二节　输　尿　管

输尿管(ureter)是细长的肌性管道,左、右各一,长 20～30 cm,管径为 0.5～1.0 cm。输尿管可分为腹部、盆部和壁内部(图6-1、图6-2)。

一、输尿管腹部

起自肾盂下端,贴于腹后壁,沿腰大肌前面下行,在此肌中点附近,与睾丸血管(女性为卵巢血管)交叉。至小骨盆入口处续为盆部,左输尿管越过左髂总动脉末端的前方,右输尿管经过右髂外动脉起始部的前方,向下续为盆部。

二、输尿管盆部

自小骨盆入口处沿盆壁下行,继而弯向前内侧。男性输尿管在输精管后外方与之交叉,穿入膀胱底。女性输尿管在子宫颈外侧约 2.5 cm 处,经子宫动脉后下方穿入膀胱底。

三、输尿管壁内部

为斜穿膀胱壁的部分,长约 1.5 cm,以输尿管口开口于膀胱。当膀胱充盈时,膀胱内压增高,压迫壁内部,使管腔闭合,阻止尿液由膀胱向输尿管反流。

输尿管全长有 3 处狭窄:**上狭窄**位于肾盂与输尿管移行处;**中狭窄**位于小骨盆上口输尿管跨过髂血管处;**下狭窄**在输尿管壁内部。狭窄处口径只有 0.2～0.3 cm。这些狭窄处是结石易滞留的部位。

第三节　膀　胱

膀胱(urinary bladder)(图 6-8)是储存尿液的肌性囊状器官,其形状、容量、位置因年龄、性别及尿液充盈程度不同而异。成人膀胱容量为 350～500 mL,最大可达 800 mL。新生儿膀胱容量约为成人的 1/10。老年人由于膀胱肌张力减小而容量增大,女性的膀胱容量小于男性。

一、膀胱的形态和膀胱壁的构造

膀胱充盈时呈卵圆形,空虚时呈近似三棱锥体形,分尖、体、底和颈 4 部分(图 6-8)。**膀**

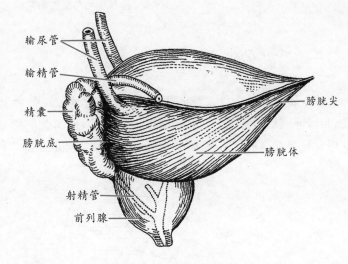

输尿管
输精管
精囊
膀胱底
射精管
前列腺
膀胱尖
膀胱体

图 6-8　膀胱侧面观

胱尖朝向前上方。**膀胱底**呈三角形,朝向后下方。膀胱尖与底之间为**膀胱体**。膀胱的最下部称**膀胱颈**,与男性的前列腺底和女性的盆膈相毗邻。

膀胱壁自外向内由外膜、肌层、黏膜下层和黏膜层构成(图 6-9)。膀胱的肌层称**膀胱逼尿肌**,分为内纵、中环和外纵 3 层。在尿道内口处,中层环行肌增厚,形成**膀胱括约肌**。黏膜层被覆膀胱内面,大部分经黏膜下层与肌层疏松连结,膀胱收缩时黏膜形成许多皱襞,膀胱充盈时皱襞消失。但在膀胱底内面有一三角形区域,位于左、右**输尿管口**与**尿道内口**之间,此处因缺少黏膜下层,黏膜与肌层紧密连接,无论在膀胱充盈还是空虚时,黏膜始终保持平滑,称**膀胱三角**(trigone of bladder)。膀胱三角是肿瘤和炎症的好发部位。两输尿管口之间的黏膜皱襞称**输尿管间襞**,在膀胱镜下所见为一苍白带,在临床上可作为寻找输尿管口的标志。

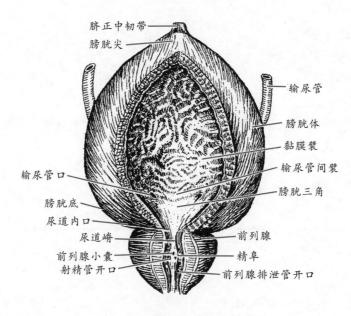

图 6-9　膀胱内面和尿道前列腺部

二、膀胱的位置和毗邻

成人膀胱位于小骨盆腔前部,空虚时不超过耻骨联合上缘,充盈时可升至耻骨联合以上,自腹前壁折向膀胱上面的腹膜也随之上移,使膀胱前壁与腹前壁接触(图 6-10),此时可在耻骨联合上缘进行膀胱穿刺、造瘘术或膀胱切开取石术,可不经腹膜腔,以避免损伤腹膜。

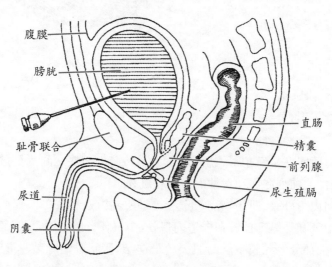

图 6-10　膀胱充盈示意图

膀胱的前方邻接耻骨联合,在膀胱后方,男性邻接精囊、输精管壶腹和直肠,女性邻接子宫和阴道。

第四节　尿　　道

　　男性尿道见男性生殖系统。**女性尿道**(图 6-11)仅有排尿功能,较男性尿道短、宽而直,长 3～5 cm,直径约 0.6 cm,始于膀胱的**尿道内口**,下行穿尿生殖膈,以**尿道外口**开口于阴道前庭。女性尿道通过尿生殖膈处有横纹肌形成的**尿道阴道括约肌**环绕,起紧缩尿道的作用。在尿道下端有**尿道旁腺**,其导管开口于尿道周围,感染时可形成囊肿,并可压迫尿道,引起尿路不畅。

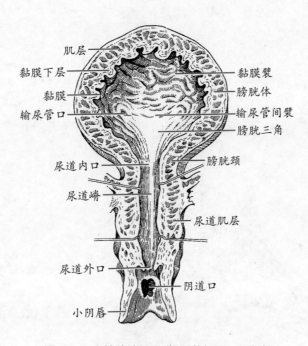

肌层
黏膜下层
黏膜
输尿管口
尿道内口
尿道嵴
尿道外口
小阴唇

黏膜襞
膀胱体
输尿管间襞
膀胱三角
膀胱颈
尿道肌层
阴道口

图 6-11　女性膀胱及尿道(冠状切面,示后壁)

（熊克仁　赵　健）

第七章

生 殖 系 统

生殖系统（reproductive system）的功能是繁殖后代和分泌性激素。男、女性生殖系统都可分为内生殖器和外生殖器两部分。

第一节　男性生殖系统

男性内生殖器由生殖腺（睾丸）、输精管道（附睾、输精管、射精管、尿道）和附属腺（精囊腺、前列腺和尿道球腺）组成。睾丸产生的精子先贮存于附睾内，当射精时经输精管、射精管和尿道排出体外。附属腺的分泌液参与精液的组成，供给精子营养和增加其活力。外生殖器包括阴囊和阴茎。

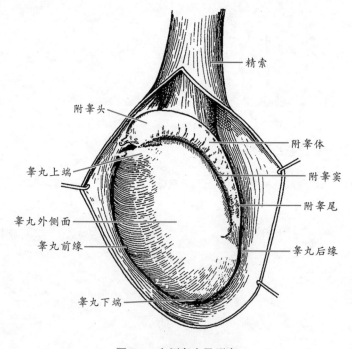

图 7-1　左侧睾丸及附睾

一、内生殖器

（一）睾丸

睾丸（testis）位于阴囊内，左右各一。外形呈微扁的卵圆形，表面光滑，分前后缘，上下端和内外侧面。前缘游离，后缘有血管、神经和淋巴管出入，与附睾相连（图 7-1）。

睾丸表面覆盖浆膜，即鞘膜脏层，其深部是坚韧的**白膜**。白膜在睾丸后缘增厚进入睾丸，形成**睾丸纵隔**，纵隔发出许多睾丸小隔，呈扇形深入睾丸实质并与白膜相连，将睾丸实质分成 100～200 个**睾丸小叶**。小叶内含有盘曲的**生精小管**，精子由其生精上皮产生。生精小管之间的结缔组织有分泌雄性激素的间质细胞。生精小管汇合成精直小管，进入睾丸纵隔交织成睾丸网，由睾丸网发出 12～15 条睾丸输出小管，出睾丸进入附睾头（图 7-2）。

（二）附睾

附睾（epididymis）（图7-1、图7-2）呈新月形，紧贴睾丸上端及后缘。附睾分为上端膨大的**附睾头**，中部的**附睾体**和下端的**附睾尾**。睾丸输出小管进入附睾盘曲形成附睾头，然后汇合成一条附睾管；附睾管迂曲盘回形成附睾体及尾；附睾尾向后上弯曲移行为输精管。附睾暂时贮存精子，分泌液体营养精子，促进精子进一步成熟。

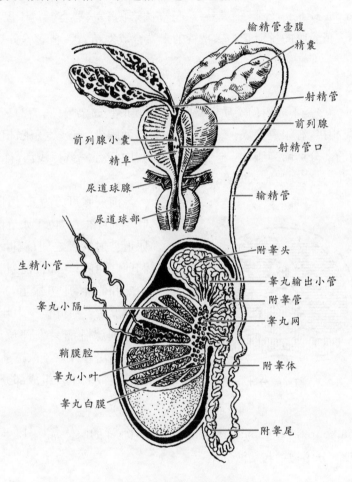

图7-2　睾丸和附睾的结构及排精径路

（三）输精管和射精管

输精管（ductus deferens）是附睾管的直接延续，长约50 cm，管壁较厚，管腔窄小，活体触摸时，呈坚实的圆索状。输精管依其行程可分为4部分：

① **睾丸部**：最短，自附睾尾端，沿睾丸后缘上行至睾丸上端。

② **精索部**：位于睾丸上端和腹股沟管皮下环之间，精索内其他结构的后内侧，此部位置表浅，易于触及，输精管结扎术常在此进行。

③ **腹股沟管部**：位于腹股沟管内。

④ **盆部**：最长，沿骨盆侧壁行向后下，跨过输尿管末端的前内方至膀胱底的后面，在此，两侧输精管逐渐接近，膨大形成**输精管壶腹**。壶腹末端变细与精囊的输出管汇合成射精管。

射精管（ejaculatory duct）成对，长约 2 cm，向前下穿前列腺实质，开口于尿道前列腺部（图 7-2）。

精索（spermatic cord）是位于睾丸上端和腹股沟管腹环之间的一对柔软的圆索状结构，精索内主要有输精管、睾丸动脉、蔓状静脉丛、输精管血管、神经、淋巴管和鞘韧带等。

（四）精囊腺

精囊腺（seminal vesicle）（图 7-2）是一对长椭圆形的囊状器官。位于膀胱底的后面，输精管壶腹的外侧。精囊腺的排泄管与输精管的末端合成射精管。精囊腺分泌的液体参与精液的组成。

（五）前列腺

前列腺（prostate）是不成对的实质性器官，大小和形状如栗子（图 7-2）。上端宽大，称**前列腺底**，与膀胱颈相接，有尿道穿入。下端尖细，称**前列腺尖**，与尿生殖膈相贴，尿道由此穿出。底与尖之间的部分称**前列腺体**。体的后面平坦，中间有一纵行浅沟，称**前列腺沟**，活体直肠指诊可触及此沟，前列腺肥大时此沟消失。

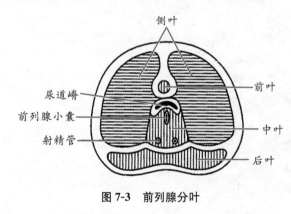

侧叶

尿道嵴

前列腺小囊

射精管

前叶

中叶

后叶

图 7-3　前列腺分叶

前列腺可分为五叶：前、中、后及两侧叶。前叶很小，位于尿道前方。中叶位于尿道与射精管之间；侧叶位于尿道、中叶和前叶两侧；老年性前列腺肥大多发生在中叶和侧叶，压迫尿道，造成排尿困难甚至尿潴留。后叶位于中叶和侧叶的后方，是前列腺肿瘤易发部位（图 7-3）。前列腺的输出管开口于尿道前列腺部，其分泌液是精液的主要组成部分。

（六）尿道球腺

尿道球腺（bulbourethral gland）（图 7-2）是一对豌豆样的腺体，位于尿生殖膈内，其输出管开口于尿道球部，分泌物参与精液的组成。

二、外生殖器

（一）阴囊

阴囊（scrotum）是位于阴茎后下方的皮肤囊袋，由皮肤和肉膜组成。皮肤薄而柔软，成人覆有少量阴毛。肉膜为浅筋膜，内含平滑肌纤维，随外界温度变化而舒缩，以调节阴囊内的温度，利于精子的发育和生存。肉膜在正中线向深部发出阴囊中隔将阴囊分为左、右两腔，容纳两侧的睾丸、附睾及精索等。

阴囊深面有包被睾丸和精索的被膜，由外向内为：

① **精索外筋膜**：是腹外斜肌腱膜的延续。

② **提睾肌**：来自腹内斜肌和腹横肌的肌纤维束。

③ **精索内筋膜**：是腹横筋膜的延续。

④ **睾丸鞘膜**：来自腹膜、分壁层和脏层，壁层贴于精索内筋膜内面，脏层包于睾丸和附睾的表面，两层之间为鞘膜腔，内有少量浆液。

以上各结构详见图 7-4。

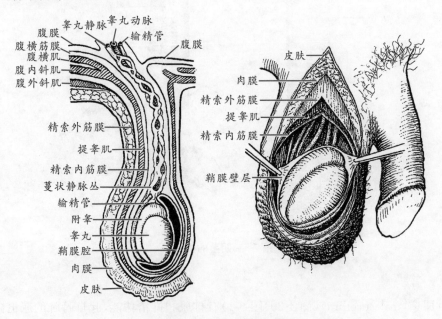

图 7-4　睾丸及精索的被膜

(二) 阴茎

阴茎（penis）（图 7-5）为男性性交器官，可分头、体和根 3 部分。后端为**阴茎根**，固定在耻骨下支和坐骨支；中部为**阴茎体**呈圆柱状，悬于耻骨联合的前下方；前端膨大为**阴茎头**，尖端有呈矢状位裂隙的尿道外口，头与体交界的狭窄处为阴茎颈。

阴茎由两个**阴茎海绵体**和一个**尿道海绵体**构成，外面包以筋膜和皮肤（图 7-5）。阴茎海绵体位于阴茎背侧，左、右各一。其前端嵌入阴茎头后面的凹陷内。后端称阴茎脚，分别附着于两侧耻骨下支和坐骨支。尿道海绵体位于阴茎海绵体的腹侧，尿道贯穿其全长，前端膨大为阴茎头，后端扩大为尿道球，固定在尿生殖膈的下面。每个海绵体外面都包有一层坚韧的纤维膜，称海绵体白膜。海绵体内部有许多海绵体小梁和与血管相通的腔隙构成，当腔隙充血时，阴茎即变粗变硬而勃起。

阴茎的皮肤薄而柔软，在阴茎颈前方形成双层的环形皱襞包绕阴茎头，称**阴茎包皮**。包皮与阴茎头之间的腔隙称包皮腔。包皮的游离缘围成包皮口。包皮与阴茎头腹侧中线处连有一条皮肤皱襞，称**包皮系带**。做包皮环切手术时，应注意勿损伤此系带。

幼儿包皮较长，包着整个阴茎头。随着年龄增长，包皮逐渐向后退缩，包皮口也随之扩大，阴茎头显露于外。成年后，如果包皮不能退缩完全暴露阴茎头，称包皮过长；包皮口过小，包皮完全包着阴茎头称包茎。在这两种情况下，都易因包皮腔内污物的刺激而引起阴茎头包皮炎，也可刺激诱发阴茎癌，应做包皮环切术。

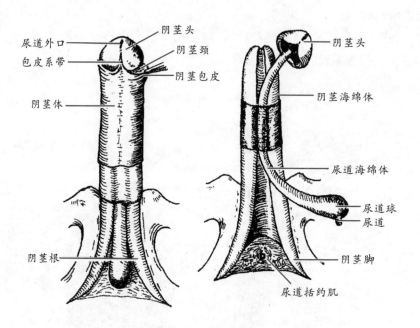

图 7-5　阴茎的构造

(三) 男性尿道

男性尿道(male urethra)(图 4-20、图 6-1)有排尿和排精功能,起自膀胱的尿道内口,止于阴茎头的尿道外口,成人尿道长 16~22 cm,可分为前列腺部、膜部和海绵体部。临床上把前列腺部和膜部合称为后尿道,将海绵体部称为前尿道。

1. 前列腺部

前列腺部为尿道穿过前列腺的部分,长约 3 cm,后壁上有一纵行隆起称尿道嵴,嵴中部梭形膨大称精阜。精阜中央的小凹陷称前列腺小囊,其两侧有射精管开口。精阜两侧的尿道黏膜上有许多细小的前列腺输出管的开口。

2. 膜部

膜部为尿道穿过尿生殖膈的部分,长约 1.5 cm,周围有属于横纹肌的尿道膜部括约肌环绕,该肌可控制排尿。

3. 海绵体部

海绵体部为尿道穿过尿道海绵体的部分,长 12~17 cm,在尿道球内的尿道最宽,称尿道球部,尿道球腺开口于此。在阴茎头内的尿道扩大称舟状窝。

男性尿道全程有 3 个狭窄、3 个扩大和 2 个弯曲:

3 个狭窄分别在尿道内口、尿道膜部和尿道外口。

3 个扩大分别在尿道前列腺部、尿道球部和舟状窝。

2 个弯曲一是凸向下后方的耻骨下弯,包括尿道前列腺部、膜部和海绵体部的起始段,此弯曲是恒定的;另一个是凸向上前方的耻骨前弯,若将阴茎向上提起,可使此弯曲变直,临床上向尿道内插入器械时即采用此位。

第二节　女性生殖系统

女性内生殖器包括生殖腺（卵巢）、输送管道（输卵管、子宫、阴道）和附属腺体（前庭大腺）。卵巢内的卵泡成熟后，将卵子排入腹膜腔，再经输卵管腹腔口进入输卵管，在管内受精迁徙至子宫内膜发育成胎儿。胎儿成熟后经阴道娩出。外生殖器即女阴。

一、内生殖器

（一）卵巢

卵巢（ovary）（图 7-6、图 7-7）左右成对，位于小骨盆侧壁及髂内、外动脉所夹成的卵巢窝内。卵巢呈扁卵圆形，可区分为内、外侧面，上、下端和前、后缘。内侧面朝向盆腔，与小肠相邻；外侧面贴着卵巢窝。上端与输卵管伞相接触，并借卵巢悬韧带悬附于骨盆入口侧缘；下端借卵巢固有韧带连于子宫。前缘借卵巢系膜连于子宫阔韧带，后缘游离。

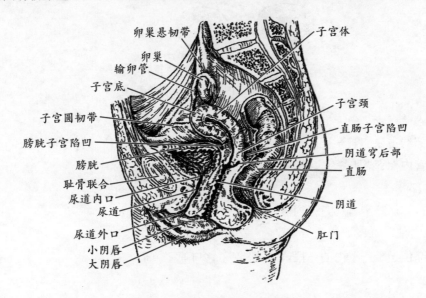

图 7-6　女性盆部（正中矢状切面）

卵巢的大小、形状随年龄而有差异。幼女的卵巢较小，表面光滑。性成熟期卵巢最大，由于多次排卵，卵巢表面凹凸不平。35～40 岁开始缩小，50 岁左右随月经停止而逐渐萎缩。

（二）输卵管

输卵管（uterine tube）（图 7-7）是一对输送卵子的肌性管道，长 10～14 cm，位于子宫底的两侧。输卵管由外侧向内侧可分为以下 4 部分：

1. 漏斗部

漏斗部为输卵管末端的膨大部分。漏斗末端中央有输卵管腹腔口,开口于腹膜腔,口的边缘有许多细长突起称输卵管伞,其中一条较长突起称为卵巢伞。

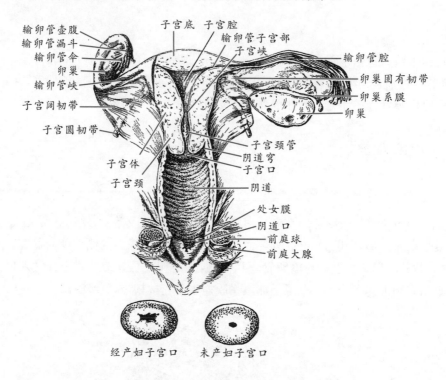

图 7-7　女性内生殖器(冠状切面)

2. 壶腹部

壶腹部约占输卵管全长的 2/3,粗而弯曲,卵子多在此部受精。若受精卵未能移入子宫而在输卵管内发育,即成为宫外孕。

3. 峡部

峡部短直而腔窄,输卵管结扎术常在此部进行。

4. 子宫部

子宫部位于子宫壁内的一段,以输卵管子宫口通子宫腔。

(三)子宫

子宫(uterus)(图 7-6)是壁厚腔狭的肌性器官,胎儿在此发育成长。

1. 子宫的形态

成人未孕子宫(图 7-7)前后稍扁、呈倒置梨形,长 7～9 cm,最宽处约 4 cm,厚 2～3 cm。分底、体和颈 3 部分。

① **子宫底**:为输卵管子宫口水平以上隆凸部分。

② **子宫颈**:是下端较窄而呈圆柱状部分。成人子宫颈长 2.5～3 cm,可分为突入阴道的子宫颈阴道部和阴道以上的子宫颈阴道上部两部分。

③ **子宫体**:为底与颈之间的部分。

子宫颈与子宫体连接的狭细部称**子宫峡**,长约 1 cm。在妊娠期间,子宫峡逐渐伸展变长,形成子宫下段,妊娠末期,可延长至 7～11 cm。产科常在此处进行剖宫术,可减少腹膜腔感染的可能。

子宫的内腔分为两部:上部在子宫体内,称**子宫腔**;下部在子宫颈内,称子宫颈管。子宫腔是前后扁的倒三角形,上两端通输卵管,尖端向下续为**子宫颈管**。子宫颈管呈梭形,下口通阴道,称为**子宫口**。未产妇的子宫口多为圆形,已产妇的子宫口呈横裂状。子宫口的前、后缘分别称前唇和后唇,后唇较长,位置也较高。

2. 子宫的位置

子宫位于盆腔中央,膀胱与直肠之间,下端接阴道,两侧有输卵管和卵巢。子宫底位于骨盆上口平面以下,子宫颈下端在坐骨棘平面的稍上方。正常成人子宫呈前倾前屈位。前倾即整个子宫向前倾斜,子宫的长轴与阴道的长轴间形成向前开放的钝角;前屈是指子宫体与子宫颈之间形成一个向前开放的钝角。直立时,子宫体伏于膀胱面。

3. 子宫的固定装置

维持子宫正常位置的韧带有如下几种(图 7-8):

(1) 子宫阔韧带

子宫阔韧带由覆盖子宫前、后面的腹膜自子宫侧缘向两侧延伸至盆侧壁和盆底的双层腹膜构成,上缘游离,包裹输卵管。阔韧带两层之间还包有卵巢、卵巢固有韧带、子宫圆韧带、血管、淋巴管和神经等。子宫阔韧带可限制子宫向两侧移动。子宫阔韧带可分为**卵巢系膜**、**输卵管系膜**、**子宫系膜** 3 部分。

139

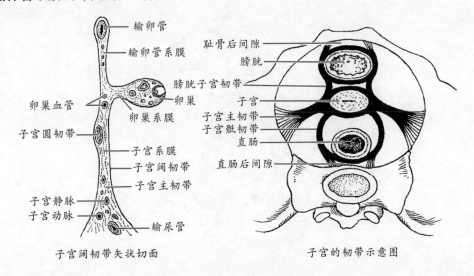

子宫阔韧带矢状切面　　　子宫的韧带示意图

图 7-8　子宫的固定装置

(2) 子宫圆韧带

子宫圆韧带是由平滑肌和结缔组织构成的圆索,起于子宫体前面的上外侧,输卵管子宫口的下方,在阔韧带前层的覆盖下向前外侧弯行,经腹股沟管止于大阴唇皮下。子宫圆韧带维持子宫的前倾。

（3）子宫主韧带

子宫主韧带由结缔组织和平滑肌构成，从子宫颈两侧延至盆侧壁。它是维持子宫颈正常位置，防止子宫脱垂的重要结构（图 7-8）。

（4）子宫骶韧带

子宫骶韧带由结缔组织和平滑肌纤维构成，从子宫颈后面的上外侧向后弯行绕过直肠的两侧，止于骶骨前面。其表面覆盖以腹膜形成弧形的直肠子宫襞。此韧带向后上牵引子宫颈，维持子宫前屈。

（四）阴道

阴道（vagina）（图 7-6、图 7-7）是连接子宫和外生殖器的肌性管道，为女性的交接器官，也是月经排出和胎儿娩出的管道。阴道下端以阴道口开口于阴道前庭，处女的阴道口周围附有黏膜皱襞称处女膜。阴道的上端宽阔，包绕子宫颈阴道部，两者间形成环状凹陷，称为**阴道穹**，分为前部、后部和两侧部。阴道穹以后部最深，与后上方的直肠子宫陷凹紧邻，仅隔以阴道后壁和腹膜。临床上可经阴道后穹引流直肠子宫陷凹内的积液进行诊治。

阴道位于小骨盆中央，前邻膀胱和尿道，后邻直肠。下部穿过尿生殖膈，有尿道阴道括约肌环绕。

（五）前庭大腺

前庭大腺（greater vestibular gland）（图 7-9）又称 **Bartholin 腺**，位于前庭球后端，形如豌豆。其导管开口于阴道口与小阴唇之间的沟内，分泌物有润滑阴道的作用。

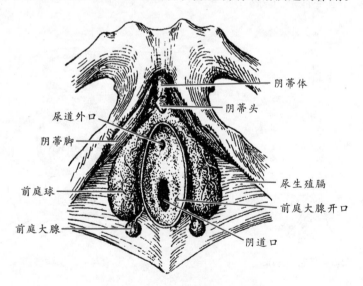

图 7-9　阴蒂、前庭球和前庭大腺

二、外生殖器

女性外生殖器又称**女阴**（vulva），包括以下结构（图 7-10）。

(一) 阴阜

阴阜(mons pubis)为耻骨联合前面的皮肤隆起,皮下脂肪发达,性成熟后生有阴毛。

(二) 大阴唇

大阴唇(greater lips of pudendum)为一对纵长隆起的皮肤皱襞,富有色素并生有阴毛。大阴唇前端和后端左右互相连合,形成唇前连合和唇后连合。

(三) 小阴唇

小阴唇(lesser lips of pudendum)是位于大阴唇内侧的一对薄的皮肤皱襞,光滑无阴毛。其前端延伸形成阴蒂包皮和阴蒂系带,后端会合成阴唇系带。

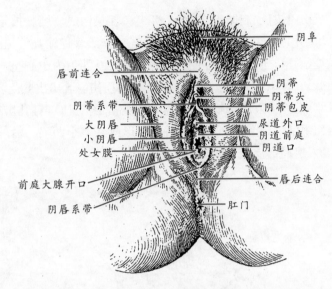

图 7-10　女性外生殖器

(四) 阴道前庭

阴道前庭(vaginal vestibule)是位于两侧小阴唇之间的裂隙,前部有尿道外口,后部有阴道口。阴道口两侧有前庭大腺导管的开口。

(五) 阴蒂

阴蒂(clitoris)(图 7-9)由两个阴蒂海绵体组成,相当于男性的阴茎海绵体。其后端以两个阴蒂脚附着于耻骨下支和坐骨支。两脚在前方合成阴蒂体,表面盖以阴蒂包皮。露于表面的为阴蒂头,其富有感觉神经末梢。

(六) 前庭球

前庭球(bulb of vestibule)(图 7-9)相当于男性的尿道海绵体,呈蹄铁形,主要位于阴道前庭两侧的大阴唇皮下。

附:乳房

乳房(mamma,breast)为哺乳动物特有的结构。女性乳房在青春期开始发育,妊娠和哺乳期有分泌活动。

1. 位置

位于胸大肌及其筋膜的表面,上起第 2~3 肋,下至第 6~7 肋,内侧至胸骨旁线,外侧可达腋中线。

2. 形态

成年未哺乳女性的乳房呈半球形,紧张而富有弹性。乳房中央有乳头,其顶端有输乳管的开口。乳头周围有颜色较深的环形皮肤区称乳晕,其表面有许多小隆起的乳晕腺,可分泌脂状物润滑乳头(图 7-11)。

3. 结构

乳房由皮肤、脂肪组织、纤维组织和乳腺构成。乳腺被结缔组织分隔成 15～20 个乳腺叶,叶又分为若干个乳腺小叶。每叶有一排泄管称输乳管,在近乳头处扩大成输乳管窦,其末端变细开口于乳头。乳腺叶和输乳管均以乳头为中心呈放射状排列,乳房手术时应采用放射状切口,以减少对乳腺叶和输乳管的损伤。乳房皮肤与乳腺深面筋膜之间,连有许多小的纤维束,称为**乳房悬韧带**或 **Cooper 韧带**(图 7-12),对乳房起支持和固定作用。乳腺癌时纤维组织增生,此韧带变短,牵引皮肤形成许多小凹陷。另外,淋巴回流受阻会引起皮肤淋巴水肿,使局部皮肤呈橘皮样改变。

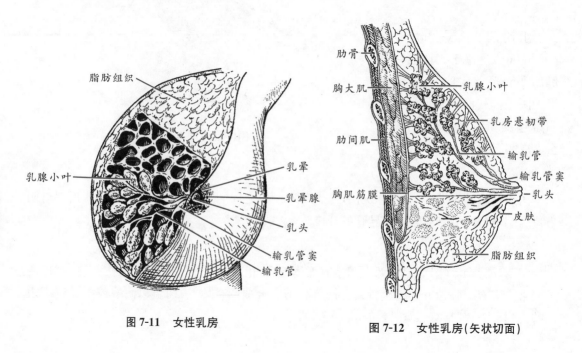

图 7-11　女性乳房　　　　图 7-12　女性乳房(矢状切面)

第三节　会　阴

会阴(perineum)有广义和狭义之分。广义会阴是指封闭骨盆下口的全部软组织,呈菱形,其境界与骨盆下口一致,前为耻骨联合下缘,后为尾骨尖,两侧为耻骨下支、坐骨支、坐骨结节和骶结节韧带。经两侧坐骨结节的连线可将会阴分为前、后两个三角区:前方为**尿生殖区**,男性有尿道通过,女性有尿道和阴道通过;后方为**肛门区**,有肛管通过。狭义会阴是指外生殖器与肛门之间的区域,也称**产科会阴**。在狭义会阴深面的腱性结构称会阴中心腱,有会阴肌附着。

一、会阴的肌肉

（一）肛门区的肌肉

1. 肛提肌

肛提肌（levator ani muscle）（图 7-13）为一对宽的肌肉，它起自小骨盆侧壁，止于会阴中心腱和尾骨等，肌的前份有三角形裂隙，称为盆膈裂孔。

2. 尾骨肌

尾骨肌（coccygeus）（图 7-13）位于肛提肌后方，起于坐骨棘，止于骶、尾骨两侧。

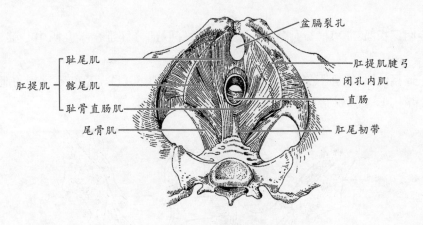

图 7-13　肛提肌和尾骨肌

3. 肛门外括约肌

肛门外括约肌（sphincter ani externus）（图 7-14）为环绕肛门的骨骼肌，分为皮下部、浅部和深部。它们有随意括约肛门的作用。

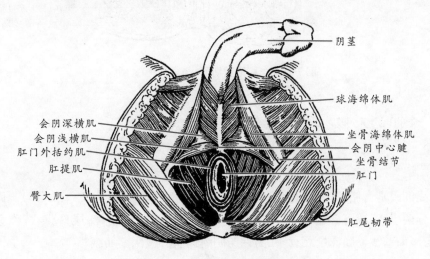

图 7-14　男性会阴肌（浅层）

（二）尿生殖区的肌肉

尿生殖区的肌肉分浅、深两层（图 7-14、图 7-15、图 7-16）。

1. 浅层肌

① **会阴浅横肌**：为成对小肌，由坐骨结节横行至会阴中心腱。

② **坐骨海绵体肌**：起于坐骨结节，止于阴茎脚（或阴蒂脚）下面。收缩时压迫阴茎（或阴蒂）海绵体根部，使阴茎（或阴蒂）海绵体勃起。

③ **球海绵体肌**：在男性，此肌包绕尿道球和尿道海绵体后部，收缩时使尿道缩短变细，协助排尿射精，并参与阴茎勃起。在女性，覆盖于前庭球的表面，称阴道括约肌，可缩小阴道口。

2. 深层肌

① **会阴深横肌**：肌束横行，张于两侧坐骨支之间，部分纤维止于会阴中心腱上，收缩稳定该腱。

② **尿道括约肌**：在会阴深横肌前方，环形包绕尿道膜部，是尿道的随意括约肌。在女性包绕尿道和阴道，又称尿道阴道括约肌，可紧缩尿道和阴道。

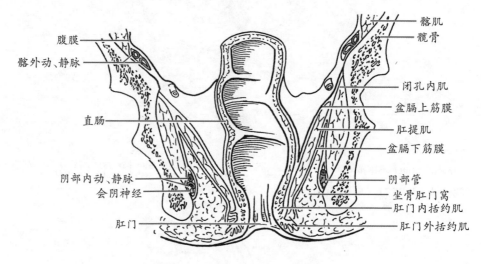

左侧标注（从上到下）：腹膜、髂外动、静脉、直肠、阴部内动、静脉、会阴神经、肛门

右侧标注（从上到下）：髂肌、髋骨、闭孔内肌、盆膈上筋膜、肛提肌、盆膈下筋膜、阴部管、坐骨肛门窝、肛门内括约肌、肛门外括约肌

图 7-15　盆腔冠状切面（经直肠）模式图

二、会阴的筋膜

（一）浅筋膜

肛区浅筋膜富含脂肪，充填在坐骨结节与肛门之间的坐骨肛门窝（图 7-15）。尿生殖区的浅筋膜分两层，浅层富含脂肪，向前与腹前壁浅筋膜浅层相续；深层呈膜状，称会阴浅筋膜，向前与腹前壁浅筋膜深层相续，在男性与阴囊肉膜和浅阴茎筋膜相续。

（二）深筋膜

覆盖于肛提肌和尾骨肌上、下面的深筋膜称为盆膈上、下筋膜，它们共同构成的**盆膈**

(pelvic diaphragm)(图 7-15)是封闭骨盆下口的主要成分。覆盖于会阴深横肌和尿道括约肌上、下面的深筋膜称为尿生殖膈上、下筋膜(图 7-16),尿生殖膈上、下筋膜和其间的会阴深横肌、尿道括约肌共同构成**尿生殖膈**(urogenital diaphragm),封闭盆膈裂孔。

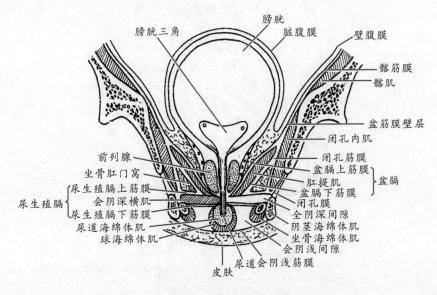

图 7-16　男性盆腔冠状切面(经前列腺)模式图

附录　腹　膜

　　腹膜(peritoneum)(图 7-17)是薄而光滑的浆膜,分脏、壁两层。衬于腹、盆腔壁内的腹膜称**壁腹膜**;覆盖于脏器表面的腹膜称**脏腹膜**。脏、壁两层相互移行,共同围成不规则的潜在性腔隙,称**腹膜腔**(peritoneal cavity),腔内有少量浆液。男性腹膜腔为一封闭的腔隙;女性腹膜腔则经输卵管、子宫和阴道与外界相通。

　　腹膜具有保护、支持、分泌、吸收、防御和修复等功能;形成支持和固定脏器的结构,如网膜、系膜和韧带等;分泌少量浆液,可润滑保护脏器,减少摩擦;有吸收液体的能力,一般认为膈下区的腹膜吸收能力较强,故腹膜炎病人多采取半卧位,以减少对有害物质的吸收。腹膜及其分泌的浆液中含大量的巨噬细胞,可吞噬细菌和有害物质;还含有纤维素,可促进伤口的愈合和将炎症局限化。

一、腹膜与腹、盆腔脏器的关系

　　根据脏器被腹膜覆盖的情况,可将腹、盆腔脏器分为以下 3 类(图 7-18)。

(一)腹膜内位器官

　　脏器表面几乎全被腹膜覆盖的为腹膜内位器官,如胃、十二指肠上部、空肠、回肠、盲肠、阑尾、横结肠、乙状结肠、脾、卵巢和输卵管等。

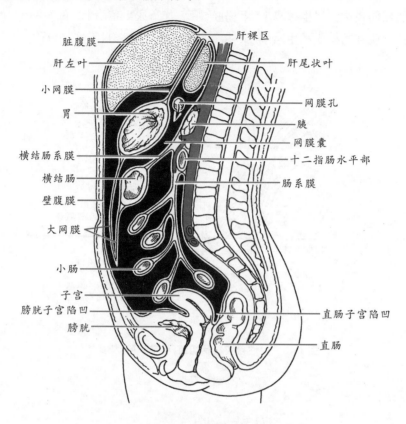

图 7-17　女性腹膜腔正中矢状切面模式图

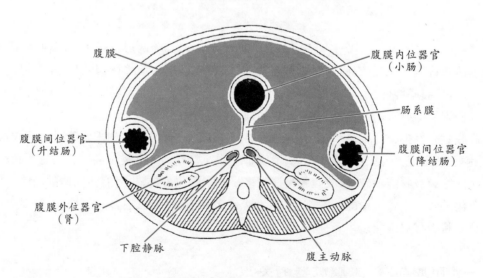

图 7-18　腹膜腔与脏器的关系示意图(水平切面)

（二）腹膜间位器官

脏器表面大部分被腹膜所覆盖的为腹膜间位器官，如肝、胆囊、升结肠、降结肠、膀胱、子宫和直肠上段等。

（三）腹膜外位器官

脏器仅一面被腹膜所覆盖的为腹膜外位器官，如肾、肾上腺、输尿管、十二指肠降部和水平部、直肠下段及胰等。

脏器与腹膜的关系有重要的临床意义。如腹膜内位器官的手术必须打开腹膜腔，而肾、输尿管等腹膜外位器官可不经腹膜腔进行手术，从而避免腹膜腔的感染和术后粘连。

二、腹膜形成的结构

在壁腹膜、脏腹膜之间，或在脏腹膜之间互相返折移行，形成许多结构，对器官起着连接和固定的作用。

（一）网膜

网膜为连于胃的双层腹膜结构，包括小网膜和大网膜（图 7-19）。

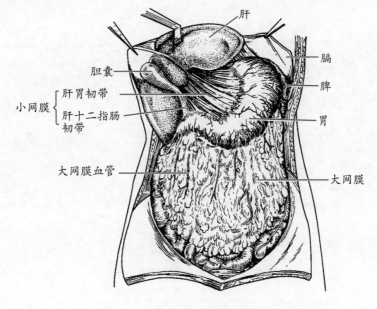

图 7-19　网膜

1. 小网膜

小网膜（lesser omentum）是由肝门移行至胃小弯和十二指肠上部的双层腹膜结构。由肝门连于胃小弯的部分称**肝胃韧带**；肝门连于十二指肠上部之间的部分，称**肝十二指肠韧带**，内有位于右前方的胆总管、左前方的肝固有动脉以及两者后方的肝门静脉。小网膜右缘游离，后方为网膜孔。

2. 大网膜

大网膜（greater omentum）形似围裙覆盖于腹腔脏器表面。由 4 层腹膜构成，前两层是由胃前、后壁的脏腹膜自胃大弯下延至下腹部，再返折向上形成后两层，连于横结肠并叠合成横结肠系膜，贴于腹后壁。成人大网膜的前两层和后两层常粘连，而连于胃大弯和横结肠之间的大网膜前两层形成**胃结肠韧带**。大网膜内含血管、脂肪和巨噬细胞,活动度大,具有重要的防御功能,可包围炎性病灶,使炎症局限。小儿大网膜较短,故阑尾炎或下腹部炎症时,容易扩散成弥漫性腹膜炎。

3. 网膜囊

网膜囊(omental bursa)(图7-20)是位于小网膜和胃后方的一个扁窄间隙,又称**小腹膜腔**,为腹膜腔的一部分。网膜囊的前壁为小网膜、胃后壁和大网膜前两层;后壁为大网膜后两层、横结肠及其系膜以及覆于胰、左肾和左肾上腺处的腹膜;上壁为肝尾状叶和膈下方的腹膜;下壁为大网膜前、后层愈着处;左壁为脾、胃脾韧带和脾肾韧带;右侧借网膜孔通腹膜腔其余部分。网膜囊位置较深,当胃后壁穿孔或网膜囊内感染积脓时,早期常局限于囊内,给诊断造成一定困难;晚期或因体位变化,可经网膜孔流入腹膜腔的其他部位,引起炎症扩散。

网膜孔(omental foramen)高度平第12胸椎至第2腰椎体,上界为肝尾状叶,下界为十二指肠上部,前界为肝十二指肠韧带,后界为下腔静脉表面的腹膜。

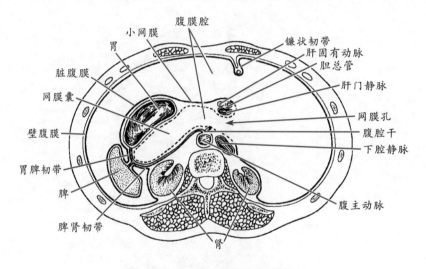

图7-20 经网膜孔腹膜腔水平切面

（二）系膜

将一些腹膜内位器官悬系于腹、盆壁的双层腹膜结构称为系膜,其内含有出入该器官的血管、神经及淋巴管等。

1. 肠系膜

肠系膜(mesentery)呈扇形,将空、回肠系连固定于腹后壁。其附着于腹后壁的部分称肠系膜根(图7-21),长约15 cm,它始于第2腰椎体左侧斜向右下至右骶髂关节前方。由于肠系膜较长,故有利于空、回肠活动,但活动异常时也易发生肠扭转。肠系膜内含有肠系膜上血管及其分支、淋巴管、淋巴结及神经等。

2. 阑尾系膜

阑尾系膜(mesoappendix)(图7-21)是将阑尾系连于肠系膜下端的三角形腹膜皱襞,其游离缘有出入阑尾的血管、淋巴管及神经。

3. 横结肠系膜

横结肠系膜(transverse mesocolon)(图 7-21)将横结肠系连于腹后壁,其根部从右向左依次跨过右肾、十二指肠降部、胰等器官的前方,系膜内含中结肠血管等。

4. 乙状结肠系膜

乙状结肠系膜(sigmoid mesocolon)(图 7-21)将乙状结肠系连于左髂窝和骨盆左后壁,内含乙状结肠血管和直肠上血管等。该系膜较长,故乙状结肠活动度较大,易发生肠扭转。

(三) 韧带

韧带指连接腹、盆壁与脏器之间或连接相邻脏器之间的腹膜结构,对脏器有固定作用。

1. 肝的韧带

肝的韧带(图 7-21)除前述的肝胃韧带、肝十二指肠韧带外,还有镰状韧带、冠状韧带及左、右三角韧带。镰状韧带是自腹前壁及膈的下面移行至肝上面的双层腹膜结构,呈矢状位,其下缘游离内含肝圆韧带。冠状韧带是自膈的下面移行至肝上面呈冠状位的双层腹膜结构。冠状韧带的前后两层在左、右两端彼此愈合,形成左、右三角韧带。

2. 脾的韧带

脾的韧带(图 7-21)中的胃脾韧带是连于胃底和胃大弯上份至脾门之间的双层腹膜结构,内含胃短血管和胃网膜左血管等。脾肾韧带为脾门至左肾前面的双层腹膜结构,内有脾血管和胰尾。由脾上极连至膈下的为膈脾韧带。

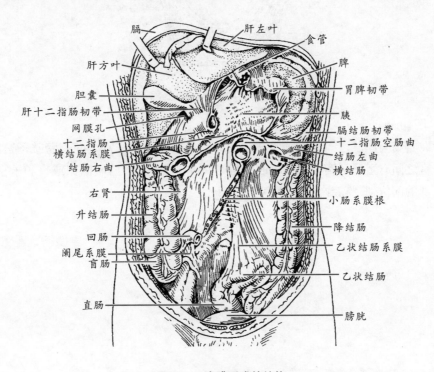

图 7-21　腹膜形成的结构

（四）皱襞、隐窝和陷凹

1. 腹后壁的皱襞和隐窝

常见的有位于十二指肠升部左侧的十二指肠上、下襞和十二指肠上、下隐窝等。**肝肾隐窝**位于肝右叶与右肾之间，仰卧位时为腹膜腔的最低点。

2. 腹前壁的皱襞和隐窝

腹前壁的内面的腹膜形成 5 条皱襞（图 7-22），即脐与膀胱尖之间的脐正中襞；脐正中襞的两侧为一对脐内侧襞；最外侧一对为脐外侧襞。上述 5 条皱襞之间形成 3 对隐窝，自内向外依次为膀胱上窝、腹股沟内侧窝及腹股沟外侧窝。

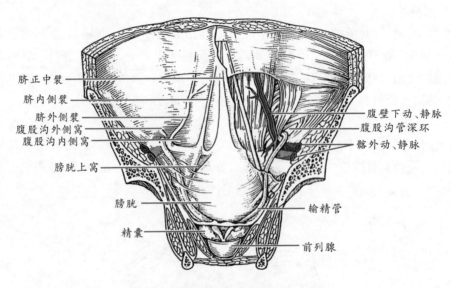

脐正中襞
脐内侧襞
脐外侧襞
腹股沟外侧窝
腹股沟内侧窝
膀胱上窝
膀胱
精囊
腹壁下动、静脉
腹股沟管深环
髂外动、静脉
输精管
前列腺

图 7-22　腹前壁内面的腹膜皱襞和隐窝

3. 陷凹（pouch）

男性在直肠与膀胱之间有**直肠膀胱陷凹**。女性在膀胱与子宫之间有**膀胱子宫陷凹**，在直肠和子宫之间有**直肠子宫陷凹**（**Douglas 腔**）（图 7-17）。直肠膀胱陷凹或直肠子宫陷凹是腹膜腔最低的部位，腹膜腔内的积液多聚集于此。

（张业贵　王继胜）

第三篇

脉 管 系 统

脉管系统(circulatory system)是封闭的连续管道系统,分布于全身各部,包括心血管系统和淋巴系统。血液和淋巴液在管道内循环流动,不断将消化吸收的营养物质和肺吸收的氧送到全身器官的组织和细胞;同时将组织和细胞的代谢产物、多余的水和二氧化碳分别运送到肺、肾、皮肤等并排出体外,以保证身体持续不断的新陈代谢。内分泌器官产生的激素也借脉管系统送至相应的靶器官,以实现体液调节。此外,脉管系统对维持机体内环境理化特性的相对稳定以及实现防卫功能等均具有重要作用。

第八章

心血管系统

第一节 概 述

一、心血管系的组成

心血管系统包括心、动脉、毛细血管和静脉。心是一个中空的肌性器官,是血液循环的"动力泵",有 4 个腔:左、右心房和左、右心室。动脉是将心室射出的血液送往全身各处的血管,在行程中不断分支,越分越细,最后移行为毛细血管。毛细血管是连接动、静脉末梢间的管道,管壁薄、通透性大,是血液与组织液进行物质交换的场所。静脉是运送血液回心的血管,起于毛细血管静脉端,在向心回流过程中逐渐汇合成小、中、大静脉,最后注入心房。

二、血液循环的途径

在神经体液调节下,血液沿心血管系统循环不息。血液循环可分为体循环和肺循环。

(一)体循环

血液由左心室泵出,经主动脉及其分支到达全身毛细血管,血液在此与周围的组织、细胞进行物质和气体交换,再经各级静脉汇入上、下腔静脉及冠状窦返回右心房,这一循环途径称为体循环(大循环)(图 8-1)。体循环流经范围广,以动脉血滋养全身各部,并将全身各部的代谢产物和二氧化碳运回心。

(二)肺循环

血液由右心室搏出,经肺动脉干及其各级分支到达肺泡毛细血管进行气体交换,再经肺静脉注入左心房,这一循环途径称为肺循环(小循环)(图 8-1)。肺循环流经范围小,只通过肺,主要使含二氧化碳较多的静脉血转变成含氧丰富的动脉血。

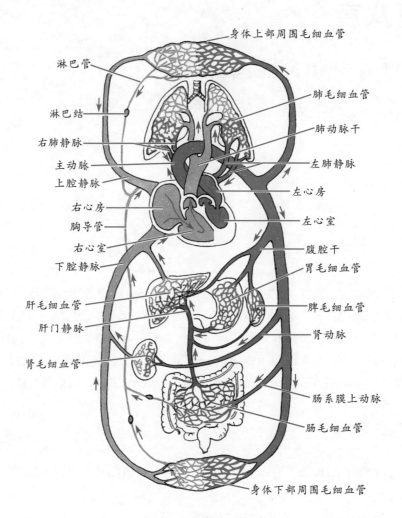

身体上部周围毛细血管

淋巴管

淋巴结

右肺静脉

主动脉

上腔静脉

右心房

胸导管

右心室

下腔静脉

肝毛细血管

肝门静脉

肾毛细血管

肺毛细血管

肺动脉干

左肺静脉

左心房

左心室

腹腔干

胃毛细血管

脾毛细血管

肾动脉

肠系膜上动脉

肠毛细血管

身体下部周围毛细血管

图 8-1　血液循环示意图

第二节　心

一、心的位置和毗邻

心(heart)位于胸腔的中纵隔内,外裹以心包。心约 2/3 位于正中线的左侧,1/3 位于右侧。前方平对胸骨体和第 2～6 肋软骨,后方平对第 5～8 胸椎,两侧与纵隔胸膜和肺相邻,上方连接出入心的大血管,下方邻膈(图 8-2)。

二、心的外形

心形似倒置的、前后稍扁的圆锥体,斜向左前下方,长轴与正中矢状面成 45°角,故左半

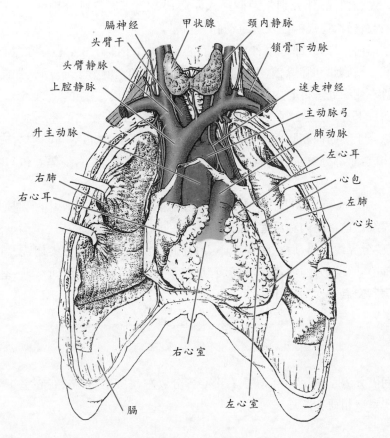

膈神经　甲状腺　颈内静脉

头臂干　锁骨下动脉

头臂静脉

上腔静脉　迷走神经

升主动脉　主动脉弓

肺动脉

右肺　左心耳

右心耳　心包

左肺

心尖

右心室

膈　左心室

图 8-2　心的位置

心在左后,右半心在右前。心可分为一尖、一底、两面、三缘和四条沟(图 8-3、图 8-4)。

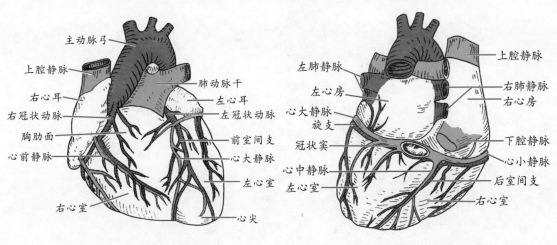

主动脉弓

上腔静脉　　　　　　肺动脉干

右心耳　　　　　　左心耳

右冠状动脉　　　　左冠状动脉

胸肋面　　　　　　前室间支

心前静脉　　　　　心大静脉

　　　　　　　　　左心室

右心室　　　　　　心尖

图 8-3　心的外形和血管(前面)

上腔静脉

左肺静脉

左心房　　　　右肺静脉

心大静脉　　　右心房

旋支

冠状窦　　　　下腔静脉

心中静脉　　　心小静脉

左心室　　　　后室间支

　　　　　　　右心室

图 8-4　心的外形和血管(后面)

心尖(cardiac apex)朝向左前下方,由左心室构成。活体在左侧第 5 肋间隙锁骨中线内侧 1~2 cm 处可触及心尖搏动。

心底(cardiac base)朝向右后上方,大部分由左心房,小部分由右心房构成。并与数根大血管干相连。左、右肺静脉分别从两侧注入左心房；上、下腔静脉分别从上、下方注入右心房。心底后面与食管、迷走神经及胸主动脉等相邻。

胸肋面朝向前上方，大部分由右心房和右心室构成，小部分由左心耳和左心室构成。该面大部分隔心包被胸膜和肺遮盖，小部分与胸骨体下部和左侧第4～6肋软骨临近，故在第4肋间隙与胸骨左侧缘处进行心内注射，可避免伤及胸膜和肺。

膈面朝向后下方，与膈毗邻，大部分由左心室构成，小部分由右心室构成。

心的下缘介于胸肋面和膈面之间，近于水平位，较锐，由右心室和心尖构成。左缘大部分由左心室构成，小部分由左心耳构成。右缘由右心房构成。左右缘隔心包与左、右纵隔胸膜和肺相邻。

冠状沟（coronary sulcus）呈冠状位，近似环形，前方被肺动脉干所中断，是心房和心室在心表面的分界线。**前室间沟和后室间沟**分别在心的胸肋面和膈面，从冠状沟走向心尖右侧，是左、右心室的分界线。前、后室间沟在心尖右侧会合处稍凹陷称**心尖切迹**。在心底，右心房与右上下肺静脉交界处的浅沟称**房间沟**，是左、右心房的分界。房间沟、后室间沟与冠状沟交会处称**房室交点**，是心表面的一个重要标志。

三、心腔

心被心间隔分为左、右两半心，左、右半心各分成左、右心房和左、右心室4个腔，同侧心房和心室借房室口相通。

（一）右心房

右心房（right atrium）（图8-5）位于心的右上部，壁较薄，约2mm。其右缘表面的纵行

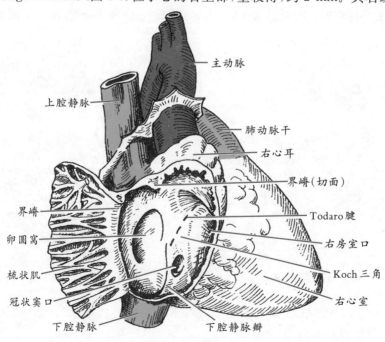

图8-5 右心房

浅沟为界沟,在腔面,与界沟相对应的纵行肌隆起为界嵴。右心房以界沟和界嵴为界,分为前部的固有心房和后部的腔静脉窦两部分。

1. 固有心房

固有心房内面有许多平行肌隆起,称梳状肌,起自界嵴,止于右房室口。在心耳处,肌束交织呈网状。当心功能障碍时,血流缓慢,易在心耳内形成血栓。

2. 腔静脉窦

腔静脉窦内面光滑,无肌隆起。上、下方分别有上腔静脉口和下腔静脉口。下腔静脉口的前缘为下腔静脉瓣。在下腔静脉口与右房室口之间有冠状窦口,口的后缘有冠状窦瓣。

右心房的后内侧壁主要由房间隔组成。其下部有一浅凹,称**卵圆窝**(fossa ovalis)是胎儿时期卵圆孔闭合后的遗迹。此处最薄,是房间隔缺损的好发部位。在下腔静脉口前方心内膜下有一腱性结构,称**Todaro 腱**,它向前经房间隔附着于右纤维三角,向后与下腔静脉瓣相延续。Todaro 腱、冠状窦口前内缘和三尖瓣隔侧尖附着缘围成**Koch 三角**,此处心内膜深面有房室结。

(二)右心室

右心室(right ventricle)(图 8-6)位于右心房的前下方,壁厚 3～4 mm。右心室被一弓形的肌性隆起,即室上嵴分成流入道和流出道两部分。

1. 流入道

从右房室口至心尖。右房室口周缘附有三尖瓣环。**三尖瓣**(tricuspid valve)(**右房室瓣**)是由 3 片呈三角形的前尖、后尖和隔侧尖组成的,瓣底附着于三尖瓣环,瓣尖游离缘借腱索连于乳头肌。**乳头肌**是从室壁突入室腔的锥体形肌隆起,有前、后、隔侧 3 组,每个乳头肌尖端所发的腱索连于相邻的两个瓣尖。当心室收缩时,血液推动瓣膜对合,封闭房室口,同时由于乳头肌的收缩,腱索的牵拉,使瓣膜不致翻向心房,可防止血液反流回右心房。室壁上有许多纵横交错的肌隆起,称**肉柱**,其中从室间隔连于前乳头肌根部的肉柱,称**隔缘肉柱**(又称**节制索**),内有右束支通过。

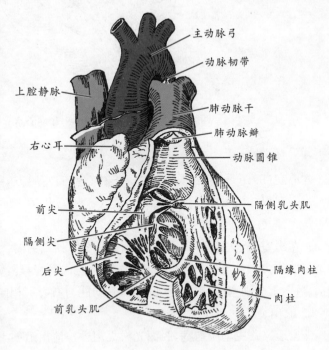

图 8-6　右心室

2. 流出道

流出道又称**动脉圆锥**,位于右心室前上方,内壁光滑无肉柱,借肺动脉口通肺动脉干。

口周围的纤维环上附有三个半月形的**肺动脉瓣**（pulmonary valve）。当心室收缩时，血液冲开肺动脉瓣进入肺动脉干；心室舒张时，瓣膜关闭，防止血液反流。

（三）左心房

左心房（left atrium）（图 8-7）位于右心房的左后方，其后部较大，腔面光滑，两侧有肺静脉的开口。前部有左心耳，内有梳状肌。左心房前下部有左房室口通左心室。

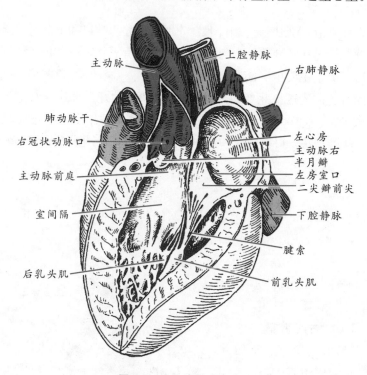

图 8-7　左心房和左心室

（四）左心室

左心室（left ventricle）（图 8-7）位于右心室的左后方，壁厚 9～12 mm，约为右心室的 3 倍。左心室以二尖瓣的前尖为界分为流入道和流出道。

1. 流入道

自左房室口至心尖。口周缘附有二尖瓣环。**二尖瓣**（mitral valve）（**左房室瓣**），由呈半卵圆形的前尖和长条形的后尖构成。瓣底附于二尖瓣环，瓣尖借腱索连于乳头肌。左心室的前、后壁上分别有前、后两组乳头肌，其功能与右心室相同。室壁上也有肉柱。

2. 流出道

流出道又称**主动脉前庭**，腔面光滑无肉柱。流出道的出口为主动脉口，口周围的纤维环上附有 3 个半月形的瓣膜，称**主动脉瓣**，大而强韧。各瓣膜相对的主动脉壁向外膨出，其间的袋状间隙称**主动脉窦**。在左、右窦的动脉壁上分别有左、右冠状动脉的开口。

四、心的构造

(一)心壁的构造

心壁由心内膜、心肌层和心外膜组成。心内膜被覆在心房和心室内面,与大血管内膜延续。心肌层由心肌纤维和间质组成,心房肌薄弱,心室肌肥厚,两者分别附着于心纤维骨骼上,被其分开而不延续,故心房和心室不会同时收缩。心外膜即浆膜性心包的脏层,包裹在心肌表面。

(二)房间隔和室间隔

1. 房间隔

房间隔(interatrial septum)(图 8-8)在两层心内膜中间夹心房肌纤维和结缔组织构成。房间隔右侧面中下部有卵圆窝,是最薄弱处。

2. 室间隔

室间隔(interventricular septum)(图 8-8)大部分较厚,由肌组织被覆心内膜构成,称**肌部**。室间隔上部中份薄而缺乏心肌,称**膜部**。膜部右侧面有三尖瓣隔侧尖附着,由此将膜部分为两部分:右心房和左心室之间的房室部;左、右心室之间的室间部。室间部是室间隔缺损的好发部位。

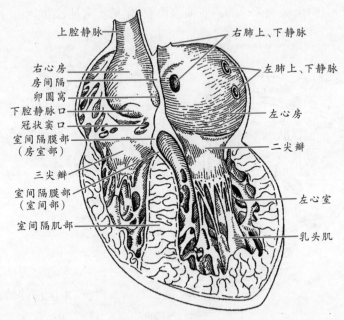

图 8-8　房间隔与室间隔

(三)纤维性支架

由致密结缔组织构成,包括纤维环和纤维三角(图 8-9)等。纤维环位于肺动脉口、主动脉口和房室口的周围,为心肌和心瓣膜提供附着处。左、右纤维三角位于主动脉口与左、右房室口之间。

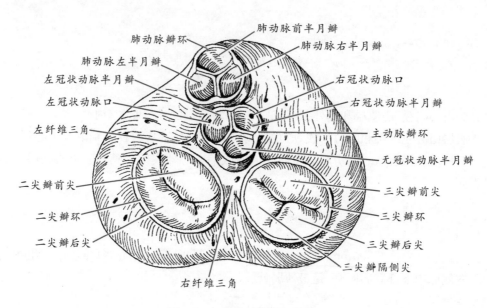

图8-9　心的纤维支架和瓣膜

五、心传导系

心传导系(图8-10)由特殊分化的心肌细胞构成,包括窦房结、结间束、房室结、房室束及其分支,其主要功能是产生并传导兴奋,控制心的节律性活动。

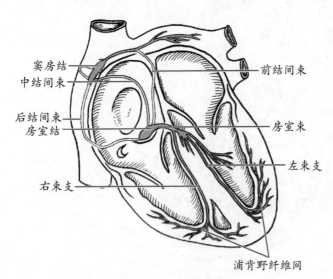

图8-10　心传导系

(一)窦房结

窦房结(sinuatrial node)是心的正常起搏点,位于上腔静脉和右心房交界处、界沟上1/3的心外膜深面,多呈长梭形。窦房结产生的兴奋传至心房肌,使心房收缩,同时经结间束传至房室结。

(二)结间束

有研究表明,心房具有一些特殊电生理性能的心肌细胞,构成前、中、后3条结间束,将窦房结的兴奋传至房室结。

(三)房室结

房室结(atrioventricular node)位于Koch三角的心内膜深面,呈扁椭圆形。房室结将来自窦房结的兴奋延搁下传至心室,使心房和心室肌依次顺序收缩。

（四）房室束及其分支

房室束又称 **His 束**,起自房室结,穿过右纤维三角,经室间隔膜部后下缘前行,在室间隔肌部顶端分为左、右束支。左、右束支分别沿室间隔左、右侧心内膜深面下行,分支到达乳头肌根部,最后分成许多细支形成浦肯野纤维网,分布于心室肌。

六、心的血管

（一）动脉

心的血液供应来自左、右冠状动脉(图 8-3、图 8-4)。

1. 左冠状动脉

左冠状动脉(left coronary artery)起于主动脉左窦,向左行于左心耳与肺动脉干之间,然后分为前室间支和旋支。

（1）前室间支

前室间支沿前室间沟下行,绕过心尖切迹至后室间沟,可与后室间支末梢吻合。前室间支分布左心室前壁、右心室前壁一小部分及室间隔前 2/3。

（2）旋支

旋支沿冠状沟向左行,绕过心左缘至膈面。旋支及其分支分布于左心室前壁、侧壁、后壁和左心房。旋支绕左缘处发出左缘支,沿心左缘下行至心尖。

2. 右冠状动脉

右冠状动脉(right coronary artery)起于主动脉右窦,在右心耳和肺动脉根部之间入冠状沟,向右绕过心右缘至膈面,于房室交点处分为后室间支和左室后支。

（1）后室间支

后室间支沿后室间沟下行,多止于后室间沟下 1/3 部,可与前室间支末梢吻合。分支布于左、右心室下壁和室间隔后 1/3 部。

（2）左室后支

左室后支行于房室交点与心左缘之间,可与左冠状动脉旋支吻合,分布于左心室下壁。

（二）静脉

心的静脉回流途径有以下 3 种(图 8-3、图 8-4):

1. 冠状窦

冠状窦(coronary sinus)位于心膈面的冠状沟内,以冠状窦口开口于右心房。其主要属支如下:

（1）心大静脉

心大静脉与前室间支伴行,向上至冠状沟,再左绕至心膈面,注入冠状窦左端。

（2）心中静脉

心中静脉与后室间支伴行,注入冠状窦右端。

（3）心小静脉

心小静脉与右冠状动脉伴行,向左注入冠状窦右端。

161

2. 心前静脉

心前静脉有 1～4 支,起于右心室前壁,向上跨过冠状沟直接注入右心房。

3. 心最小静脉

心最小静脉位于心壁内,直接开口于心腔。

七、心包

心包(pericardium)是包裹心和大血管根部的圆锥形囊,可分为纤维心包和浆膜心包(图 8-11)。

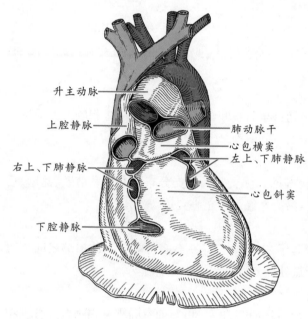

(一)纤维心包

纤维心包是坚韧的结缔组织囊,为心包的外层,上方与出入心的大血管外膜相移行,下方与膈的中心腱愈着。

(二)浆膜心包

浆膜心包分壁、脏两层,壁层紧贴在纤维性心包的内面,脏层包于心肌的表面,形成心外膜。脏、壁两层在大血管根部互相移行,两层之间的腔隙为心包腔,内有少量浆液,起润滑作用。浆膜心包脏、壁两层返折处的间隙称心包窦,主要有:

1. 心包横窦

心包横窦为心包腔在主动脉、肺动脉后方与上腔静脉、左心房前壁之间的间隙。

升主动脉
上腔静脉
右上、下肺静脉
下腔静脉
肺动脉干
心包横窦
左上、下肺静脉
心包斜窦

图 8-11 心包

2. 心包斜窦

心包斜窦为位于左心房后壁、左右肺静脉、下腔静脉与心包后壁之间的心包腔。心脏手术时,可于以上两窦处钳夹血管,以暂时阻断血流。

3. 心包前下窦

心包前下窦位于心包前壁与下壁的转折处。心包积液常存于此窦中,是常用的心包穿刺部位。从剑突与左侧第 7 肋软骨交角处进行心包穿刺,恰可进入该窦。

八、心的体表投影

心的体表投影通常用 4 点连线法来确定:

① 左上点:在左侧第 2 肋软骨下缘,距胸骨左缘约 1.2 cm。

② 右上点:在右侧第 3 肋软骨上缘,距胸骨右缘约 1 cm。

③ 右下点:在右侧第 7 胸肋关节处。

④ 左下点:在左侧第 5 肋间,距前正中线 7～9 cm。此点相当于心尖部。

左、右上点连线为心上界;左、右下点连线为心下界;右侧上、下点向右微凸的弧线为心右界;左侧上、下点向左微凸的弧线为心左界。

第三节　动　　脉

输送血液离开心脏的血管均称为**动脉**(artery),由左心室发出的主动脉及各级分支运送动脉血;而由右心室发出的肺动脉干及其分支则输送静脉血。

一、肺循环的动脉

肺动脉干(pulmonary trunk)位于心包内,粗而短,起自右心室,经主动脉的前方向左后上斜行,至主动脉弓的下方分为左、右肺动脉。左肺动脉较短,在左主支气管前方横行达肺门,分 2 支分别进入左肺上、下叶。右肺动脉较长且粗,经升主动脉和上腔静脉的后方向右横行至肺门,分 3 支分别进入右肺的上、中、下叶。

在肺动脉干分叉处与主动脉弓下缘之间,连有一纤维性结缔组织索,称**动脉韧带**,是胚胎时期动脉导管的遗迹。该导管如在出生后 6 个月还未闭锁,称**动脉导管未闭**,为先天性心脏病的一种。

二、体循环的动脉

163

体循环的动脉主干为**主动脉**(aorta),可分为升主动脉、主动脉弓和降主动脉 3 部分。降主动脉又以膈的主动脉裂孔为界分为胸主动脉和腹主动脉(图 8-12)。

(一) 升主动脉

升主动脉(ascending aorta)起自左心室,向右前上方斜行,达右侧第 2 胸肋关节高度移行为主动脉弓。其起始部发出左、右冠状动脉。

(二) 主动脉弓

主动脉弓(arch of aorta)呈弓形弯向左后方,至第 4 胸椎体下缘移行为降主动脉。在主动脉弓的凸侧自右向左发出头臂干、左颈总动脉和左锁骨下动脉。头臂干粗而短,向右上方斜行至右胸锁关节的后方分为右颈总动脉和右锁骨下动脉。

主动脉弓壁外膜下有丰富的神经末梢,为压力感受器,可感受血压的变化。主动脉弓下方近动脉韧带处有 2～3 个粟粒状小体,称主动脉小球,属化学感受器,可感受血液中二氧化碳浓度的变化。

1. 颈总动脉

颈总动脉(common carotid artery)是头颈部的动脉主干。左侧起自主动脉弓,右侧起自头臂干。两侧颈总动脉均经胸锁关节的后方,沿食管、气管和喉的外侧上行,至甲状软骨上缘高度分为颈内动脉和颈外动脉(图 8-13)。

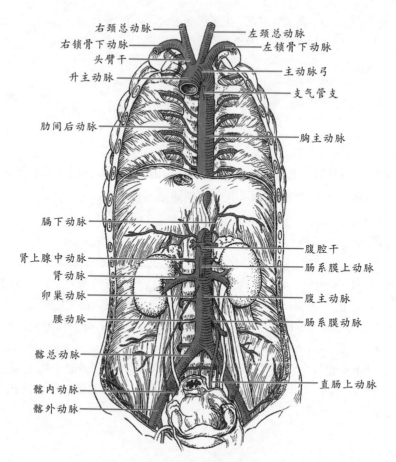

右颈总动脉
右锁骨下动脉
头臂干
升主动脉

左颈总动脉
左锁骨下动脉
主动脉弓
支气管支

肋间后动脉

胸主动脉

膈下动脉

肾上腺中动脉
肾动脉
卵巢动脉
腰动脉

腹腔干
肠系膜上动脉
腹主动脉
肠系膜动脉

髂总动脉

髂内动脉
髂外动脉

直肠上动脉

图 8-12　主动脉及其分支

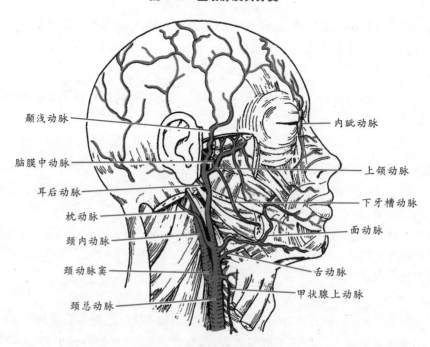

颞浅动脉

内眦动脉

脑膜中动脉

上颌动脉

耳后动脉
枕动脉
颈内动脉
颈动脉窦
颈总动脉

下牙槽动脉
面动脉
舌动脉
甲状腺上动脉

图 8-13　颈外动脉及其分支

164

颈总动脉末端和颈内动脉起始部的膨大部分称**颈动脉窦**,窦壁的外膜下有游离神经末梢,为压力感受器。当血压升高时,可刺激窦壁处的压力感受器,通过神经系统的调节,反射性地引起心跳减慢,末梢血管扩张,降低血压。颈内、颈外动脉分叉处的后方有一个扁椭圆形小体,称颈动脉小球,属化学感受器,可感受血液中二氧化碳浓度升高的刺激,反射性地促进呼吸加深、加快。

(1) 颈外动脉

颈外动脉(external carotid artery)(图 8-13)先位于颈内动脉的前内侧,后经其前方转至外侧,上行穿腮腺至下颌颈处分为颞浅动脉和上颌动脉两个终支。颈外动脉的主要分支有:

① **甲状腺上动脉**(superior thyroid artery):自颈外动脉起始部向前下至甲状腺侧叶上端,分布于甲状腺上部和喉。

② **舌动脉**(lingual artery):自平舌骨大角处发出,行向前内方入舌,分布于舌、腭扁桃体及舌下腺等。

③ **面动脉**(facial artery):自约平下颌角处起始,向前经下颌下腺深面,在咬肌前缘绕下颌骨下缘至面部,沿口角、鼻翼的外侧至内眦,改称内眦动脉。面动脉分支布于下颌下腺、面部和腭扁桃体等。活体上,可在咬肌前缘与下颌骨下缘交界处摸到面动脉的搏动,面部出血时可于此处压迫止血。

④ **颞浅动脉**(superficial temporal artery):其在外耳门前方上行,跨颧弓根至颞部皮下,分支布于额、颞、顶部软组织、腮腺和眼轮匝肌等。活体上,在外耳门前上方和颧弓根部可摸到颞浅动脉的搏动,头皮前部出血时可于此处压迫止血。

⑤ **上颌动脉**(maxillary artery):其经下颌颈深面入颞下窝直至翼腭窝,沿途分支布于外耳道、鼓室、牙和牙龈、鼻腔、腭、咀嚼肌及硬脑膜等处。其中**脑膜中动脉**,在下颌颈深面发出,向上经棘孔入颅中窝,分前、后两支,分布于硬脑膜和颅骨。前支经翼点内面上行,颞区骨折时易于伤及,引起硬脑膜外血肿。

另外,颈外动脉还发出枕动脉和耳后动脉等分支。

(2) 颈内动脉

颈内动脉(internal carotid artery)在颈部无分支,自颈总动脉发出后,垂直上行至颅底,经颈动脉管入颅腔,主要分布于脑和视器(见中枢神经系统)。

2. 锁骨下动脉

锁骨下动脉(subclavian artery)左侧起自主动脉弓,右侧起自头臂干,两者均经胸锁关节的后方斜向外至颈根部,呈弓形经胸膜顶前方,穿斜角肌间隙,至第 1 肋外侧缘处移行为腋动脉(图 8-14)。

(1) 锁骨下动脉的主要分支

① **椎动脉**(vertebral artery):其沿前斜角肌内侧上行,穿第 6～1 颈椎横突孔,经枕骨大孔入颅腔,分支布于脑和脊髓(见中枢神经系统)。

② **胸廓内动脉**(internal thoracic artery):其发自椎动脉起点相对处,向下入胸腔,沿胸骨外侧缘约 1 cm 处下行于胸前壁内面,至第 6 肋间隙处分为腹壁上动脉和肌膈动脉两终支。分支分布于胸前壁、心包、膈、腹直肌和腹膜等处。

③ **甲状颈干**(thyrocervical trunk):其为一短干,在前斜角肌内侧缘附近起始,迅即分为甲状腺下动脉、肩胛上动脉等数支,分布于甲状腺、喉、气管、咽、食管及肩部肌肉等处。

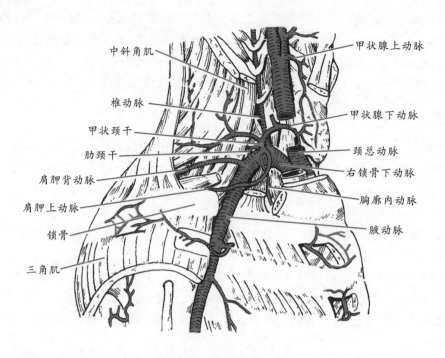

图 8-14　锁骨下动脉及其分支

（2）腋动脉

腋动脉（axillary artery）在第 1 肋外缘续于锁骨下动脉，行于腋窝深部，至背阔肌下缘移行为肱动脉（图 8-15），其主要分支有：胸肩峰动脉、胸外侧动脉、肩胛下动脉、旋肱前动脉、旋肱后动脉，其营养肩关节、上肢带肌及部分胸前壁。

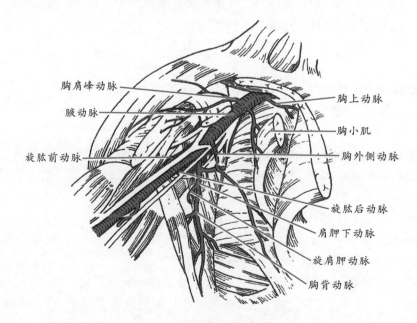

图 8-15　腋动脉及其分支

（3）肱动脉

肱动脉（brachial artery）（图 8-16）续自腋动脉，沿肱二头肌内侧沟至肘窝，平桡骨颈高度分为桡动脉和尺动脉。肱动脉位置表浅，可触及其搏动，肘窝内上方肱二头肌腱内侧是测量血压的听诊部位。前臂和手出血时，可在臂中部将肱动脉压向肱骨以暂时止血。肱动脉在上臂的主要分支是**肱深动脉**，伴桡神经沿桡神经沟下行，分布于肱三头肌和肱骨，其终支加入肘关节网。肱动脉的其他一些分支营养臂肌和参与肘关节网的组成。

（4）桡动脉和尺动脉

① **桡动脉**（radial artery）先经肱桡肌与旋前圆肌之间，再于肱桡肌腱与桡侧腕屈肌腱之间下行，至腕上方处位置表浅，是常用的触摸脉搏部位。其继而向下绕桡骨茎突转至手背，穿第 1 掌骨间隙入手掌深部，其末端与尺动脉掌深支吻合成掌深弓（图 8-17）。桡动脉主要分支如下：

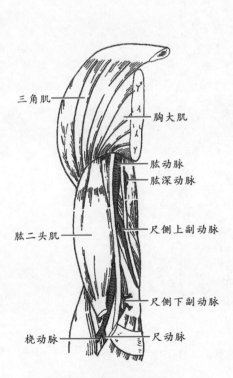

图 8-16　肱动脉及其分支

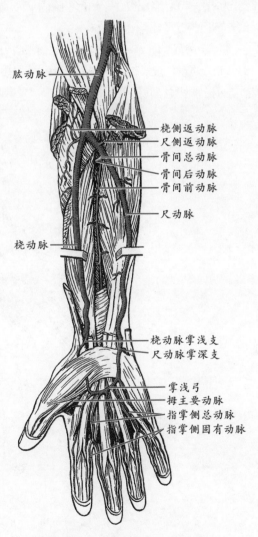

图 8-17　前臂和手的动脉（前面）

a. 掌浅支:在桡腕关节处发出,与尺动脉的末端吻合成**掌浅弓**。

b. 拇主要动脉:桡动脉入手掌处发出,分3支布于拇指两侧缘和示指桡侧缘。

② **尺动脉**(ulnar artery)(图8-17)在尺侧腕屈肌与指浅屈肌之间下行,经豌豆骨桡侧至手掌,末端与桡动脉掌浅支吻合成掌浅弓。尺动脉除沿途发支至前臂尺侧诸肌外,其主要分支如下:

a. 骨间总动脉:为一短干,随即又分为骨间前、后动脉,分别沿前臂骨间膜前、后面下降,分布于前臂前、后群肌及尺、桡骨。

b. 掌深支:在豌豆骨远侧发出,穿小鱼际至掌深部,与桡动脉末端吻合成**掌深弓**。

(5) 掌浅弓和掌深弓

① **掌浅弓**(superficial palmar arch)由尺动脉末端和桡动脉的掌浅支吻合而成,位于掌腱膜深面(图8-17)。掌浅弓发出3条指掌侧总动脉和1条小指尺掌侧动脉。指掌侧总动脉行至掌指关节处各分为两条指掌侧固有动脉,分别布于第2~5指的相对缘,小指尺掌侧动脉分布于小指尺侧缘。

② **掌深弓**(deep palmar arch)位于屈指肌腱深面,约平腕掌关节高度,由桡动脉的末端和尺动脉的掌深支组成(图8-18)。由弓发出3条掌心动脉,下行至掌指关节附近,分别注入相应的指掌侧总动脉。

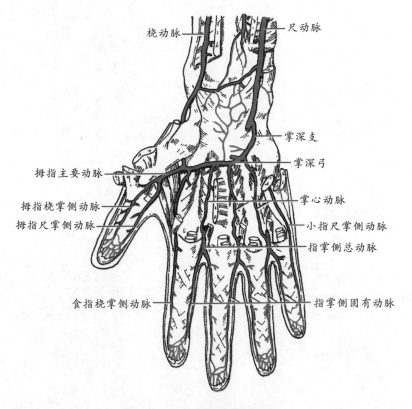

图8-18 手的动脉(掌侧面深层)

(三) 胸主动脉

胸主动脉(thoracic aorta)在第4胸椎下缘左侧续自主动脉弓,向下逐渐转至脊柱前方,达第 12 胸椎高度穿膈的主动脉裂孔,移行为腹主动脉(图 8-12)。

胸主动脉的分支有壁支和脏支。

1. 壁支

壁支包括肋间后动脉、肋下动脉和膈上动脉(图 8-12)。肋间后动脉共 9 对,分布于第 3~11 肋间隙。还有 1 对沿第 12 肋下缘行走的称肋下动脉。它们均沿相应的肋沟内走行,供应胸壁、上腹壁、背部和脊髓等处。1 对膈上动脉分布至膈上面的后部。

2. 脏支

脏支较细小,主要有支气管动脉、食管动脉和心包支,分布于同名器官处。

(四)腹主动脉

腹主动脉(abdominal aorta)自主动脉裂孔处沿腰椎前方下降,至第 4 腰椎体下缘处分为左、右髂总动脉。腹主动脉亦可分为壁支和脏支(图 8-12)。

1. 壁支

1 对膈下动脉分布于膈,该动脉发出肾上腺上动脉至肾上腺;4 对腰动脉分布于腰部、腹壁肌、脊髓及其被膜。

2. 成对脏支

(1) 肾上腺中动脉

肾上腺中动脉(middle suprarenal artery)平第 1 腰椎起自腹主动脉侧壁,分布于肾上腺。

(2) 肾动脉

肾动脉(renal artery)约平第 1、2 腰椎之间起自腹主动脉,横行向外经肾门入肾,入肾门之前发出肾上腺下动脉至肾上腺。

(3) 睾丸动脉

睾丸动脉(testicular artery)在肾动脉下方发自腹主动脉前壁,沿腰大肌前面斜向外下行,穿腹股沟管入阴囊,分布于睾丸和附睾。女性为卵巢动脉(ovarian artery),经卵巢悬韧带至卵巢和输卵管壶腹部。

3. 不成对脏支

(1) 腹腔干

腹腔干(coeliac trunk)为一短干,在主动脉裂孔稍下方起自腹主动脉前壁,随即分为 3 大分支(图 8-12、图 8-19):

① **胃左动脉**(left gastric artery)向左上方行至贲门附近转向右,沿胃小弯行于小网膜两层之间,与胃右动脉吻合,沿途分支至食管腹段、贲门和胃小弯附近的胃壁。

② **肝总动脉**(common hepatic artery)向右行至十二指肠上部的上缘,分为胃十二指肠动脉和肝固有动脉。

a. **胃十二指肠动脉**经十二指肠上部、幽门后方至胃的下缘,分为**胃网膜右动脉**和**胰十二指肠上动脉**。前者沿胃大弯向左,与胃网膜左动脉相吻合,分布于胃大弯右侧的胃壁和大网膜;后者分前、后两支分布于胰头和十二指肠降部。

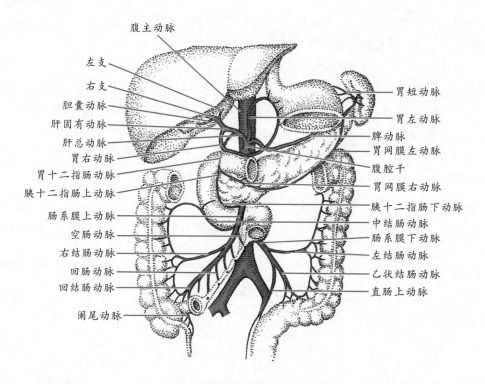

腹主动脉

左支
右支
胆囊动脉
肝固有动脉
肝总动脉
胃右动脉
胃十二指肠动脉
胰十二指肠上动脉
肠系膜上动脉
空肠动脉
右结肠动脉
回肠动脉
回结肠动脉
阑尾动脉

胃短动脉
胃左动脉
脾动脉
胃网膜左动脉
腹腔干
胃网膜右动脉
胰十二指肠下动脉
中结肠动脉
肠系膜下动脉
左结肠动脉
乙状结肠动脉
直肠上动脉

图 8-19　腹主动脉不成对的脏支

b. **肝固有动脉**在肝十二指肠韧带内上行至肝门,分成左、右两支入肝。右支在入肝门前发出**胆囊动脉**,分布于胆囊。肝固有动脉起始部还发出胃右动脉,沿胃小弯左行,与胃左动脉吻合,沿途分支布于胃小弯侧的胃壁。

③ **脾动脉**(splenic artery)沿胰上缘左行至脾门,分数条脾支入脾。还发出以下分支:

a. **胰支**有数支至胰体和胰尾。

b. **胃后动脉**分 1～2 支,经胃膈韧带至胃底后壁。

c. **胃短动脉**分 3～5 支,经胃脾韧带至胃底。

d. **胃网膜左动脉**分布于胃大弯左侧的胃壁和大网膜,与胃网膜右动脉吻合。

(2) 肠系膜上动脉

肠系膜上动脉(superior mesenteric artery)(图 8-19)约平第 1 腰椎处,起自腹主动脉前壁,经胰颈后方下行,越过十二指肠水平部的前面进入肠系膜根,斜向右下至右髂窝,其主要分支有:空肠动脉、回肠动脉、回结肠动脉、右结肠动脉和中结肠动脉,营养相应肠管。

(3) 肠系膜下动脉

肠系膜下动脉(inferior mesenteric artery)(图 8-19)约平第 3 腰椎处起自腹主动脉前壁,行向左下方至左髂窝,其分支有:左结肠动脉、乙状结肠动脉和直肠上动脉,营养相应肠管。

(五) 髂总动脉

髂总动脉(common iliac artery)(图 8-20)左、右各一,平第 4 腰椎高度自腹主动脉分出,沿腰大肌内侧向外下,至骶髂关节处分为髂内、外动脉。

1. 髂内动脉

髂内动脉(internal iliac artery)(图 8-20)为盆部动脉的主干,沿盆腔侧壁下行,分为壁支和脏支。

（1）壁支

① **闭孔动脉**（obturator artery）沿骨盆侧壁向前下行，穿闭膜管至股内侧部，营养股内侧肌群和髋关节。

② **臀上动脉**和**臀下动脉**分别穿梨状肌上、下孔至臀部，分布于臀肌和髋关节。

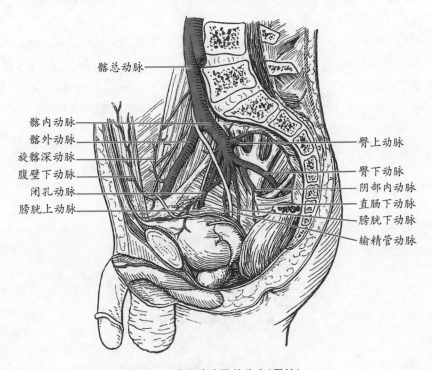

髂总动脉

髂内动脉
髂外动脉
旋髂深动脉
腹壁下动脉
闭孔动脉
膀胱上动脉

臀上动脉
臀下动脉
阴部内动脉
直肠下动脉
膀胱下动脉
输精管动脉

图 8-20　髂总动脉及其分支（男性）

（2）脏支

主要分支有：脐动脉、膀胱下动脉、直肠下动脉、子宫动脉（图 8-21）和阴部内动脉，营养盆腔器官。

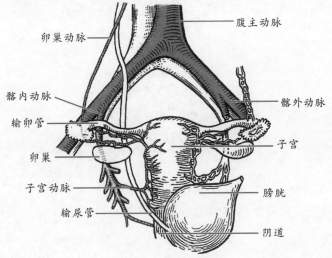

卵巢动脉

髂内动脉
输卵管
卵巢
子宫动脉
输尿管

腹主动脉

髂外动脉

子宫
膀胱
阴道

图 8-21　子宫动脉

2. 髂外动脉

髂外动脉(external iliac artery)(图 8-20)沿腰大肌内侧缘下降,经腹股沟韧带中点的深面至股前部,移行为股动脉。髂外动脉在腹股沟韧带稍上方发出腹壁下动脉和旋髂深动脉两条分支。前者进入腹直肌鞘,与腹壁上动脉吻合并分布于腹直肌;后者斜向外上行,分布于髂嵴及邻近肌。

(1)股动脉

股动脉(femoral artery)(图 8-22)是髂外动脉的直接延续,在股三角内下行,经收肌管穿收肌腱裂孔至腘窝,移行为腘动脉。活体上,在腹股沟韧带中点的稍下方,可摸到股动脉的搏动。下肢出血时,可在该处压迫止血。股动脉的主要分支是**股深动脉**,在腹股沟韧带中点下方 2~5 cm 处发出,行向后内下方,再分为旋股内、外侧动脉和 3 条穿动脉。分布于大腿前、后、内侧肌群和髋关节、股骨等。

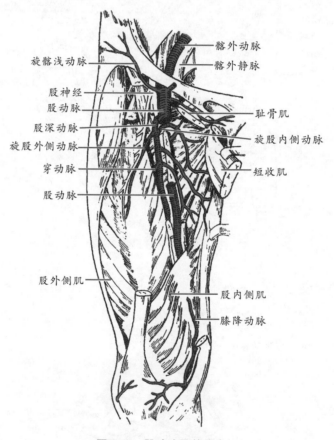

图 8-22　股动脉及其分支

(2)腘动脉

腘动脉(popliteal artery)(图 8-23)续于股动脉,经腘窝深部下行,至腘肌下缘分为胫前、胫后动脉。腘动脉在腘窝内发出许多关节支和肌支至膝关节及邻近肌,并参与组成膝关节网。

(3)胫后动脉

胫后动脉(posterior tibial artery)(图 8-23)沿小腿后面浅、深屈肌之间下降,经内踝后方

转入足底,分为足底内、外侧动脉。主要分支如下:

① **腓动脉**(图 8-23)起自胫后动脉的上部,沿腓骨内侧下行,分支营养邻近诸肌和胫、腓骨。

② **足底内侧动脉**(图 8-24)沿足底内侧前行,分布于足底内侧。

③ **足底外侧动脉**(图 8-24)先向外侧斜行至第 5 跖骨底,再转向内侧至第 1 跖骨间隙,与足背动脉的足底深支吻合成足底弓。由弓发出 4 支跖足底总动脉,再向前各分为 2 支跖足底固有动脉,分布于足趾。

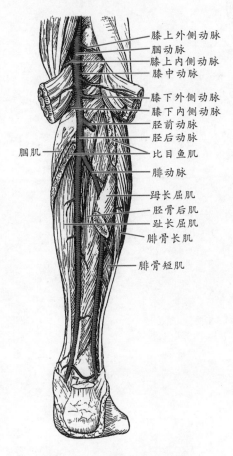

图 8-23　腘窝及小腿后的动脉

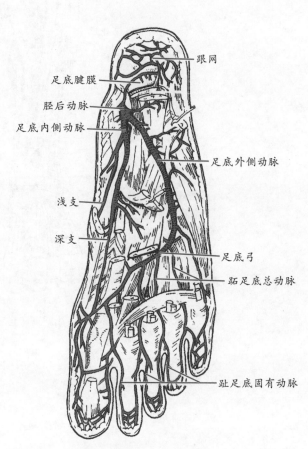

图 8-24　足底的动脉

（4）胫前动脉

胫前动脉(anterior tibial artery)(图 8-25)穿小腿骨间膜至小腿的前面,行于小腿前群肌之间,至踝关节的前方移行为足背动脉。主要营养小腿前群肌,并分支参与构成膝关节网。

（5）足背动脉

足背动脉(dorsal artery of foot)(图 8-25)在踝关节前方续自胫前动脉,经姆长伸肌腱和趾长伸肌腱之间前行,在第 1 跖骨间隙近侧端分为第 1 跖背动脉和足底深支两终支。足背动脉位置表浅,在姆长伸肌腱的外侧可触及搏动,足部出血时,可在此处压迫止血。

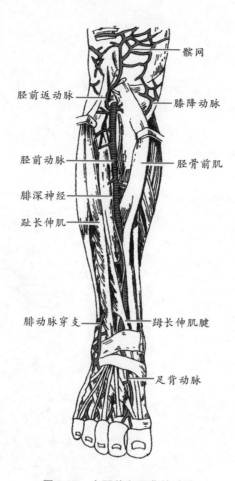

髌网
胫前返动脉
膝降动脉
胫前动脉
胫骨前肌
腓深神经
趾长伸肌
腓动脉穿支
踇长伸肌腱
足背动脉

图 8-25　小腿前和足背的动脉

（张业贵　王继胜）

第四节　静　　脉

　　静脉（vein）是导血回心的血管,始于毛细血管,向心汇集并不断接受属支,终于心房。由于静脉内压力低,血流缓慢,为维持动、静脉血流量的动态平衡,故静脉在结构配布上具有以下若干特点:

　　① 静脉管腔大、管壁薄、数量多,总容积超过动脉一倍以上。

　　② 有深、浅静脉之分,两者相互交通,**深静脉**常与同名动脉伴行,**浅静脉**位于皮下,是注射、输液或取血的常用部位。

　　③ 吻合多:浅静脉一般吻合成网,深静脉则在某些脏器的周围或壁内吻合成丛。深、浅静脉之间的吻合亦丰富,当深静脉受阻时,该部位的浅静脉便成为侧副循环的重要途径,反之亦然。

④ 静脉壁内有**静脉瓣**,可防止血液逆流或改变血流方向,在受重力影响较大的部位瓣膜多而发达,故下肢静脉瓣膜较头颈及胸部为多(图 8-26)。

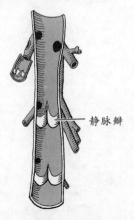

静脉瓣

图 8-26　静脉瓣

全身的静脉分为肺循环的静脉和体循环的静脉。

一、肺循环的静脉

肺静脉(pulmonary veins)在左、右各有两条,分别称为**左上、下肺静脉**和**右上、下肺静脉**,均起自肺门,注入左心房。肺静脉将富含氧气的动脉血从肺输送至左心房。

二、体循环的静脉

体循环静脉包括 3 部分:**心静脉系**、**上腔静脉系**和**下腔静脉系**(包括肝门静脉系)。心静脉系在前文已述。

(一)上腔静脉系

上腔静脉系由收集头颈部、上肢和胸部(心、肺除外)等上半身区域血液回流的静脉构成。

上腔静脉(superior cava vein)为一粗短静脉干,由左、右头臂静脉在右第 1 胸肋结合处后方汇合而成,垂直下降,在平右侧第 3 胸肋关节的下缘处注入右心房。在入心之前还接纳了奇静脉(图 8-27)。

1. 头臂静脉

头臂静脉(brachiocephalic vein)在左、右各一,分别由同侧的颈内静脉和锁骨下静脉在胸锁关节后方汇合而成,汇合处所成的夹角称**静脉角**(图 8-27)。

(1)颈内静脉

颈内静脉(internal jugular vein)在颈静脉孔处续于乙状窦,先在颈内动脉的背侧,继沿颈总动脉外侧下行,至胸锁关节后方与锁骨下静脉汇合成头臂静脉(图 8-27、图 8-28)。

颈内静脉的属支较多,可分为颅内支和颅外支。颅内属支包括脑、颅骨、视器和前庭蜗器等处的静脉(详见中枢神经系统)。颅外属支主要有**面静脉**和**下颌后静脉**等。

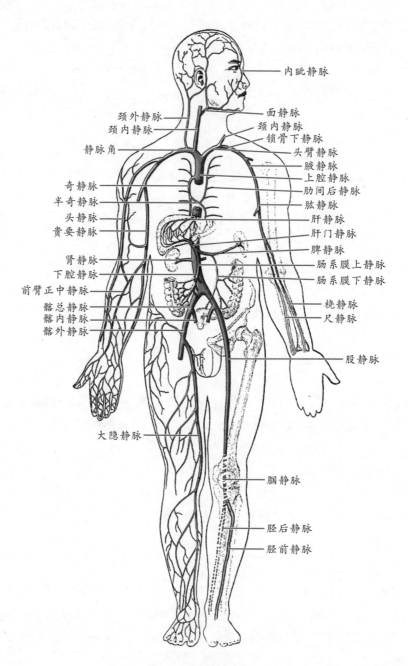

图 8-27　体循环的静脉示意图

① **面静脉**（facial vein）起自内眦静脉，至下颌角下方与下颌后静脉的前支汇合后，下行注入颈内静脉。面静脉通过内眦静脉经眼上静脉与颅内海绵窦相交通。面静脉缺乏静脉瓣，面部感染时若处理不当（如挤压等），血液可倒流入海绵窦，引起颅内感染。因此，将鼻根至两侧口角的三角区称为"**危险三角**"（图 8-28）。

② **下颌后静脉**（retromandibular vein）由颞浅静脉与上颌静脉在腮腺内汇合而成，下行达腮腺下端分为前、后两支。前支向前下汇入面静脉；后支与耳后静脉及枕静脉合成颈外静脉（图 8-28）。

③ **舌静脉**和**甲状腺上静脉**与同名动脉相伴行,注入颈内静脉。

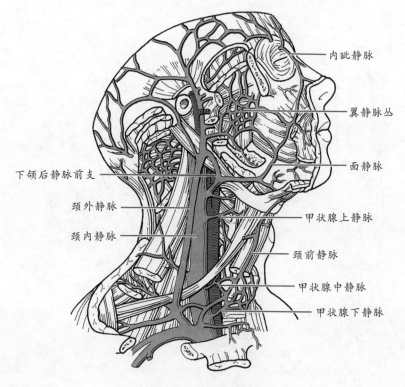

内眦静脉

翼静脉丛

面静脉

下颌后静脉前支

颈外静脉

颈内静脉

甲状腺上静脉

颈前静脉

甲状腺中静脉

甲状腺下静脉

图 8-28　头颈部的静脉

（2）锁骨下静脉

锁骨下静脉（subclavian vein）自第 1 肋外缘处续腋静脉,向内侧至胸锁关节后方,与颈内静脉合成头臂静脉。锁骨下静脉位置固定、管腔大,利于静脉穿刺。锁骨下静脉的属支除腋静脉外,尚有颈外静脉,与锁骨下动脉分支伴行的静脉多注入颈外静脉和头臂静脉。

颈外静脉（external jugular vein）是颈部最大的浅静脉,由下颌后静脉的后支和耳后静脉等合成,沿胸锁乳突肌表面下行,至该肌下端后缘处注入锁骨下静脉。

（3）上肢静脉

上肢的静脉富有瓣膜,分浅、深静脉,最终均汇入腋静脉。

① 上肢浅静脉如图 8-29所示。

a. **头静脉**（cephalic vein）起于手背静脉网的桡侧,逐渐转至前臂屈侧,经肘部,沿肱二头肌外侧上行,至三角肌胸大肌间沟,穿深筋膜,注入腋静脉。其收纳手和前臂桡侧掌面和背面的浅静脉。

b. **贵要静脉**（basilic vein）起于手背静脉网的尺侧,逐渐转至前臂的屈侧,经肘窝,沿肱二头肌内侧上行,至臂中点稍下方穿深筋膜汇入肱静脉或伴肱静脉上行注入腋静脉。其收集手和前臂尺侧的浅静脉。

c. **肘正中静脉**（median cubital vein）粗而短,变异较大,斜行于肘窝皮下,常连接贵要静脉和头静脉,不易移动,是临床常用的静脉穿刺部位。

② 上肢的深静脉均与同名动脉伴行,每条动脉多伴有两条静脉,其间借许多交通支连接,且与浅静脉亦有吻合。两条肱静脉通常在胸大肌下缘处延续为腋静脉。

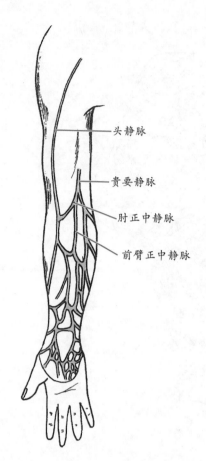

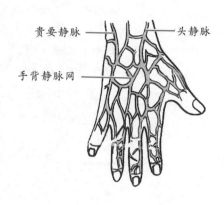

头静脉

贵要静脉

肘正中静脉

前臂正中静脉

贵要静脉 — 头静脉

手背静脉网

图 8-29　上肢的浅静脉

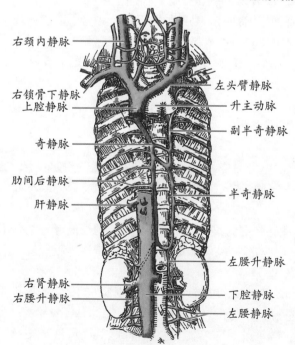

右颈内静脉

右锁骨下静脉
上腔静脉

奇静脉

肋间后静脉

肝静脉

左头臂静脉

升主动脉

副半奇静脉

半奇静脉

左腰升静脉

右肾静脉
右腰升静脉

下腔静脉
左腰静脉

图 8-30　奇静脉

腋静脉（axillary vein）位于腋动脉的前内侧，在第 1 肋外缘处延为锁骨下静脉。收集上肢浅、深静脉的血液。

3. 奇静脉

奇静脉（azygos vein）（图 8-30）起自右腰升静脉，沿胸椎体的右侧上升至第 4 胸椎体高度，向前勾绕右肺根上方，注入上腔静脉。奇静脉沿途主要收集右侧肋间后静脉、食管静脉、支气管静脉及半奇静脉的血液。

（1）半奇静脉

半奇静脉（hemiazygos vein）起自左腰升静脉。沿胸椎体左侧上升，平第 9 或第 10 胸椎的高度，向右横过脊柱前面，注入奇静脉。半奇静脉收集左侧下部肋间后静脉、副半奇静脉和食管静脉的血液。

（2）副半奇静脉

副半奇静脉（accessory hemiazygos vein）收集左侧中、上部肋间后静脉，沿胸椎体左侧下行注入半奇静脉，或向右横过脊柱前方直接注入奇静脉。

（3）椎静脉丛

椎静脉丛（vertebral venous plexus）（图 8-31）依所在部位有椎内、外静脉丛之分。椎外静脉丛收集椎体及附近诸肌的静脉血。椎内静脉丛收纳椎骨和脊髓的静脉血，内、外两丛彼此相通。椎静脉丛除接受椎静脉、肋间后静脉和腰静脉外，其下部与盆部静脉广泛交通，上经枕骨大孔与硬脑膜窦相连通。因此，椎静脉丛是沟通上、下腔静脉的一个重要途径。

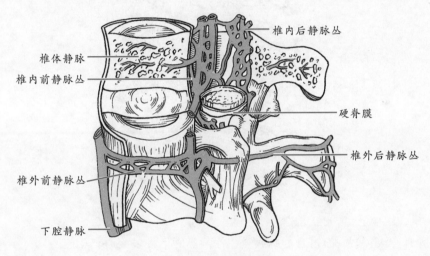

椎内后静脉丛
椎体静脉
椎内前静脉丛
硬脊膜
椎外后静脉丛
椎外前静脉丛
下腔静脉

图 8-31　椎静脉丛

（二）下腔静脉系

下腔静脉系由收集腹、盆部及下肢等下半身区域血液回流的静脉所组成（图 8-32）。

下腔静脉（inferior cava vein）是人体最大的静脉，在第 4～5 腰椎体的右前方由左、右髂总静脉汇合而成，沿主动脉腹部的右侧上行，经肝的腔静脉沟，穿膈的腔静脉裂孔到达胸腔，注入右心房。

1. 髂总静脉

髂总静脉（common iliac vein）位于骨盆侧壁，髂总动脉的后方。

（1）髂内静脉

髂内静脉（iliaca interna vein）在坐骨大孔的稍上方由盆部静脉合成，伴同名动脉的后内侧上行，至骶髂关节的前方与髂外静脉汇合成髂总静脉。髂内静脉的属支可分为壁支和脏支：壁支收集同名动脉分布区的静脉血；脏支包括直肠下静脉、阴部内静脉和子宫静脉等，它们分别起自直肠丛、阴部丛、膀胱丛和子宫阴道丛等。

（2）髂外静脉

髂外静脉（external iliac vein）是股静脉的直接延续，收集下肢所有浅、深静脉的血液，其本干和属支均与同名动脉伴行。

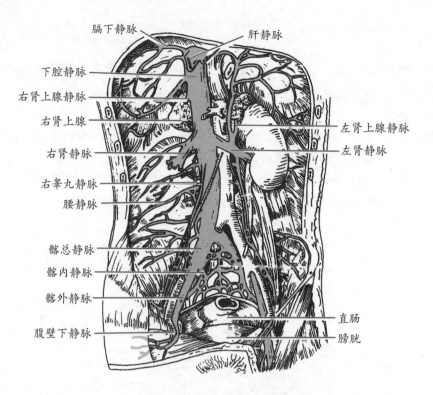

膈下静脉　　　　　　　　　　肝静脉

下腔静脉

右肾上腺静脉

右肾上腺

右肾静脉　　　　　　　　　　　　　　左肾上腺静脉

右睾丸静脉　　　　　　　　　　　　　左肾静脉

腰静脉

髂总静脉

髂内静脉

髂外静脉

腹壁下静脉　　　　　　　　　　　　　直肠

膀胱

图 8-32　下腔静脉及其属支

（3）下肢的静脉

下肢静脉有浅、深两种，富含静脉瓣，浅、深静脉间借许多交通支相连。

① 下肢浅静脉（图 8-33）可分为以下两种：

a. **小隐静脉**（small saphenous vein）起自足背静脉弓外侧，经外踝后方，沿小腿后面上行，经腓肠肌两头之间至腘窝，穿深筋膜注入腘静脉。

b. **大隐静脉**（great saphenous vein）起自足背静脉弓内侧，经内踝前面沿小腿内侧伴隐神经上行，经膝关节内侧，股骨内侧髁后方，再沿大腿内侧上行，并逐渐转至前面，于耻骨结节下外方穿隐静脉裂孔注入股静脉。大隐静脉除沿途收集小腿和大腿内侧的浅静脉外，在穿隐静脉裂孔前还接纳**股外侧浅静脉、股内侧浅静脉、阴部外静脉、腹壁浅静脉**和**旋髂浅静脉** 5 支浅静脉。大隐静脉在内踝前方，位置表浅，临床常在此做静脉穿刺或静脉切开。

② 下肢深静脉从足到小腿的深静脉都与同名动脉伴行，每条动脉有两条伴行静脉，胫前、后静脉在腘肌下缘合成一条腘静脉与腘动脉伴行，穿收肌腱裂孔移行为股静脉。

股静脉（femoral vein）伴随股动脉上行，到腹股沟韧带深面延为髂外静脉。股静脉接受股动脉分支的伴行静脉和大隐静脉，收集下肢所有的浅、深静脉血。

2. 下腔静脉的属支

直接汇入下腔静脉的属支分为壁支和脏支（图 8-32）。

（1）壁支

壁支有**膈下静脉**和**腰静脉**，皆与同名动脉伴行。腰静脉有 4 对，直接注入下腔静脉。各腰静脉之间有纵支相连，称为**腰升静脉**。左、右腰升静脉向上，分别延为半奇静脉和奇静脉，向下分别与左、右髂总静脉相连(图 8-30)。

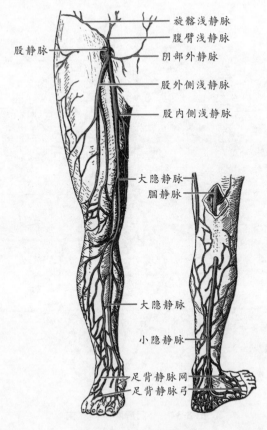

图 8-33　下肢的浅静脉

（2）脏支

① **睾丸静脉**（testicular vein）起自睾丸和附睾，呈蔓状缠绕睾丸动脉，组成**蔓状静脉丛**（pampiniform plexus），向上逐渐合并，最后合成一干，右侧的注入下腔静脉，左侧的注入左肾静脉。在女性为卵巢静脉，起自卵巢，其回流与男性相同。

② **肾静脉**（renal vein）左、右各一，经肾动脉前方横向内侧，注入下腔静脉。左肾静脉较长，还接受左睾丸静脉（或左卵巢静脉）和左肾上腺静脉。

③ **肾上腺静脉**（suprarenal vein）左、右各一，左侧注入左肾静脉，右侧注入下腔静脉。

④ **肝静脉**（heptic vein）有左、中、右 3 条干，均包埋于肝实质内，在腔静脉沟处分别注入下腔静脉。收集肝门静脉和肝固有动脉左、右支运到肝内的血液。

3. 肝门静脉

肝门静脉（portal vein）为一短而粗的静脉干，长 6～8 cm，由肠系膜上静脉和脾静脉在胰颈后方汇合而成，在肝十二指肠韧带内，经肝固有动脉和胆总管之间的后方，至肝门处分为左、右支入肝，在肝内反复分支注入肝血窦。肝血窦同时接受肝固有动脉分支导入的血液，最后汇成小静脉，注入肝静脉。

由此可见，肝门静脉是介于两种毛细血管之间的静脉干。肝门静脉及其属支无瓣膜，故当肝门静脉压力升高时，血液易发生逆流。肝门静脉收集食管腹段、胃、小肠、大肠（到直肠上部)、胰、胆和脾的静脉血(图 8-34)。

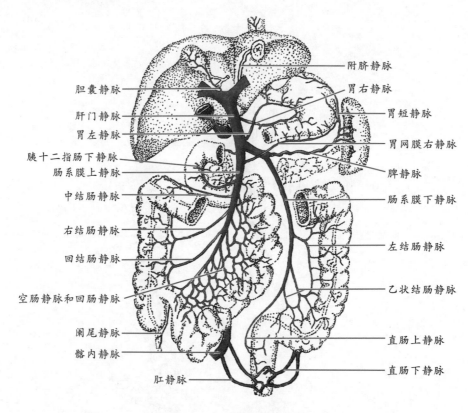

胆囊静脉

肝门静脉

胃左静脉

胰十二指肠下静脉

肠系膜上静脉

中结肠静脉

右结肠静脉

回结肠静脉

空肠静脉和回肠静脉

阑尾静脉

髂内静脉

肛静脉

附脐静脉

胃右静脉

胃短静脉

胃网膜右静脉

脾静脉

肠系膜下静脉

左结肠静脉

乙状结肠静脉

直肠上静脉

直肠下静脉

图 8-34　肝门静脉及其属支

(1) 肝门静脉的主要属支

① **肠系膜上静脉**(superior mesenteric vein)在同名动脉的右侧上行,除收集同名动脉分布区的血液外,还收纳胃十二指肠动脉供区的静脉血。

② **脾静脉**(splenic vein)于脾门处由数支静脉汇合而成,经胰的后方,脾动脉的下方横向右,除收纳同名动脉分布范围的静脉血外,还接受肠系膜下静脉和胃后静脉。

③ **肠系膜下静脉**(inferior mesenteric vein)与同名动脉伴行,至胰体后方注入脾静脉或肠系膜上静脉,或注入此两静脉的汇合处。

④ **胃左静脉**(left gastric vein)与胃左动脉伴行,注入肝门静脉。胃左静脉在贲门处与食管静脉吻合。

⑤ **胃右静脉**(right gastric vein)与胃右动脉伴行。胃右静脉在注入肝门静脉前,常接受幽门前静脉,在胃十二指肠手术中可作为区别胃与十二指肠的分界标志。

⑥ **胆囊静脉**(cystic vein)收集胆囊壁的血液,注入肝门静脉或其右支。

⑦ **附脐静脉**(paraumbilical vein)为数条细小静脉,起自脐周静脉网,沿肝圆韧带行走,注入肝门静脉(图 8-35)。

(2) 肝门静脉与腔静脉系的吻合及侧支循环

肝门静脉系与上、下腔静脉系之间主要通过食管静脉丛、直肠静脉丛、脐周静脉网等相吻合(图 8-35)。

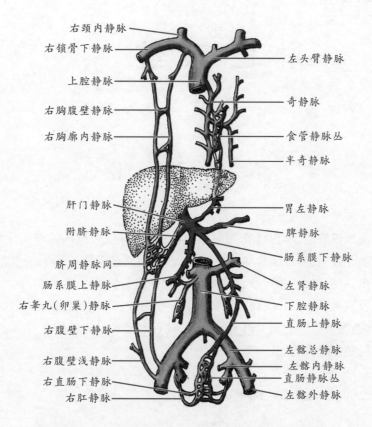

右颈内静脉
右锁骨下静脉
上腔静脉
右胸腹壁静脉
右胸廓内静脉
肝门静脉
附脐静脉
脐周静脉网
肠系膜上静脉
右睾丸（卵巢）静脉
右腹壁下静脉
右腹壁浅静脉
右直肠下静脉
右肛静脉

左头臂静脉
奇静脉
食管静脉丛
半奇静脉
胃左静脉
脾静脉
肠系膜下静脉
左肾静脉
下腔静脉
直肠上静脉
左髂总静脉
左髂内静脉
直肠静脉丛
左髂外静脉

图 8-35　肝门静脉系与上、下腔静脉系之间的交通模式

　　正常情况下这些吻合支细小，血流量较少。如果肝门静脉循环发生障碍（肝硬化、门脉高压），肝门静脉系的血液可通过上述吻合途径形成侧支循环，经上、下腔静脉系回流入心脏。但是，由于此时吻合部位小静脉血流量剧增，致小静脉压力增大，会出现静脉曲张现象。一旦破裂，常引起大出血。如胃底和食管下段的静脉丛破裂引起呕血；直肠静脉丛破裂引起便血；当脐周围静脉曲张时，则出现"海蛇头"样外观。由于肝门静脉循环障碍，血流受阻，可以引起脾肿大及胃肠淤血，这是产生腹水的原因之一。

（缪化春　黄　锐）

第九章

淋 巴 系 统

第一节 总 论

淋巴系统由**淋巴管道**、**淋巴器官**和**淋巴组织**组成,淋巴管道内流动着无色透明的淋巴液,简称为**淋巴**。淋巴管能协助静脉的血液回流,当血液经动脉流到毛细血管时,部分血液从毛细血管渗出,进入组织间隙,形成组织液,与组织进行物质交换后,其中大部分被毛细血管的静脉端吸收进入静脉,另一部分(水和大分子物质)经毛细淋巴管吸入,成为淋巴而向心流动,因而可作为循环系统的辅助部分。此外,淋巴器官和淋巴组织还有过滤淋巴液、产生淋巴细胞和进行免疫应答功能。

一、淋巴系统的形态结构和特点

(一)淋巴管道

淋巴管道可分为毛细淋巴管、淋巴管、淋巴干及淋巴导管等。毛细淋巴管以稍膨大的盲端起始于组织间隙,彼此吻合成网,管壁仅有一层内皮细胞,故薄而通透性大,大分子蛋白质、脂类和外来的异物(如癌细胞)等易进入。除脑、软骨、角膜、晶状体等处外,毛细淋巴管遍布全身。淋巴管是由毛细淋巴管汇合而成,具有较多瓣膜,以利回流。淋巴管汇合成淋巴干,如收集头颈部的颈干;收集上肢淋巴的锁骨下干;收集胸部淋巴的支气管纵隔干;收集下肢、盆部及腹后部淋巴的腰干以及收集腹腔内不成对脏器淋巴的肠干。淋巴干分别汇入淋巴导管,右颈干、右锁骨下干和右支气管纵隔干归入右淋巴导管,其余的淋巴干均归入胸导管(图9-1)。

淋巴管间有丰富的吻合支相连,当淋巴管因肿瘤、炎症阻塞时或淋巴结摘除后而淋巴管被切断时,不仅侧支吻合管扩大形成新的通路,同时被切断的淋巴管迅速再生,建立淋巴侧支循环,这也是癌肿转移和扩散的通道。

(二)淋巴器官

1. 淋巴结

淋巴结(lymph nodes)为大小不一的圆形或肾形灰红色小体,病变状态下体积可增大。淋巴结一侧向内凹陷为淋巴结门,为输出管发出处;另一侧为凸面,为输入管进入处;一淋巴结的输出管可成为另一淋巴结的输入管。浅、深淋巴管在向心流动过程中,都经过一系列的淋巴结,淋巴流经淋巴结时,淋巴结所产生的淋巴细胞进入淋巴液中,共同形成淋巴液。

　　人体各器官或局部的淋巴管都引流至一定的淋巴结群,引流某一器官或部位淋巴的第一级淋巴结称为该器官的**局部淋巴结**,当某器官或部位发生病变时,如炎症、异物、癌细胞即可沿淋巴管蔓延或转移到该局部淋巴结,该淋巴结将阻截异物,加以消灭,对机体起到重要的保护作用,如不能阻截和消灭,则病变可继续蔓延,所以局部淋巴结对诊断治疗疾病有重大意义。

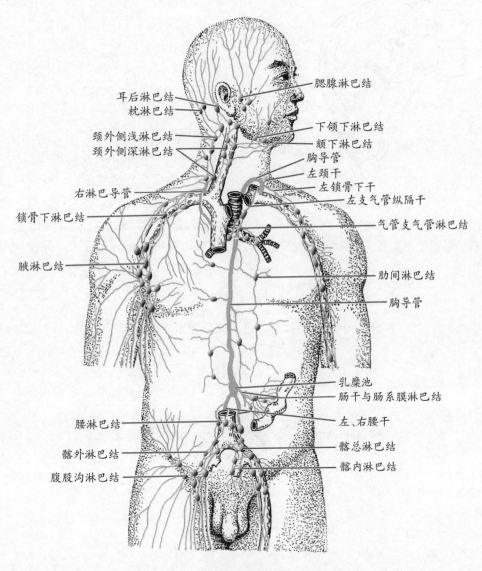

图 9-1　淋巴系统示意图

2. 脾

　　脾(spleen)位于左季肋区,呈椭圆形,质地软而脆,暗红色,其长轴与第 10 肋一致,与第 9～11 肋相对。可分前、后两端,上、下两缘,上缘有 2～3 个切迹称**脾切迹**,可作为触诊脾的标志。外面为膈面,内面为脏面,脏面中央有一纵形沟,为神经、血管出入的脾门。脾是腹膜内位器官,有韧带支持固定,正常在左肋弓下缘不能触及。

　　脾是重要的淋巴器官,主要功能是储存血液,产生淋巴细胞,胎儿时可产生各种血细胞。

并产生抗体参与体内免疫作用。有吞噬衰老、死亡的红细胞以及其他异物如细菌等作用（图9-2）。

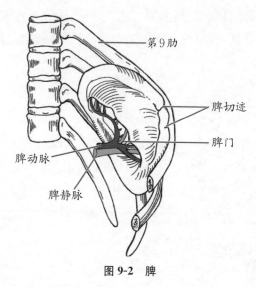

图9-2　脾

（三）淋巴组织

淋巴组织是含有大量淋巴细胞的网状组织。除淋巴器官外，消化、呼吸、泌尿和生殖管道以及皮肤等处含有丰富的淋巴组织，起着防御屏障的作用。

二、淋巴回流的因素

淋巴管内的淋巴流动主要是由于不断生成新的淋巴推动前进。毛细淋巴管的排空对新的淋巴生成有促进作用；另外使淋巴管受挤压的因素，如动脉搏动、运动器官的运动、胸腔的负压、直接或间接对淋巴管的挤压、淋巴管本身的平滑肌的收缩等，都可推动淋巴的回流，管内瓣膜可防止淋巴逆流，对回流亦起重要作用（图9-3）。

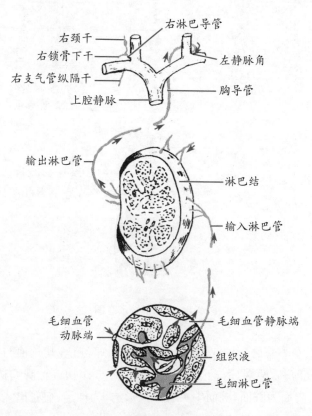

图9-3　淋巴的生成与回流

第二节　人体的淋巴导管

全身的淋巴都经淋巴导管注入静脉角。

一、胸导管

胸导管（thoracic duct）（图 9-1）是全身最长、最粗的淋巴导管，长 30～40 cm，下端起于呈梭形膨大的乳糜池。**乳糜池**（cisterna chyli）在第 11 胸椎和第 2 腰椎之间，右膈脚的后方，由左、右腰干和肠干合成。胸导管自乳糜池向上经膈的主动脉裂孔进入胸腔的后纵隔内，在食管的后方，胸主动脉与奇静脉之间，沿脊柱前面上行，达第 4、5 胸椎处，向左偏移，经主动脉弓后方向上，在颈根部弓形向外上方，注入左静脉角。其开口处有瓣膜，可防止静脉血液的流入。胸导管的末端有左支气管纵隔干、左颈干和左锁骨下干的注入。收集两下肢、腹盆部、左半胸、左头颈和左上肢，即全身 3/4 部位的淋巴回流。

二、右淋巴导管

右淋巴导管（right lymphatic duct）为一短干，长约 1.5 cm，由右锁骨下干、右颈干和右支气管纵隔干合成，注入右静脉角。

第三节　全身主要的淋巴结和淋巴管

一、头颈部的淋巴结和淋巴管

（一）头部的淋巴结

头部的淋巴结主要引流收集头面部淋巴。呈环状配布于头、颈交界处，输出淋巴管直接或间接注入颈外侧上深淋巴结。头部淋巴结主要有（图 9-2、图 9-4）：枕淋巴结、乳突淋巴结、腮腺淋巴结、下颌下淋巴结和颏下淋巴结。

（二）颈部的淋巴结

颈部的淋巴结分浅、深两群，均沿静脉纵行排列（图 9-2、图 9-4）。

1. 颈外侧浅淋巴结

颈外侧浅淋巴结（superficial lateral cervical lymph nodes）位于胸锁乳突肌的表面和后缘的外面，沿颈外静脉排列，收集枕淋巴结和耳后淋巴结的输出管，其输出管注入颈外侧上深淋巴结。

2. 颈外侧深淋巴结

颈外侧深淋巴结(deep lateral cervical lymph nodes)主要沿颈内静脉自上而下排列成纵行的淋巴结链,以肩胛舌骨肌为界,分为上方的颈外侧上深淋巴结和下方的颈外侧下深淋巴结。

(1)颈外侧上深淋巴结

收集下颌下、颏下及颈外侧浅淋巴结的输出管,因此头部的淋巴管最后均汇入颈外侧上深淋巴结。另外还收集颈部喉、气管、食管和腭扁桃体的淋巴。部分位于鼻咽部的后方称**咽后淋巴**(retropharyngeal lymph nodes),收集鼻腔、鼻旁窦、咽、腭、咽鼓管和中耳的淋巴管。

(2)颈外侧下深淋巴结

颈外侧下深淋巴结沿颈内静脉下段排列,其中部分淋巴结向外延续,排列在锁骨下血管周围,又称**锁骨上淋巴结**(supraclavicular lymph nodes),收集颈外侧上深淋巴结的输出管。

颈外侧深淋巴结输出管汇合成颈干,左侧注入胸导管,右侧注入右淋巴导管。颈干注入淋巴导管处通常缺少瓣膜,当患胃癌或食管癌时,癌细胞可经胸导管由颈干逆流而转移到左锁骨上淋巴结。此时可在胸锁乳突肌后缘与锁骨之间的交角处触及肿大的左锁骨上淋巴结。

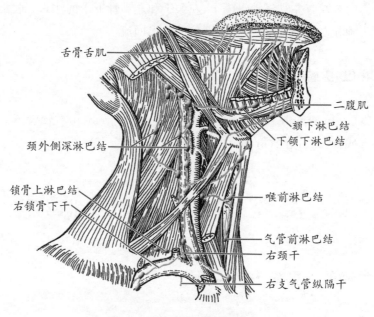

图 9-4　颈部的淋巴管和淋巴结

二、上肢的淋巴结和淋巴管

(一)肘淋巴结

肘淋巴结(cubital lymph nodes)位于肘窝处,在贵要静脉的附近,分浅、深二组,收集手和前臂尺侧半的淋巴,输出管向上与肱动脉伴行,注入腋淋巴结。

(二)腋淋巴结

腋淋巴结(axillary lymph nodes)位于腋窝内,数目较多,沿血管排列,分为 5 群

（图 9-5）：胸肌淋巴结、外侧淋巴结、肩胛下淋巴结、中央淋巴结和尖淋巴结,输出淋巴管汇合成锁骨下干。

三、胸部的淋巴结和淋巴管

（一）胸壁的淋巴结

1. 浅层的淋巴管

浅层的淋巴管主要入腋淋巴结。女性乳房的淋巴管,以乳头为中心,呈辐射状排列,一部分穿过肋间隙入胸骨旁淋巴结;另一部分横过胸前部与对侧乳房淋巴管相交通;乳房上部淋巴管入尖淋巴结;外侧部淋巴管入胸肌淋巴结;下部淋巴管向下与腹前壁淋巴管相连。乳腺炎症或癌症时,会经上述途径扩散。

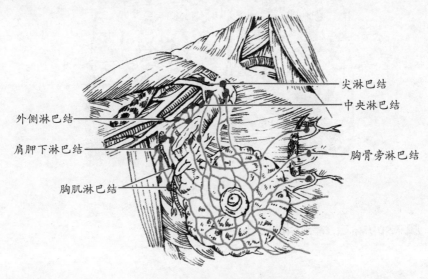

图 9-5　腋淋巴结和乳房淋巴管

2. 深层的淋巴管

（1）肋间淋巴结

肋间淋巴结（intercostal lymph nodes）位于肋头附近,收集胸后壁深层淋巴管。

（2）胸骨旁淋巴结

胸骨旁淋巴结（parasternal lymph nodes）在胸骨两旁,沿胸廓内动脉排列,收集胸前壁深淋巴管、膈及肝上面的淋巴管,它们的输出管入支气管纵隔干。

（二）胸腔器官的淋巴结

1. 肺淋巴结

肺淋巴结（pulmonary lymph nodes）位于肺内,沿支气管及肺动脉分支排列,输出管注入肺门处的肺门淋巴结,又称支气管肺淋巴结,其输出管注入气管权周围的气管支气管淋巴结,输出管注入气管周围的气管旁淋巴结。

2. 纵隔前淋巴结和纵隔后淋巴结

纵隔前淋巴结(anterior mediastinal lymph nodes)和纵隔后淋巴结(posterior mediastinal lymph nodes)位于纵隔内,收集胸腺、心包、心、食管、胸主动脉和膈、肝上面的淋巴管。

上述左、右气管旁淋巴结和纵隔前淋巴结的输出管汇合成左、右支气管纵隔干(图 9-6),右侧的注入右淋巴导管,左侧的注入胸导管。

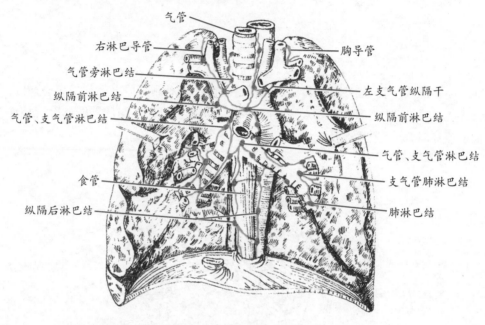

图 9-6　胸腔脏器淋巴结

四、腹部的淋巴结和淋巴管

(一)腹壁的淋巴结

腹前壁的淋巴管,在脐以上的注入腋淋巴结,在脐以下的注入腹股沟浅淋巴结;腹后壁的淋巴管注入腰淋巴结。

(二)腹腔器官的淋巴结

成对脏器,如肾、肾上腺、卵巢、睾丸和附睾的淋巴管都注入腰淋巴结。腰淋巴结位于腹主动脉和下腔静脉周围,其输出管在动、静脉的两侧形成左、右腰干。不成对脏器,如肝、胆囊、胰、脾、胃、小肠和大肠的淋巴管,分别注入不成对血管周围的淋巴结,其输出管汇合成肠干。

1. 沿腹腔干及其分支周围的淋巴结

其包括胃左、右淋巴结,胃网膜左、右淋巴结,幽门上、下淋巴结,肝淋巴结,胰淋巴结,脾淋巴结,沿同名动脉周围排列,收集相应动脉分布范围的淋巴,输出淋巴管最后均入腹腔干周围的腹腔淋巴结(coeliac lymph nodes)(图 9-7)。

2. 沿肠系膜上动脉及其分支排列的淋巴结

其包括肠系膜淋巴结、回结肠淋巴结、右结肠淋巴结、中结肠淋巴结,分别位于同名动脉的周围,收集空肠、回肠到横结肠脾曲的淋巴管。它们的输出管均入肠系膜上淋巴结

(superior mesenteric lymph nodes)(图 9-8)。

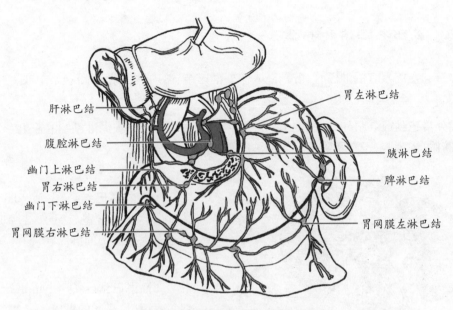

图 9-7　沿腹腔干及其分支排列的淋巴结

肝淋巴结

腹腔淋巴结

幽门上淋巴结

胃右淋巴结

幽门下淋巴结

胃网膜右淋巴结

胃左淋巴结

胰淋巴结

脾淋巴结

胃网膜左淋巴结

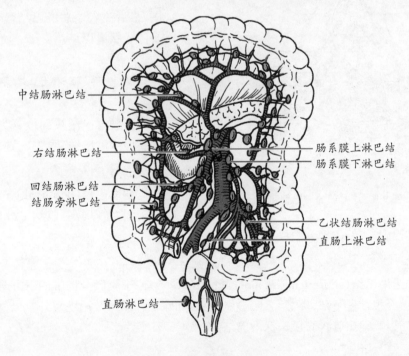

中结肠淋巴结

右结肠淋巴结

回结肠淋巴结

结肠旁淋巴结

肠系膜上淋巴结

肠系膜下淋巴结

乙状结肠淋巴结

直肠上淋巴结

直肠淋巴结

图 9-8　大肠的淋巴管和淋巴结

3. 沿肠系膜下动脉及其分支排列的淋巴结

　　包括左结肠淋巴结、乙状结肠淋巴结和直肠上淋巴结,它们分别排列在同名动脉的周围,收集该血管分布区域的淋巴管。它们的输出管均注入肠系膜下淋巴结(inferior mesenteric lymph nodes)(图 9-8)。

　　腹腔淋巴结、肠系膜上淋巴结、肠系膜下淋巴结的输出淋巴管汇合,形成肠干,肠干注入乳糜池。

五、盆部淋巴结和淋巴管

盆壁和盆腔器官的淋巴管,分别注入髂外淋巴结、髂内淋巴结和骶淋巴结(图9-9)。

(一)髂外淋巴结

髂外淋巴结(exterior iliac lymph nodes)主要收集腹股沟浅、深淋巴结的输出管、腹前壁下部、膀胱、前列腺、子宫及阴道上部的淋巴管。

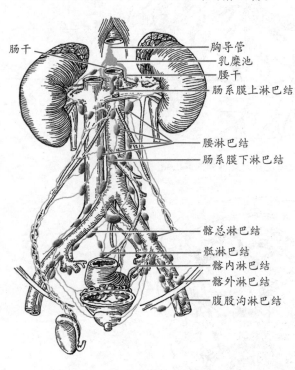

肠干
胸导管
乳糜池
腰干
肠系膜上淋巴结

腰淋巴结
肠系膜下淋巴结

髂总淋巴结
骶淋巴结
髂内淋巴结
髂外淋巴结
腹股沟淋巴结

图9-9 腹盆部的淋巴管和淋巴结

(二)髂内淋巴结

髂内淋巴结(interior iliac lymph nodes)收纳盆壁、会阴、盆腔脏器、臀部及大腿后部的淋巴管。

(三)骶淋巴结

骶淋巴结(sacral lymph nodes)收集盆后壁、直肠的淋巴管。

上述淋巴结都位于同名血管的周围,最后注入髂总淋巴结,该结的输出管注入腰淋巴结。

六、下肢淋巴结和淋巴管

下肢淋巴结按部位分为腘淋巴结和腹股沟淋巴结(图9-1、图9-9)。

(一)腘淋巴结

腘淋巴结(popliteal lymph nodes)位于腘血管周围,收纳足外侧缘、小腿后外侧的淋巴管,其输出管入腹股沟深淋巴结。

(二)腹股沟浅淋巴结

腹股沟浅淋巴结(superficial inguinal lymph nodes)位于腹股沟韧带的下方与大隐静脉根部周围,接受腹前壁下部、臀部、会阴、外生殖器和除足外侧缘及小腿后外侧以外的整个下肢的浅淋巴管,其输出管入腹股沟深淋巴结。

(三)腹股沟深淋巴结

腹股沟深淋巴结(deep inguinal lymph nodes)位于股静脉根部周围,收集腹股沟浅淋巴结的输出管和下肢深部的淋巴管,其输出管入髂外淋巴结。

(缪化春　黄　锐)

第四篇

感 觉 器

感觉器(sensory organ)是机体感受环境刺激的装置,由感受器及其辅助装置构成。感受器(receptor)是机体接受内、外环境各种刺激的结构,并将接受的刺激转变为神经冲动,经感觉神经传至大脑或低级中枢,经分析综合后产生感觉或反射。

在正常状况下,感受器只对某一特异的刺激敏感,如眼球的视网膜对一定波长的光线敏感;耳蜗对一定频率的声波敏感等。这样的高度特化现象是在进化中不断分化和完善形成的,这使得机体可以不断地获取内、外环境的变化信息,再通过中枢做出相应的反馈,使机体适应所生存的环境。

感受器分布于全身,种类繁多,不同感受器接受不同的刺激。根据感受器所在部位及其功能,分为下列几类:

1. 外感受器

外感受器(exteroceptor)感知痛觉、触觉、压觉、温度觉(温度觉分为冷觉与热觉)、光线、声音等来自外界环境的信号,其广泛分布于全身皮肤、黏膜、眼、耳等处。

2. 内感受器

内感受器(interoceptor)分布于内脏器官和心血管等处,感知来自身体内部环境的物理和化学信号,如压力、化学、温度、pH、渗透压等刺激。

3. 本体感受器

本体感受器(proprioceptor)分布于肌、肌腱、韧带、骨、关节、内耳等处,接受机体运动、静止、平衡变化所产生的位置觉信号刺激。

第十章

视　　器

视器(visual organ)位于眼眶,由**眼球**和**眼副器**构成。其接受可见光的刺激,将光刺激信号转化为神经冲动,经视觉传导通路传至大脑,产生视觉。

第一节　眼　　球

眼球(eyeball)位于眼眶的前部。其前有眼睑,后连视神经,周围有泪腺、眼球外肌等眼副器(图 10-1)。眼球的构造为由眼球壁与眼球内容物共同组成。

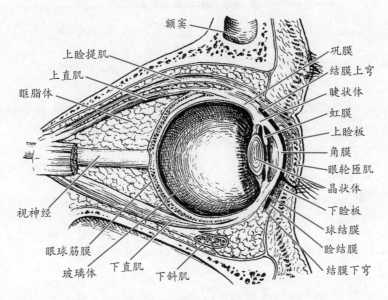

图 10-1　视器(矢状切面)

眼球近似球形,其前正中点称前极;后正中点称为后极。眼前、后极间的连线称为眼轴。从瞳孔中点至视网膜中央凹的连线称为视轴。视轴与视线方向一致,但与眼轴呈锐角交叉(图 10-2)。

一、眼球壁

眼球壁由**外膜、中膜、内膜** 3 层组成。

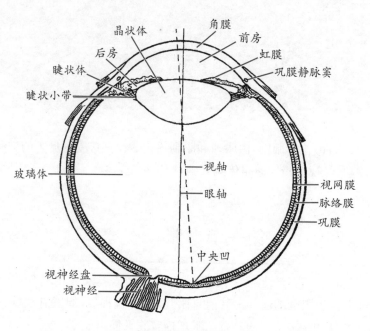

图 10-2　眼球(水平切面)

（一）外膜（纤维膜）

外膜由厚而坚韧的结缔组织构成,有保护眼内容物的作用,可分为:

1. 角膜

角膜(cornea)占外膜的前1/6,无色透明,有折光作用,无血管,有丰富的感觉神经末梢,感觉十分敏感,稍受刺激,即可引起异物感或疼痛。

2. 巩膜

巩膜(sclera)占外膜的后5/6,乳白色,不透明,厚而韧。在巩膜与角膜交界的深处有一环形的**巩膜静脉窦**(venous sinus of sclera),是房水回流的通道。

（二）中膜（血管膜）

富含血管及色素细胞,故又称色素膜或葡萄膜,可分为如下几种(图10-3):

1. 脉络膜

脉络膜(choroid)外面与巩膜疏松相贴,内面与视网膜的色素层紧密相连。

2. 睫状体

睫状体(ciliary body)在脉络膜前方,相当于巩膜与角膜交界处的深面。睫状体后部较平坦,称**睫状环**;前份有许多突起,称**睫状突**。由睫状突发出许多**睫状小带**,连于晶状体的周缘,起着牵拉和悬吊晶状体的作用。睫状体内有呈辐射状排列的**睫状肌**,此肌收缩时使整个睫状体的环径缩小,致睫状小带松弛,晶状体由于自身的弹性而凸度变大;反之,当睫状肌舒张时,睫状体恢复原位,睫状小带紧张,并牵拉晶状体,使晶状体凸度变小。

3. 虹膜

虹膜(iris)为圆盘状薄膜,位于睫状体与晶状体前方,其周缘附着于巩膜与角膜交界处的深面。虹膜中央有圆形的**瞳孔**(pupil)。虹膜内有两种不同方向排列的平滑肌,一种近瞳孔周缘，呈环形排列，称**瞳孔括约肌**，此肌收缩，瞳孔缩小；另一种由瞳孔向周围呈放射状排列，称**瞳孔开大肌**，此肌收缩时，瞳孔开大。在弱光下或看远物时瞳孔开大，在强光下或看近物时瞳孔缩小，以此调节进入眼球光线的多少。虹膜的颜色与其所含色素的多少有关，因人种或个体而有差异，有黑、棕、蓝、灰色等。黄种人的虹膜多呈棕色。

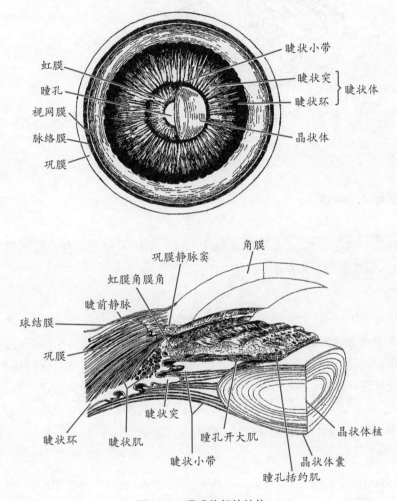

图 10-3 眼球前部的结构

（三）内膜（视网膜）

视网膜（retina）衬于中膜的内面，由前向后分为**虹膜部**、**睫状体部**、**视部**。前两部分无感光功能，称为**盲部**；视部衬于脉络膜内面，由高度分化的神经组织组成，有感光功能。视神经起始处形成圆盘状的隆起，称**视神经盘**（optic disc）（视神经乳头）。向后穿出眼球后壁，形成视神经。此处无感光细胞，不能感光，故称**生理性盲点**。从眼球内观察视网膜视部内面（图 10-4），可见视神经盘为白色圆形隆起，其颞侧约 3.5 mm 处，有一黄色区域，称**黄斑**（macula lutea）。黄斑中央处的凹陷，称**中央凹**，是视觉最敏锐的部位。

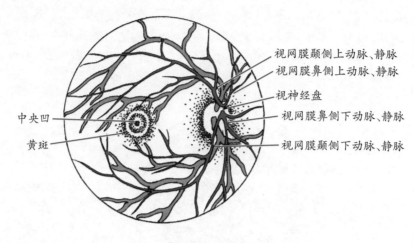

中央凹

黄斑

视网膜颞侧上动脉、静脉
视网膜鼻侧上动脉、静脉
视神经盘
视网膜鼻侧下动脉、静脉
视网膜颞侧下动脉、静脉

图 10-4　右眼底

二、眼球的内容物

眼球的内容物包括房水、晶状体和玻璃体。这些结构和角膜一样都是透明的,无血管,具有屈光作用,构成眼的屈光系统(图 10-2)。

(一)房水

房水(aqueous humor)为充满眼房内无色透明的液体,具营养角膜、晶状体及维持眼内压的作用。眼房可分为**眼前房**和**眼后房**,前房在角膜与虹膜之间;后房位于虹膜之后,晶状体之前。两房间经瞳孔相通。在前房中,虹膜与角膜夹角的空隙区称**虹膜角膜角**,又称前房角。房水由睫状体产生后,进入后房,经瞳孔流入前房,在虹膜角膜角渗透入巩膜静脉窦,汇入眼静脉,形成**房水循环**。如房水产生过多,或房水循环路径受阻,造成眼内压过高,可导致视力减退甚至失明,临床上称青光眼。

(二)晶状体

晶状体(lens)位于虹膜之后,玻璃体之前,为扁圆形凸透镜样的透明结构,其外面的被膜称晶状体囊,囊内为同心排列的细长的晶状体纤维,富有弹性,睫状肌舒缩可调节晶状体的凸度,以便看清物体。随着年龄的增长,晶状体逐渐硬化而失去其弹性,睫状肌逐渐萎缩,调节功能减退,从而出现老视。

(三)玻璃体

玻璃体(vitreous body)为无色透明的胶状物,充满于晶状体之后,视网膜之前,容量终生无明显改变,故对眼内压影响不大。若因眼球外伤,玻璃体外溢,则其对视网膜的支撑作用突然减弱,可导致视网膜剥离。

第二节 眼 副 器

眼副器包括：眼睑、结膜、泪器、眼球外肌、筋膜、眶脂体等，对眼球主要起到支持、保护和运动功能（图 10-1）。

一、眼睑

眼睑(eyelids)（图 10-5）分为上睑与下睑，有保护眼球，保持角膜、结膜的清洁与表面湿润等作用。眼睑的游离缘称睑缘，两睑之间的裂称睑裂。睑裂的内侧角与外侧角，分别称内眦与外眦。上、下睑缘皆有 2～3 行睫毛。睫毛根部有睫毛腺开口，此腺若发生急性炎症，称外麦粒肿。

眼睑皮肤细薄，皮下组织疏松，易出现眼睑水肿。其深层为眼轮匝肌，此肌收缩则闭眼。睑板位于眼轮匝肌深层，呈半月形，为致密结缔组织构成。睑板内有许多垂直排列的睑板腺，开口于睑缘，分泌油状液体。若腺开口阻塞，形成睑板腺囊肿，称霰粒肿，如急性炎症时，则称内麦粒肿。

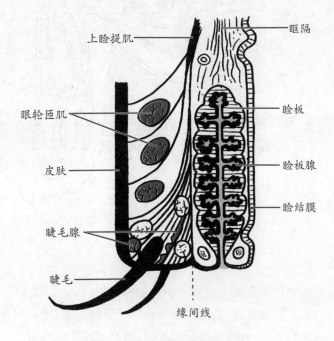

图 10-5　上眼睑（矢状切面）

199

二、结膜

结膜(conjunctiva)薄而透明,覆盖于睑的内面与眼球的前面,分为 3 部分:

① **睑结膜**,紧贴于睑板内面,是沙眼的好发部位。

② **球结膜**,覆盖于巩膜前部表面。球结膜在巩膜角膜缘处与巩膜粘连紧密,而其余部分与巩膜仅疏松相连,故易发生球结膜下水肿或球结膜下出血。

③ **结膜穹窿**,即为上、下睑结膜与球结膜的相连处,分为结膜上穹与结膜下穹。闭眼时,结膜的三部围成一个封闭的**结膜囊**,此囊可经泪点通泪小管。

三、泪器

泪器由**泪腺**和**泪道**组成。泪道包括泪点、泪小管、泪囊和鼻泪管(图 10-6)。

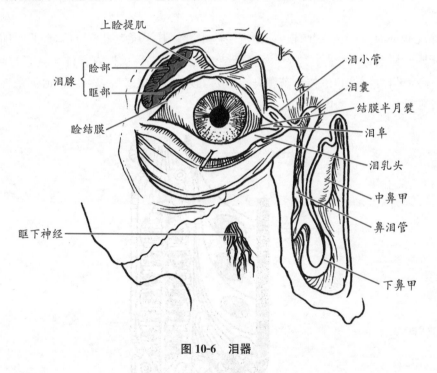

图 10-6 泪器

(一) 泪腺

泪腺(lacrimal gland)位于眼眶上壁前外侧的泪腺窝处,可分泌泪液经 10～20 条排泄小管,开口于结膜上穹,排入结膜囊内,借眨眼活动涂抹于眼球表面,余下泪液经泪点吸入泪小管。泪液可湿润和清洁角膜,并冲洗结膜囊内异物,对眼球起保护作用。

(二) 泪小管

泪小管(lacrimal canaliculus)位于上、下眼睑皮下,起自泪点,上泪小管先向上行,下泪小管向下行,然后皆水平行向内侧,进入泪囊。

（三）泪囊

泪囊（lacrimal sac）为膜性囊，位于泪囊窝内，上为盲端，向下移行于鼻泪管。

（四）鼻泪管

鼻泪管（nasolacrimal duct）为膜性管道。上段在骨性鼻泪管中，下段在鼻腔外侧壁的黏膜深面，末端开口于下鼻道的前部。

四、眼球外肌

眼球外肌包括6条运动眼球的肌和1条上睑提肌（图10-7）。

1. 上睑提肌

上睑提肌起于视神经管上壁，向前止于上睑，功能为提上睑（睁眼）。此肌瘫痪，则上睑下垂。

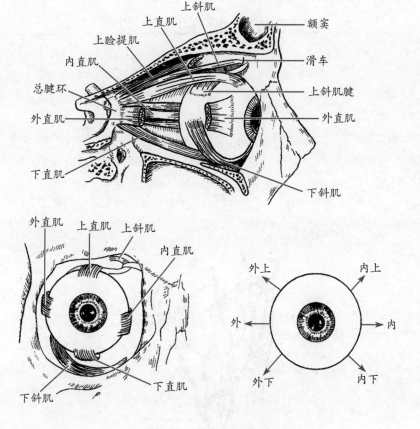

图 10-7　眼球外肌（右眼）

2. 上直肌、下直肌、内直肌、外直肌、上斜肌及下斜肌

直肌皆起于视神经管周围的总腱环。上、下、内、外直肌，向前分别止于眼球前方巩膜的上、下、内、外4个部位。上直肌收缩使瞳孔向内上方活动，下直肌使瞳孔转向内下方，内直肌使眼球转向内侧，外直肌可使瞳孔转向外侧。

201

上斜肌行于上、内直肌间,向前达眶内壁前上方处,以细腱绕过纤维滑车,然后转向后外方,止于眼球后方的外上侧巩膜上,收缩时,可使瞳孔转向外下方。下斜肌起自眶下壁的前内缘处,斜向后外方,经下直肌与眶下壁之间,止于眼球下面后方的外下侧巩膜上,收缩时,可使瞳孔转向外上方。

眼球向某一方向的转动,并非单一肌肉收缩,而是两眼数条肌协同作用的结果。如眼向下俯视时,必须两眼的下直肌和上斜肌共同收缩。当某一肌肉力量减弱或麻痹时,可引起眼球的斜视或复视。

五、眶脂体与筋膜

在眶内,眼球与眼球外肌以外的空隙中充填着大量脂肪组织,称眶脂体,起支持和保护作用。眼球与眶脂体之间存在有筋膜鞘,包被眼球大部。

第三节 眼的血管

一、动脉

眼眶内结构的血液主要由颈内动脉发出的眼动脉供应。**眼动脉**(ophthalmic artery)起自颈内动脉,与视神经伴行,经视神经管入眶,分支供应眼球、眼外肌、泪腺等(图 10-8)。

眼动脉供应眼球的分支主要是**视网膜中央动脉**(central artery of retina)。自眼动脉发出后,从视神经下方穿入视神经中向前,至视神经盘处分为 4 支,即视网膜鼻侧上、下小动脉与视网膜颞侧上、下小动脉,营养视网膜。

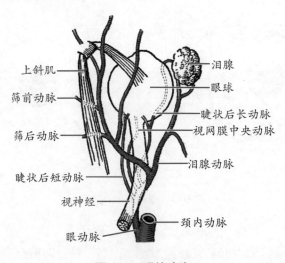

图 10-8 眼的动脉

二、静脉

眼球的主要静脉如下：

① **视网膜中央静脉**与同名动脉伴行。

② **涡静脉**位于眼球中膜的外层，有 4～6 条，收集眼球内大部静脉，从巩膜穿出（图 10-9），皆注入眼上、下静脉。眼上、下静脉还收集眶内其他部位的静脉，向后经眶上裂入颅腔注入海绵窦；向前则与面部静脉及颞下窝内静脉丛相交通。

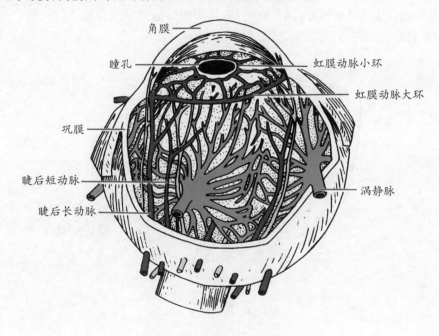

图 10-9　虹膜动脉和涡静脉

（缪化春　黄　锐）

203

第十一章

前 庭 蜗 器

前庭蜗器（vestibulocochlear organ）包括**前庭器**（vestibular organ）与**听器**（auditory organ），分别为位置觉和听觉感受器。前庭蜗器又称为耳，分为外耳、中耳和内耳 3 部分。外耳、中耳及内耳中的耳蜗部分，属于听器；内耳中的前庭与半规管属于位觉器。这两种功能不同的感觉器，在结构上密切相关（图 11-1）。

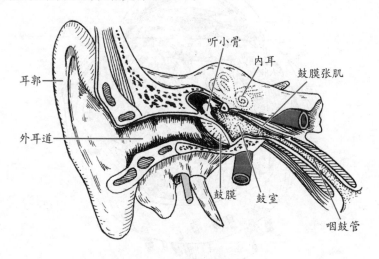

图 11-1 前庭蜗器全貌

第一节 外 耳

外耳包括耳郭、外耳道与鼓膜 3 部分。

一、耳 郭

耳郭（auricle）位于头部的两侧，皮肤与深部的弹性软骨紧贴，但耳垂处无软骨（图 11-2）。耳郭卷曲的游离缘称耳轮，耳轮起于外耳门上方的部分称耳轮脚。耳轮前方与之平行的弓形隆起，称对耳轮。对耳轮上端分叉部分为对耳轮上、下脚。对耳轮前方的深凹称耳甲，进入外耳道处称外耳门。外耳门前方的突起为耳屏。对耳轮下端的突起为对耳屏。耳屏、对耳屏之间的切迹称耳屏间切迹，对耳屏以下部分为耳垂。

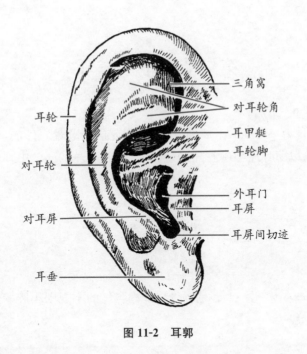

三角窝
对耳轮角
耳轮
耳甲艇
耳轮脚
对耳轮
外耳门
耳屏
对耳屏
耳屏间切迹

耳垂

图 11-2　耳郭

二、外耳道

外耳道(external acoustic meatus)(图 11-1)起自外耳门,止于鼓膜。成人外耳道长 2.0~2.5 cm。外耳道全程弯曲,先向前上,继向后,再向前下方。外耳道外 1/3 段紧贴软骨,称**软骨部**;其内 2/3 紧贴骨性外耳道,称**骨性部**。骨性部与软骨部交界处较狭窄。外耳道软骨部皮肤含有耵聍腺,分泌的黏稠液称耵聍,有保护作用。因外耳道皮肤与骨膜及软骨膜附着紧密,故疖肿或炎症时疼痛剧烈。

三、鼓膜

鼓膜(tympanic membrane)为椭圆形半透明薄膜,位于外耳道底而介于鼓室与外耳道之间。鼓膜周围固定于颞骨上,其中心向内凹陷,称**鼓膜脐**。由鼓膜脐沿锤骨柄向上可见两个皱襞,两襞之间的鼓膜上 1/4 三角区称**松弛部**,薄而松弛,呈红色。下 3/4 的鼓膜称**紧张部**,坚实而紧张,呈灰白色。从鼓膜脐向前下方有一三角形的反光区,称**光锥**(图 11-3)。

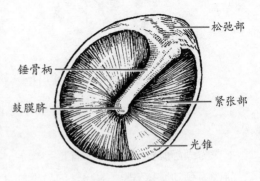

松弛部
锤骨柄
鼓膜脐
紧张部
光锥

图 11-3　鼓膜外侧面(右耳)

205

第二节 中 耳

中耳(middle ear)为一含气的不规则腔隙,大部分位于颞骨岩部内,外与外耳以鼓膜相隔,内与内耳相邻,上以薄骨片与颅腔隔开,前经咽鼓管通鼻咽部。中耳分为**鼓室**、**咽鼓管**、**乳突窦**和**乳突小房**。

一、鼓室

(一)鼓室壁

鼓室(tympanic cavity)(图 11-4)是颞骨岩部内含气的不规则小腔,有 6 个壁,内有听小骨、运动听小骨的肌等。

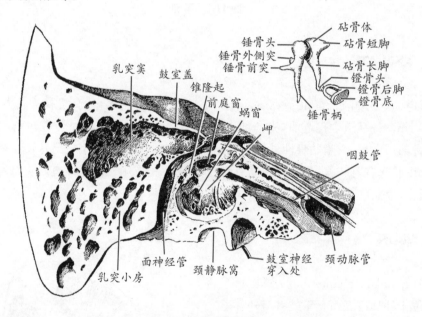

图 11-4 鼓室及听小骨

上壁为**鼓室盖**,是一薄骨板。小儿时期上壁的骨缝未闭,故中耳炎时易向上引起颅内感染。

下壁为**颈静脉壁**,为一薄层骨板与颈静脉窝相隔。

前壁为**颈动脉壁**,即颈动脉管的后壁。此壁的上方为咽鼓管的开口。

外侧壁为**鼓膜壁**,大部分为鼓膜。

内侧壁为**迷路壁**,壁的中部隆凸称**岬**,由耳蜗第一圈的隆起所形成,岬的后上方有一卵圆形的孔,称**前庭窗**,被镫骨底部封闭。岬的后下方有一圆形的孔,称**蜗窗**,被第二鼓膜封闭。

后壁为**乳突壁**,上部有乳突窦的入口,由乳突窦向后连于乳突小房,故中耳炎可延至乳突小房。乳突窦入口的下方有**锥隆起**,内藏镫骨肌。在前庭窗的后上方有一弓状隆起,称**面神经管凸**。内有面神经通过,面神经管的管壁甚薄,或缺如,故中耳炎时或施行镫骨手术时可损及面神经。

(二) 听小骨

听小骨即锤骨、砧骨及镫骨,3 块骨相连成关节链,使鼓膜和前庭窗相连接,将声波振动传入内耳(图 11-4)。

1. 锤骨

锤骨(malleus)分为锤骨头和锤骨柄,柄细长,末端附着于鼓膜脐。

2. 砧骨

砧骨(incus)分体和长、短二脚,体部与锤骨头相关节,长脚与镫骨头构成关节。

3. 镫骨

镫骨(stapes)分头、二脚和底部。镫骨底借韧带连于前庭窗的边缘。镫骨肌起于锥隆起内,止于镫骨,可牵拉镫骨以调节声波引起的对内耳的压力。

二、咽鼓管

咽鼓管(pharyngotympanic tube)连通咽腔和鼓室,长 3.5~4.0 cm,分为**软骨部**和**骨部**,两部相接处为最窄处。骨部为咽鼓管的后外段,占全长的 1/3,行向后上外方,开口于鼓室前壁;软骨部为前内段,占全长的 2/3,以**咽鼓管咽口**开口于鼻咽部。咽鼓管咽口和软骨部平时处于关闭状态,当吞咽等动作时则开放,使空气进入鼓室,以保持鼓膜两侧压力的均衡,维持鼓膜的正常振动。咽鼓管的黏膜与鼻咽部及鼓室的黏膜相延续。小儿的咽鼓管较成人的短而宽,且略呈水平位,故咽部感染易沿咽鼓管侵入鼓室,引起中耳炎。

三、乳突窦与乳突小房

乳突窦(mastoid antrum)为鼓室与乳突小房之间的小腔。**乳突小房**(mastoid cells)为颞骨乳突内的许多含气小腔,向前与乳突窦相通。由于鼓室、乳突窦和乳突小房的黏膜相延续,故中耳炎可蔓延至乳突窦和乳突小房。

第三节 内 耳

内耳(internal ear)位于颞骨岩部骨质中,居鼓室与内耳道底之间,由复杂而弯曲的管腔组成。内耳分为**骨迷路**和**膜迷路**两部。骨迷路由致密骨质构成,膜迷路则套在骨迷路内,形状与之相似。除小部分附着于骨迷路外,大部分与骨迷路之间形成腔隙,其间充满外淋巴,膜迷路内含内淋巴,内、外淋巴互不相通。

一、骨迷路

骨迷路(bony labyrinth)长轴与颞骨岩部一致,由前向后分为耳蜗、前庭和骨半规管3部分(图11-5)。

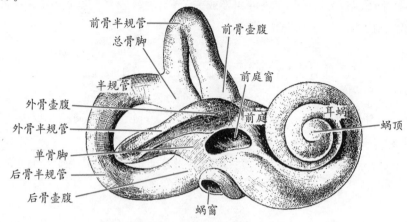

图 11-5　骨迷路外侧面(右侧)

(一)前庭

前庭(vestibule)为骨迷路中部的一个略呈椭圆形的空腔,内藏膜迷路的椭圆囊和球囊。其后部有5个小孔与3个骨半规管相通,前部有一大孔通连耳蜗;外侧壁即鼓室的内侧壁,有前庭窗;内侧壁即内耳道底,前庭神经穿此抵达膜迷路。

(二)骨半规管

骨半规管(bony semicircular canals)为3个"C"形的,互相垂直的弯曲小管,分别称前、外、后骨半规管。**外骨半规管**呈水平位;**后骨半规管**与岩部长轴平行;**前骨半规管**与岩部长轴垂直。每个半规管具有两脚,一为单骨脚;另一为壶腹骨脚。壶腹骨脚膨大的部分称骨壶腹。前、后骨半规管的单脚合成一总骨脚,故3个半规管仅有5个孔开口于前庭。

(三)耳蜗

耳蜗(cochlea)(图11-6)形似蜗壳,蜗底向内耳道,蜗神经自蜗底穿入耳蜗。蜗顶朝向前

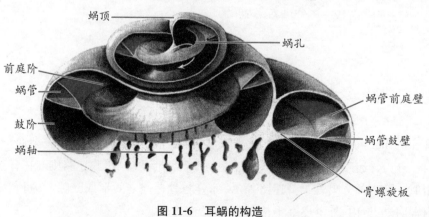

图 11-6　耳蜗的构造

外方。**蜗轴**的骨质疏松，有神经血管穿行其间，骨性的**蜗螺旋管**环绕蜗轴旋转两圈半。由蜗轴发出**骨螺旋板**突入蜗螺旋管内并绕向上，但此板并不伸抵蜗螺旋管的外侧壁，空余处由膜迷路的蜗管填补。蜗管也同样环绕向上，至蜗尖时终于盲端。蜗螺旋管内形成 3 条管道，即蜗管和上方的**前庭阶**、下方的**鼓阶**，二阶于蜗尖处的蜗孔相接通，鼓阶终于蜗窗的第 2 鼓膜。前庭阶通向前庭窗。

二、膜迷路

膜迷路（membranous labyrinth）是骨迷路内膜性管道和囊，与骨迷路相似。自前向后可分为**蜗管、球囊、椭圆囊和膜半规管**（图 11-7）。

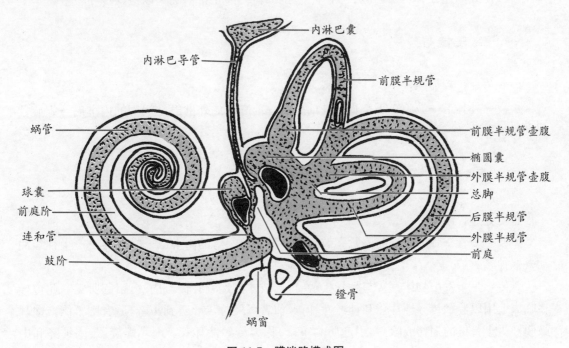

图 11-7　膜迷路模式图

（一）椭圆囊和球囊

均位于前庭部内，**椭圆囊**（utricle）在后上方，**球囊**（saccule）在前下方，两囊间以椭圆球囊管相连，由此管发出内淋巴管，穿前庭内侧壁，至颞骨岩部的后面，扩大为内淋巴囊，内淋巴经内淋巴囊渗出到周围血管丛。椭圆囊后壁有 5 个开口，连于膜半规管，囊底有**椭圆囊斑**。球囊较椭圆囊小，下端以连合管连于蜗管，球囊的前壁有**球囊斑**，椭圆囊斑和球囊斑皆为位置觉感受器，能感受直线变速运动时位置变化的刺激。

（二）膜半规管

膜半规管（semicircular ducts）在骨半规管内，形状与其相似。骨壶腹内相应的膜半规管膨大称膜壶腹，壁上有隆起的**壶腹嵴**。嵴与壶腹长轴垂直，也是位置觉感受器，能接受旋转变速运动的刺激。

209

（三）蜗管

蜗管（cochlea duct）位于耳蜗内，切面呈三角形，有 3 个壁（图 11-6）。上壁为蜗管前庭壁，分隔前庭阶与蜗管；外侧壁为蜗管外侧壁；下壁由骨螺旋板和蜗管鼓壁与鼓阶相隔，上有**螺旋器**（**Corti 器**），为听觉感受器。

第四节　声波的传导

声波传导的途径有两条，分别是空气传导和骨传导，正常情况下以空气传导为主。

一、空气传导

空气传导过程如下：

声波→外耳道→鼓膜→听小骨链→前庭窗→前庭阶的外淋巴→蜗管的内淋巴→螺旋器→产生神经冲动→蜗神经→脑。

二、骨传导

骨传导过程如下：

声波→颅骨→骨迷路→前庭阶和鼓阶的外淋巴→蜗管的内淋巴→螺旋器→产生神经冲动→蜗神经→脑。

骨传导是指发声物体直接与颅骨接触时，声波才能经颅骨传至内耳，引起听觉。此传导在临床上用以鉴别传导性耳聋和神经性耳聋，前者可经骨传导听到声音，后者则不能。中耳鼓膜和听小骨链的损伤或障碍，引起听力下降，称为传导性耳聋。内耳螺旋器、蜗神经和中枢神经出现病变，引起听力下降或消失，称神经性耳聋。

（缪化春　黄　锐）

第五篇

调 节 系 统

在新陈代谢过程中，体内各器官系统分别进行着不同的功能活动，这些活动都是在调节系统的作用下相互协调和维持平衡的。调节系统包括内分泌系统和神经系统。各种感受器接受内、外环境的刺激，转化为神经冲动，经感觉神经和中枢神经内的传导通路到达大脑皮质，产生感觉。由神经中枢发出冲动，经传出神经到达效应器管理其活动。神经系统管理内分泌系统的激素分泌，激素经血流作用于靶器官和靶组织；内分泌系统也可影响神经系统的功能。神经系统和内分泌系统共同调节全身各器官的功能活动，使机体与内、外环境之间达到动态平衡。

第十二章

内分泌系统

内分泌系统（endocrine system）由内分泌腺和内分泌组织组成，调节机体新陈代谢、生长发育和对外界环境的适应。**内分泌腺**（endocrine glands）分泌的物质称为**激素**（hormone），激素进入血液循环，作用于特定的靶器官。内分泌腺包括甲状腺、甲状旁腺、胸腺、肾上腺、垂体和松果体等。**内分泌组织**（endocrine tissue）以细胞群的方式存在于其他器官内，如胰内的胰岛、卵巢内的卵泡和黄体、睾丸内的间质细胞、胃肠道和神经系统内的一些具有内分泌功能的细胞及组织等（图 12-1）。

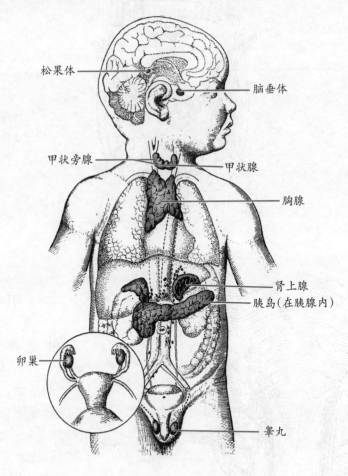

图 12-1　内分泌腺

一、甲状腺

甲状腺(thyroid gland)(图 12-2)位于颈前部,红褐色,"H"形,分左、右侧叶和中间的甲状腺峡。侧叶位于喉下部和气管颈部的前外侧,峡部多位于第 2～4 气管软骨环前方。有时自峡部向上伸出一个锥状叶,长者可达舌骨。

甲状腺外面覆有纤维囊,囊外包有颈深筋膜。甲状腺借筋膜连于喉软骨,故吞咽时可随喉上下移动。

甲状腺分泌甲状腺素,调节机体新陈代谢、生长发育,对婴幼儿的骨骼发育和中枢神经系统发育影响显著。

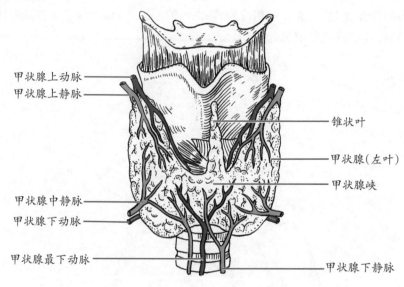

甲状腺上动脉
甲状腺上静脉
锥状叶
甲状腺(左叶)
甲状腺峡
甲状腺中静脉
甲状腺下动脉
甲状腺最下动脉
甲状腺下静脉

图 12-2　甲状腺

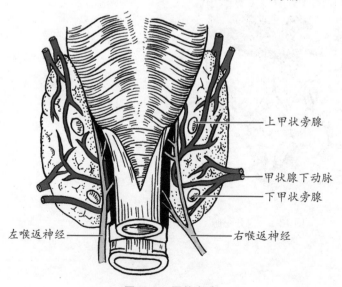

上甲状旁腺
甲状腺下动脉
下甲状旁腺
左喉返神经
右喉返神经

图 12-3　甲状旁腺

二、甲状旁腺

甲状旁腺(parathyroid glands)(图 12-3)位于甲状腺侧叶的后缘,棕黄色,黄豆大小的扁椭圆形,一般有上、下两对。

甲状旁腺分泌甲状旁腺素,主要作用是调节体内钙和磷代谢。

三、胸腺

胸腺(thymus)(图 12-1)位于胸腔上纵隔前份,分左、右两叶,呈长条状。胸腺在新生儿和幼儿时期相对较大,青春期最大,至成年后多被结缔组织替代。胸腺属于淋巴器官,兼有内分泌功能。胸腺分泌的胸腺素和胸腺生成素参与机体的免疫反应。

四、肾上腺

肾上腺(suprarenal glands)(图 12-1)位于肾的上方,淡黄色,左、右各一,与肾共同包被于肾筋膜内。左肾上腺似呈半月形,右肾上腺呈三角形。

肾上腺可分为皮质和髓质两部分。皮质分泌盐皮质激素、糖皮质激素和性激素,主要调节体内水盐代谢、调节碳水化合物代谢、影响第二性征等。髓质分泌肾上腺素和去甲肾上腺素,平时分泌甚少,在应激状态下和情绪激动时分泌增多,主要使心跳加快,心肌收缩力加强,小动脉收缩以维持血压等。

五、垂体

垂体(hypophysis)(图 12-4)位于蝶骨体垂体窝内,灰红色,椭圆形,通过漏斗与下丘脑相连,是人体最复杂的内分泌腺。可分为腺垂体和神经垂体两部分,**腺垂体**分为远侧部、结节部和中间部,**神经垂体**分为神经部和漏斗。通常将腺垂体的远侧部和结节部合称为垂体前叶,神经垂体的神经部和腺垂体的中间部合称为垂体后叶。

215

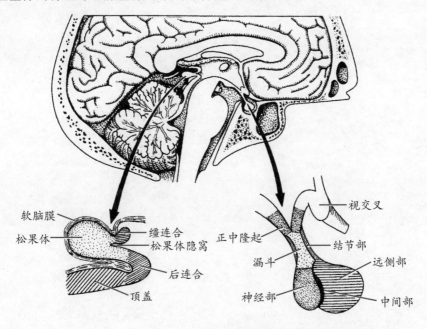

图 12-4　垂体和松果体

垂体前叶能分泌生长激素、促甲状腺激素、促肾上腺皮质激素、促性腺激素,可促进骨的生长,促进其他内分泌腺的活动。幼年时生长激素分泌不足可导致垂体性侏儒症;分泌过多,在骨骼发育成熟前引起巨人症,在骨骼发育成熟后可引起肢端肥大症。神经垂体无内分泌功能,但下丘脑视上核和室旁核分泌抗利尿激素、催产素可直接输送至此贮存,必要时释放进入血液循环。

六、松果体

松果体(pineal body)(图 12-4)位于上丘脑后部,灰红色,椭圆形。儿童时期发达,7 岁后逐渐萎缩,成年后常有钙化,可在 X 片上见到钙斑。

松果体合成和分泌褪黑素,有抑制性成熟的作用。

(吴 锋 刘 敏)

216

第十三章

神经系统

神经系统(nervous system)是对人体各器官系统的功能起主导作用的调节系统。人体内各器官系统在神经系统的协调控制下,完成统一的生理功能。它借助感受器接受内、外环境的各种信息,通过感觉神经传入中枢进行整合,再经运动神经传出,控制和调节全身各器官系统的功能活动,使它们协调一致,维持机体内环境的相对稳定,并适应外环境的变化,保障新陈代谢等生命活动的正常进行。

一、神经系统的区分

神经系统在结构和功能上是一个整体,为了学习和研究的方便,分为中枢神经系统和周围神经系统(图 13-1)。

1. 中枢神经系统

中枢神经系统(central nervous system)包括位于颅腔内的脑和位于椎管内的脊髓,内有调节、管理生命活动的各级中枢。

2. 周围神经系统

周围神经系统(peripheral nervous system)是指与中枢神经系统相连分布于全身周围器官神经的总称。根据连接脑、脊髓的部位分为**脑神经**(cranial nerves)和**脊神经**(spinal nerves)。根据其在各器官、系统中所分布的不同对象分为**躯体神经**(somatic nerves)和**内脏神经**(visceral nerves)。躯体神经分布于体表、骨、关节和骨骼肌;内脏神经分布到内脏、心血管、平滑肌和腺体。根据其功能分为**感觉神经**

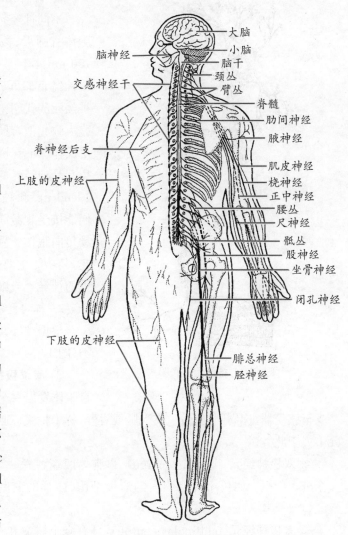

大脑
小脑
脑干
脑神经
颈丛
交感神经干
臂丛
脊髓
肋间神经
腋神经
脊神经后支
肌皮神经
桡神经
上肢的皮神经
正中神经
腰丛
尺神经
骶丛
股神经
坐骨神经
闭孔神经
下肢的皮神经
腓总神经
胫神经

图 13-1　神经系统模式图

217

(sensory nerves)和**运动神经**(motor nerves)。感觉神经将神经冲动自感受器传向中枢,故又称**传入神经**(afferent nerves);运动神经将神经冲动自中枢传向周围的效应器,故又称**传出神经**(efferent nerves)。

二、神经系统的组成

神经系统主要由神经组织构成,神经组织有两种主要的细胞,即**神经细胞**(nerve cell)或称**神经元**(neuron)和**神经胶质细胞**(neuroglial cell)或称**神经胶质**(neuroglia)。

(一)神经元

神经元是神经系统结构和功能的基本单位,具有感受刺激和传导神经冲动的功能。

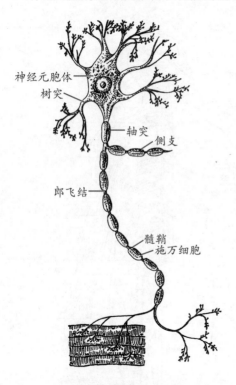

图 13-2　神经元模式图

1. 神经元的构造

不同神经元胞体的形态和大小差异较大,其胞体有圆形、梭形和锥形等,胞体的直径从 4～150 μm 不等。尽管神经元形态各不相同,但每个神经元都可分为胞体和突起两部分。胞体为神经元的代谢中心,胞体内的微细结构与其他细胞大致相似,其突出的特点是胞质内含有特殊的**尼氏体**(Nissl body)和**神经元纤维**(neurofibril)。突起是神经元的胞体向外突起的部分,分为**树突**(dendrite)和**轴突**(axon)。树突短而多分支,它们能接受刺激或其他神经元传来的冲动,并将冲动传向胞体。轴突是由胞体发出的一条细长突起,其功能主要是将胞体发出的冲动,传递给其他的神经元或细胞(图 13-2)。

2. 神经元的分类

根据神经元突起的数目,可将其分为以下 3 类(图 13-3):

① **假单极神经元**(pseudounipolar neuron):自胞体发出一个突起,但很快呈"T"形分为两支,一支至感受器,称周围突;另一支入脑或脊髓,称中枢突。脑神经节、脊神经节中的感觉神经元多属于此类。

② **双极神经元**(bipolar neuron):自胞体两端各发一个突起,其中一个伸向感受器,另一个进入中枢。如位于视网膜内的双极细胞、内耳的前庭神经节和蜗神经节内的感觉神经元。

③ **多极神经元**(multipolar neuron):具有多个树突和一条轴突,其广泛分布于脑、脊髓和内脏运动神经节中。

依据功能和传导方向的不同,可将神经元分为以下 3 类:

① **感觉神经元**（sensory neuron）或称传入神经元：将内、外环境的各种刺激传向中枢，假单极和双极神经元属此类。

② **运动神经元**（motor neuron）或称传出神经元：将冲动自中枢传向周围，支配骨骼肌或管理心肌、平滑肌和腺体的活动，多极神经元属于此类。

③ **联络神经元**（association neuron）或称中间神经元：位于中枢内，在感觉神经元和运动神经元之间起联络作用。

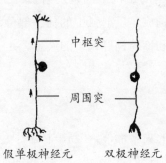
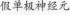

假单极神经元　　双极神经元

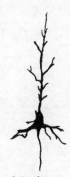

多极神经元

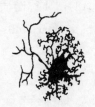

高尔基Ⅱ型中间神经元

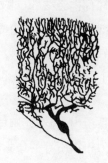

小脑浦肯野细胞

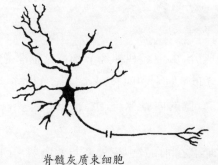

脊髓灰质束细胞

小脑皮质颗粒细胞

图 13-3　各种类型的神经元

3. 神经纤维

神经元较长的突起被髓鞘和神经膜包裹，称为**神经纤维**（nerve fiber）。被髓鞘和神经膜共同包裹的称有髓纤维，仅被神经膜包裹的称无髓纤维。

（二）神经胶质

神经胶质由各种神经胶质细胞构成。中枢神经系统内的神经胶质细胞根据形态可分为星形胶质细胞、少突胶质细胞、小胶质细胞和室管膜细胞等。周围神经系统内的胶质细胞主要有卫星细胞和施万细胞。

三、神经系统的活动方式

神经系统在调节机体活动中,对体内、外环境的刺激所做出适宜的反应,称**反射**(reflex)。反射是神经系统的基本活动方式。反射的结构基础是**反射弧**(reflex arc)。反射弧由感受器、传入神经、中枢、传出神经和效应器构成。反射弧中的任一部分发生障碍,反射即不能完成。临床上常用检查反射的方法,发现和诊断神经系统的疾患。

四、神经系统的常用术语

在中枢神经系统内,神经元的胞体及其树突的集聚部位,在新鲜标本中色泽灰暗称**灰质**(gray matter)。分布在大脑和小脑表面的灰质称**皮质**(cortex)。形态和功能相似的神经元胞体聚集成团或柱称**神经核**(nucleus)。神经纤维在中枢聚集的部位,髓鞘多,在新鲜标本上呈白色称**白质**(white matter)。分布在大脑和小脑皮质深面的白质称**髓质**(medulla)。白质中起止、行程和功能基本相同的神经纤维合在一起称为**纤维束**(fasciculus)。在中枢神经系统的某些部位,神经纤维交织成网,神经元胞体散布其中的结构称**网状结构**(reticular formation)。

在周围神经系统内,神经元胞体聚集处,形成结节状膨大,称**神经节**(ganglion)。神经纤维在周围部聚集为粗细不等的条索状或细丝状结构称**神经**(nerve)。

周围神经系统

周围神经系统是指脑和脊髓以外的神经成分,由神经和神经节构成。通常把周围神经系统分为 3 部分:与脊髓相连的脊神经,主要分布于躯干和四肢;与脑相连的脑神经,主要分布于头颈部以及随脑神经、脊神经出入于脑和脊髓的内脏神经,主要分布于内脏、心血管和腺体。

周围神经的基本功能是在感受器与中枢神经之间以及中枢神经与效应器之间传导神经冲动。周围神经内的纤维成分通常依其分布的器官结构和传导冲动的方向分为以下 4 种(图 13-4):

① **躯体传入(感觉)纤维**分布于皮肤、视器、前庭蜗器、肌和关节等处,将外感受器和本体感受器转化的神经冲动传入中枢。

② **躯体传出(运动)纤维**分布于中枢到效应器,即支配骨骼肌的运动。

③ **内脏传入(感觉)纤维**分布于内脏、心血管等处,将内感受器转化的神经冲动传入中枢。

④ **内脏传出(运动)纤维**到达心和内脏等处,支配心肌、平滑肌及腺体。

周围神经依其含有的神经纤维成分可为不同功能性质的神经。一般,将只含有(躯体或内脏)传入纤维的神经称**感觉神经**,将只含有(躯体或内脏)传出纤维的神经称**运动神经**,将既含有传入纤维又含有传出纤维的神经称**混合神经**。

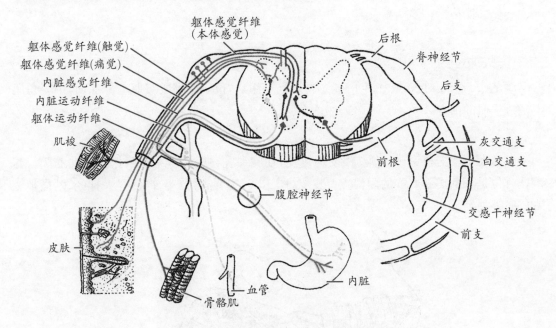

图 13-4　脊神经的组成、分支和分布示意图

221

第一节　脊　神　经

脊神经(spinal nerves)共 31 对,其中**颈神经**(cervical nerves)8 对,**胸神经**(thoracic nerves)12 对,**腰神经**(lumbar nerves)5 对,**骶神经**(sacral nerves)5 对,**尾神经**(coccygeal nerves)1 对。每对脊神经连于一个脊髓节段,由**前根**(anterior root)和**后根**(posterior root)组成。前根含有躯体和内脏传出纤维,属运动性;后根含有躯体和内脏传入纤维,属感觉性。前根和后根在椎间孔处合为一条脊神经,由此成为既含感觉纤维又含运动纤维的混合神经。脊神经后根在椎间孔附近有一椭圆形膨大,称**脊神经节**(spinal ganglion),主要由假单极神经元的胞体聚集而成,神经元发出的中枢突组成后根进入脊髓,周围突参与组成脊神经,分布于皮肤、骨骼肌、肌腱、关节和内脏等,把躯体和内脏冲动传向中枢。

脊神经的前根和后根在椎间孔处合为脊神经干。脊神经干很短,出椎间孔后立即分为脊膜支、交通支、后支和前支。**脊膜支**(meningeal branch)经椎间孔返回椎管内,分布于脊髓被膜等处。**交通支**(communication branch)连于脊神经与交感干之间。**后支**(posterior branch)细小,混合性,向后分布于项、背、腰和臀部皮肤及相应部位的深层肌。**前支**

(anterior branch)粗大,混合性,分布于躯干前外侧与四肢的皮肤和肌肉。在人类胸神经前支仍保持着明显的节段性,其余的前支则先组合成神经丛(如颈丛、臂丛、腰丛和骶丛),再由丛发出分支分布于一定区域。

一、颈丛

(一)颈丛的组成和位置

颈丛(cervical plexus)由第1~4颈神经前支组成,位于胸锁乳突肌上部深面,中斜角肌和肩胛提肌的前方。

(二)颈丛的分支

颈丛发出浅支和深支。颈丛浅支为皮支,在胸锁乳突肌后缘中点附近穿出深筋膜。其穿出部位是颈部皮肤麻醉的阻滞点。皮支(图13-5)主要有:枕小神经、耳大神经、颈横神经和锁骨上神经。

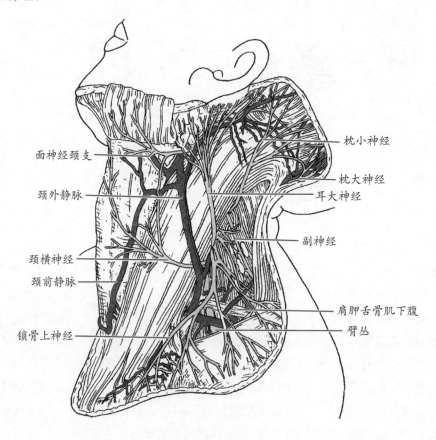

图13-5 颈丛皮支

颈丛深支为肌支,主要支配颈部深层肌、肩胛提肌、舌骨下肌群和膈,其中重要的是膈神经。

膈神经(phrenic nerve)(C_3~C_5)(图13-6)从前斜角肌上端的外侧浅出,继而沿该肌前面下降至其内侧,在锁骨下动、静脉之间经胸廓上口进入胸腔,经肺根前方,在纵隔胸膜与心包之间下行至膈。膈神经的运动纤维支配膈肌,感觉纤维分布于胸膜、心包和膈下面的部分腹膜。一般认为,右膈神经的感觉纤维还分布于肝、胆囊和肝外胆道的浆膜。膈神经受到损伤后,可引起同侧半膈肌瘫痪,表现为腹式呼吸减弱或消失,受刺激时可发生呃逆。

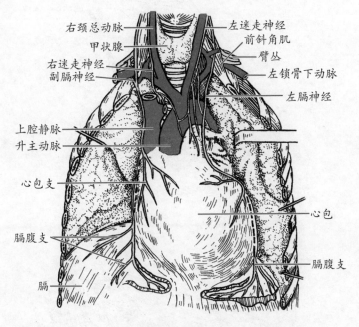

图 13-6　膈神经

二、臂丛

(一) 臂丛的组成和位置

臂丛(brachial plexus)由第 5～8 颈神经的前支和第 1 胸神经前支的大部分组成(图 13-7)。这 5 条神经前支总合成上、中、下 3 干穿经斜角肌间隙,其中 C_5、C_6 前支合成上干,C_7 前支形成中干,C_8 前支和 T_1 前支一部分形成下干。出斜角肌间隙后每干均分为前、后两股,经锁骨后方进入腋窝,下干的前股延伸成为内侧束;上、中干的前股合成外侧束;3 干的后股合成后束;3 束从三面包围腋动脉。臂丛在锁骨上缘中点处较为集中且位置浅表,常选此作为臂丛阻滞麻醉的进针部位。

(二) 臂丛的主要分支

1. 胸长神经(C_5～C_7)

胸长神经(long thoracic nerve)(图 13-7、图 13-8)沿前锯肌表面下行,支配该肌。此神经损伤可致前锯肌瘫痪,出现**"翼状肩"**。

2. 肌皮神经(C_5～C_7)

肌皮神经(musculocutaneous nerve)(图 13-8、图 13-9)自外侧束发出后,斜穿喙肱肌,经肱二头肌与肱肌之间下行,发出肌支支配上述 3 肌后,在肘关节稍上方穿出深筋膜,分布于前臂外侧的皮肤,称**前臂外侧皮神经**。

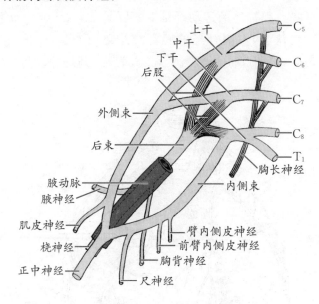

图 13-7 臂丛的组成

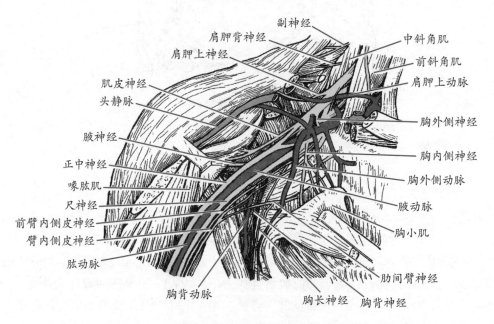

图 13-8 臂丛及其分支

3. 正中神经(C₆~T₁)

正中神经(median nerve)(图 13-9、图 13-10)以内、外侧根分别起自内侧束和外侧束,两根夹持着腋动脉向下成锐角合为正中神经主干。在臂部,伴肱动脉沿肱二头肌内侧下行,并由动脉外侧斜跨动脉前方至其内侧下降至肘窝,再穿旋前圆肌行于前臂指浅屈肌、指深屈肌之间达腕部,于桡侧腕屈肌腱与掌长肌腱之间穿经腕管,在掌腱膜深面到达手掌。

正中神经在臂部一般无分支,在前臂发出许多肌支,支配除肱桡肌、尺侧腕屈肌和指深屈肌尺侧半以外的前臂前肌。在手掌先发出返支进入鱼际，支配拇收肌以外的鱼际肌，再发出3条指掌侧总神经，每条指掌侧总神经又分为两支指掌侧固有神经，循手指的相对缘至指尖，皮支分布于桡侧3个半手指掌面以及其中节和远节指背的皮肤，肌支支配第1、2蚓状肌。

正中神经损伤后，表现为前臂不能旋前，屈腕力弱，拇、示指不能屈曲，拇指不能对掌，鱼际肌萎缩，手掌平坦，称为"**猿掌**"（图13-11），同时桡侧3个半手指掌面皮肤及桡侧半手掌出现感觉障碍。

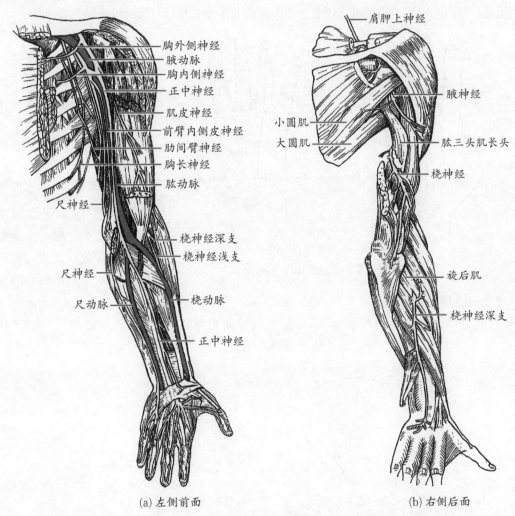

(a) 左侧前面　　　　　　　　(b) 右侧后面

图13-9　上肢的神经

4. 尺神经（C_8，T_1）

尺神经（ulnar nerve）（图13-9、图13-10）发自内侧束，在肱动脉内侧下行，在臂中部穿至内侧肌间隔后面下行，经内上髁后面的尺神经沟，再向下穿尺侧腕屈肌起端至前臂前内侧，行于尺侧腕屈肌与指深屈肌之间，在尺动脉内侧下降至腕部，在桡腕关节上方约5 cm处发出手背支，主干在豌豆骨桡侧，屈肌支持带浅面分为浅支和深支，在掌腱膜的深面进入手掌。

尺神经在臂部未发分支，在前臂发肌支支配尺侧腕屈肌和指深屈肌的尺侧半。手背支转至背侧，分布于手背尺侧半和小指、环指及中指尺侧半背面的皮肤。浅支为皮支，分布于小鱼际、小指和环指尺侧半掌面的皮肤。深支为肌支,支配小鱼际肌、拇收肌、骨间肌和第3、4蚓状肌。

尺神经损伤后,感觉丧失区域以手内侧缘为主,屈腕力弱,环指和小指远节指关节不能屈曲,小鱼际肌和骨间肌萎缩,拇指不能内收,各指不能互相靠拢。同时,各掌指关节过伸,出现"**爪形手**"(图13-11)。

5. 桡神经(C₅~T₁)

桡神经(radial nerve)(图13-9、图13-10)发自后束,先位于腋动脉的后方,而后伴肱深动脉向后,沿桡神经沟向外下,在肱骨外上髁上方穿外侧肌间隔,至肱桡肌与肱肌间分为浅、深两支。

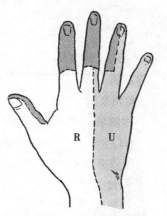 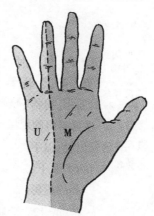

桡神经在臂部发出肌支支配肱三头肌、肱桡肌和桡侧腕长伸肌,皮支分布于臂和前臂背面的皮肤。浅支为皮支,沿桡动脉桡侧下降,至前臂中、下1/3交界处转向背侧,分布于手背桡侧半和桡侧两个半手指近节背面的皮肤。深支为肌支,在桡骨颈外侧穿旋后肌到前臂后面,在浅、深两层肌之间下降,支配前臂后群肌。

M:正中神经;U:尺神经;R:桡神经

图13-10 手部皮肤的神经分布

在肱骨中断骨折易损伤桡神经,导致前臂伸肌群瘫痪,表现为抬前臂时呈"**垂腕**"状(图13-11),同时第1、2掌骨背面皮肤感觉障碍明显。

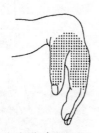

垂腕(桡神经损伤)

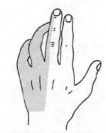

爪形手(尺神经损伤)

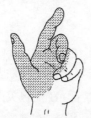

正中神经损伤手形

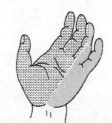

猿掌(正中神经与尺神经损伤)

图13-11 桡、尺、正中神经损伤的手形示意图

6. 腋神经（C_5，C_6）

腋神经（axillary nerve）（图 13-9）发自后束，伴旋肱后动脉穿四边孔，绕肱骨外科颈至三角肌深面。肌支支配三角肌和小圆肌，皮支分布于肩和臂外侧上部皮肤。

腋神经损伤后，导致三角肌瘫痪，臂不能外展。三角肌萎缩后，肩部失去圆隆的外形，呈**"方形肩"**。

三、胸神经前支

胸神经前支共 12 对，除第 1 对大部参加臂丛，第 12 对小部分参加腰丛外，其余皆不成丛。第 1～11 对胸神经前支均位于相应的肋间隙中，称为**肋间神经**（intercostal nerves）。第 12 对胸神经前支位于 12 肋下方，称**肋下神经**（subcostal nerve）。

肋间神经（图 13-12）在肋间内、外肌之间沿肋沟前行，在腋前线附近离开肋骨下缘行于肋间隙中，在胸、腹壁侧面发出外侧皮支。上 6 对肋间神经到达胸骨侧缘处穿至皮下，称前皮支；下 5 对肋间神经和肋下神经斜向前下，行于腹内斜肌和腹横肌之间，并进入腹直肌鞘，至腹白线附近穿至皮下成为前皮支。肋间神经的肌支支配肋间肌和腹肌前外侧群，皮支分布于胸、腹壁的皮肤，第 2～6 肋间神经的皮支还分布于乳房。肋间神经还发出细支分布于胸膜和腹膜壁层。

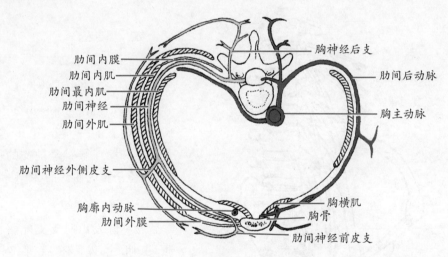

图 13-12　肋间神经及肋间后动脉

胸神经前支在胸、腹壁皮肤的分布有明显的节段性：T_2 分布于胸骨角平面，T_4 分布于乳头平面，T_6 分布于剑突平面，T_8 分布于肋弓下缘平面，T_{10} 分布于脐平面，T_{12} 分布于脐至耻骨联合连线的中点平面（图 13-13）。临床上以上述分布规律检查感觉障碍的节段，常用于对脊髓疾病的定位诊断。

227

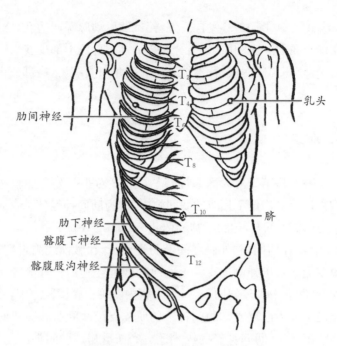

图 13-13　躯干皮神经的节段性分布

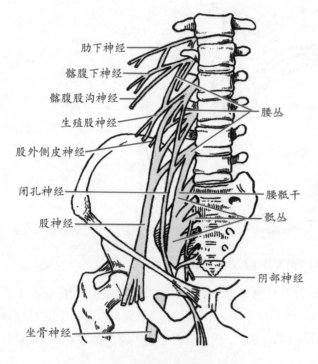

图 13-14　腰、骶丛的组成模式图

四、腰丛

(一) 腰丛的组成和位置

腰丛（Lumber plexus）由第 12 胸神经前支的一部分、第 1～3 腰神经前支和第 4 腰神经前支的一部分组成，位于腰大肌深面（图 13-14）。

(二) 腰丛的分支

腰丛除发出肌支支配髂腰肌和腰方肌之外，还有下列分支（图 13-15）：

1. 髂腹下神经（T_{12}，L_1）

髂腹下神经（iliohypogastric nerve）出腰大肌外缘，经腰方肌前面行向外下，在髂嵴上方进入腹内斜肌和腹横肌之间，在髂前上棘内侧穿过腹内斜肌至腹外斜肌的深面行向内下，于腹股沟管浅环上方浅出至皮下。皮支分布于臀外侧区、腹股沟区及下腹部皮肤，肌支支配腹壁肌。

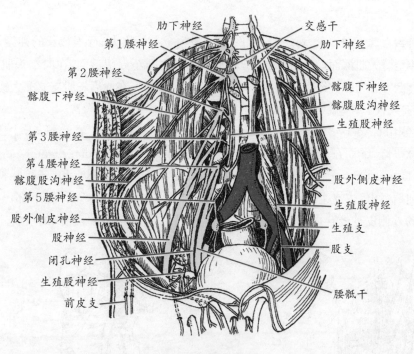

肋下神经

第1腰神经

第2腰神经

髂腹下神经

第3腰神经

第4腰神经

髂腹股沟神经

第5腰神经

股外侧皮神经

股神经

闭孔神经

生殖股神经

前皮支

交感干

肋下神经

髂腹下神经

髂腹股沟神经

生殖股神经

股外侧皮神经

生殖股神经

生殖支

股支

腰骶干

图 13-15　腰丛的分支

2. 髂腹股沟神经(L₁)

髂腹股沟神经(ilioinguinal nerve)在髂腹下神经下方与之平行,至腹前壁下部行入腹股沟管,出腹股沟浅环至皮下。皮支分布于腹股沟区、阴囊(大阴唇)的皮肤;肌支支配腹壁肌。

3. 股神经(L₂～L₄)

股神经(femoral nerve)(图 13-16)在腰大肌与髂肌之间下行,经腹股沟韧带深面,股动脉外侧进入股三角,随即分为数支。肌支支配耻骨肌、股四头肌和缝匠肌;皮支分布于股前面的皮肤,最长的皮支称**隐神经**(saphenous nerve),伴股动脉入收肌管下行,在膝关节内侧浅出皮下,伴大隐静脉继续下行,分布于髌下、小腿内侧面和足内侧缘的皮肤。股神经损伤后,大腿前面和小腿内侧面皮肤感觉障碍、屈髋无力、不能伸膝、膝跳反射消失。

4. 闭孔神经(L₂～L₄)

闭孔神经(obturator nerve)于腰大肌内侧缘穿出,循小骨盆侧壁前行,经闭膜管至大腿内侧部。肌支支配大腿肌内侧群;皮支分布于大腿内侧的皮肤。

此外,尚有生殖股神经、股外侧皮神经等。

五、骶丛

(一) 骶丛的组成和位置

骶丛(sacral plexus)(图 13-14)由腰骶干和骶、尾神经的前支组成。**腰骶干**(lumbosacral trunk)由第4腰神经前支的一部分和第5腰神经前支合成。骶丛位于骶骨和梨状肌的前面。

229

（二）骶丛的主要分支

坐骨神经（sciatic nerve）（L$_4$～S$_3$）（图 13-16）为全身最粗大、行程最长的神经，自梨状肌下孔出盆腔至臀大肌深面，经股骨大转子与坐骨结节之间至大腿后面，在股二头肌深面下降，一般在腘窝上方分为胫神经和腓总神经两大终支。坐骨神经在股后发肌支支配大腿肌后群。

1. 胫神经（L$_4$～S$_3$）

胫神经（tibial nerve）续于坐骨神经，在腘窝内与腘血管伴行。在小腿，于比目鱼肌深面伴胫后动脉下降，继而在内踝后方入足底，分为足底内侧神经（medial plantar nerve）和足底外侧神经（lateral plantar nerve），分布于足底肌和足底皮肤。在腘窝和小腿，胫神经发出肌支支配小腿肌后群，皮支主要为腓肠内侧皮神经，与小隐静脉伴行，至小腿下部，与来自腓总神经的腓肠外侧皮神经合成腓肠神经，分布于小腿后、外侧面和足外侧缘的皮肤。

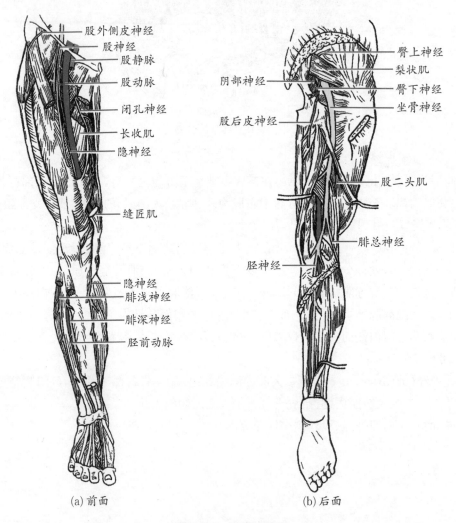

（a）前面　　　（b）后面

图 13-16　下肢的神经

胫神经损伤后，足不能跖屈，内翻力减弱，呈背屈和外翻位，称"**钩状足**"（图 13-17），感觉障碍区主要在足底面。

2. 腓总神经（L₄～S₂）

腓总神经（common peroneal nerve）在腘窝上角处自坐骨神经分出后，沿股二头肌内侧缘走向外下，绕腓骨颈向前穿腓骨长肌，分为腓浅神经和腓深神经。在腘窝还发出腓肠外侧皮神经。

（1）腓浅神经

腓浅神经（superficial peroneal nerve）行于腓骨长、短肌之间，至小腿中、下 1/3 交界处穿至皮下，其肌支支配小腿肌外侧群；皮支分布于小腿外侧、足背和趾背的皮肤。

（2）腓深神经

腓深神经（deep peroneal nerve）先在胫骨前肌和趾长伸肌之间，后在胫骨前肌和踇长伸肌之间伴胫前动脉下行至足背，支配小腿肌前群和足背肌，并分布于第 1～2 趾背相对缘的皮肤。

腓总神经损伤后，足不能背屈，趾不能伸，足下垂、内翻位，称"**马蹄内翻足**"（图 13-17），同时小腿前、外侧面及足背皮肤感觉障碍。

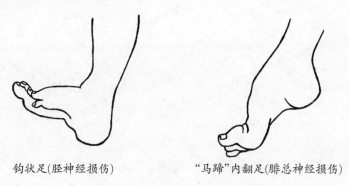

钩状足（胫神经损伤）　　　　"马蹄"内翻足（腓总神经损伤）

图 13-17　神经损伤所致足的畸形

骶丛除直接发出短小肌支支配梨状肌、闭孔内肌和股方肌等外，还发出臀上神经、臀下神经、阴部神经和股后皮神经。

第二节　脑　神　经

脑神经（cranial nerve）是与脑相连的神经，共 12 对。按与脑相连部位的先后顺序，其序号用罗马字表示，顺序为：Ⅰ嗅神经、Ⅱ视神经、Ⅲ动眼神经、Ⅳ滑车神经、Ⅴ三叉神经、Ⅵ展神经、Ⅶ面神经、Ⅷ前庭蜗神经、Ⅸ舌咽神经、Ⅹ迷走神经、Ⅺ副神经、Ⅻ舌下神经（图 13-18）。

根据每对脑神经所含的神经纤维成分，可将脑神经分为 3 类：

① 感觉神经：第Ⅰ、Ⅱ、Ⅷ对脑神经。

② 运动神经：第Ⅲ、Ⅳ、Ⅵ、Ⅺ、Ⅻ对脑神经。

③ 混合神经：第Ⅴ、Ⅶ、Ⅸ、Ⅹ对脑神经。

此外存在于第Ⅲ、Ⅶ、Ⅸ、Ⅹ对脑神经中的内脏运动纤维为副交感性质。

231

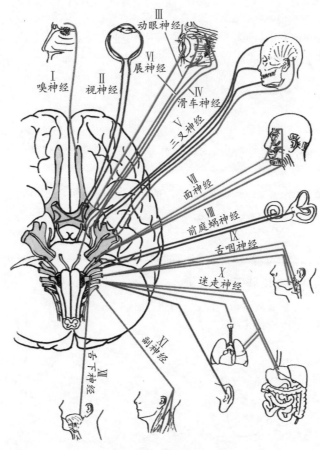

图 13-18　脑神经概况

一、嗅神经

嗅神经(olfactory nerve)(图 13-19)由内脏感觉纤维组成,传导嗅觉。由嗅黏膜中嗅细胞的中枢突集聚成 15~20 条嗅丝,即嗅神经,穿筛孔入颅前窝,终于嗅球。

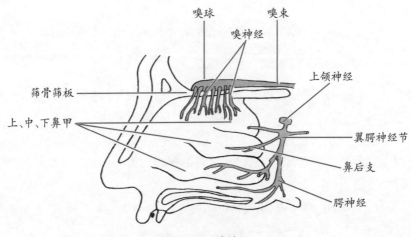

图 13-19　嗅神经

颅前窝骨折累及筛板时,脑膜和嗅丝可被撕脱而造成嗅觉障碍。

二、视神经

视神经(optic nerve)(图 13-20)由躯体感觉纤维组成,传导视觉。由视网膜节细胞的轴突在视网膜后部集中形成视神经盘,然后穿巩膜形成视神经。视神经向后内行经视神经管入颅中窝,续为视交叉,再延为视束,止于外侧膝状体。

三、动眼神经

动眼神经(oculomotor nerve)(图 13-21)为运动性神经,含躯体运动和内脏运动(副交感)两种纤维。其中躯体运动纤维起自动眼神经核,内脏运动纤维起自动眼神经副核。动眼神经自脚间窝出脑,穿硬脑膜进入海绵窦外侧壁,再向前经眶上裂入眶。支配上睑提肌、上直肌、下直肌、内直肌和下斜肌。动眼神经中的副交感纤维在睫状神经节换元后,节后纤维支配瞳孔括约肌和睫状肌,参与瞳孔对光反射和晶状体调节反射。

动眼神经损伤后,上睑下垂、眼外斜视、眼球不能向上、内、下方转动,瞳孔散大、对光反射消失。

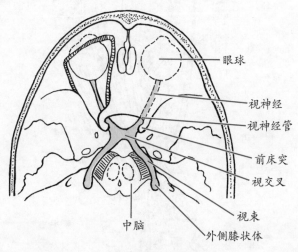

图 13-20　视神经

233

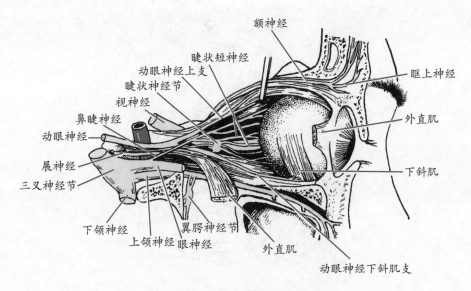

图 13-21　眶内的神经(右外侧面)

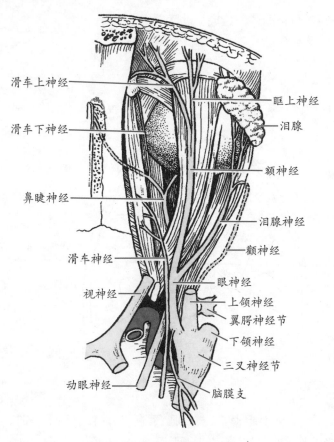

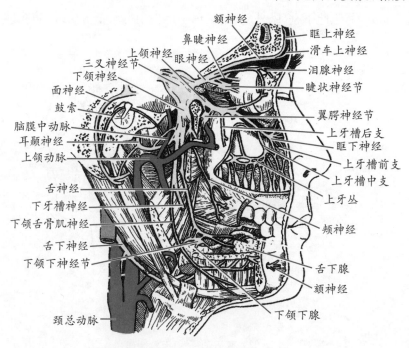

四、滑车神经

滑车神经（trochlear nerve）（图 13-22）由躯体运动纤维组成，起自滑车神经核，由中脑背侧下丘下方出脑，绕大脑脚外侧前行，穿海绵窦外侧壁，经眶上裂入眶，支配上斜肌。

五、三叉神经

三叉神经（trigeminal nerve）（图 13-23）为混合性神经，含躯体运动和躯体感觉两种纤维。躯体运动纤维起自三叉神经运动核，其轴突组成三叉神经运动根，支配咀嚼肌和口底肌等。躯体感觉纤维的神经元胞体位于三叉神经节内，该节内假单极神经元的周围突分布于头面部皮肤、黏膜、牙和脑膜

234

图 13-22　眶内的神经（右上面）

图中标注（图 13-22）：
滑车上神经、滑车下神经、鼻睫神经、滑车神经、视神经、动眼神经、眶上神经、泪腺、额神经、泪腺神经、颧神经、眼神经、上颌神经、翼腭神经节、下颌神经、三叉神经节、脑膜支

图 13-23　三叉神经

图中标注（图 13-23）：
额神经、鼻睫神经、上颌神经、眼神经、三叉神经节、下颌神经、面神经、鼓索、脑膜中动脉、耳颞神经、上颌动脉、舌神经、下牙槽神经、下颌舌骨肌神经、舌下神经、下颌下神经节、颈总动脉、眶上神经、滑车上神经、泪腺神经、睫状神经节、翼腭神经节、上牙槽后支、眶下神经、上牙槽前支、上牙槽中支、上牙丛、颊神经、舌下腺、颏神经、下颌下腺

等处,中枢突聚集成粗大的三叉神经感觉根,它和运动根一起在脑桥与小脑中脚交界处出入脑,入脑后止于三叉神经感觉诸核。三叉神经自三叉神经节向前分为眼神经、上颌神经和下颌神经。

(一) 眼神经

眼神经(ophthalmic nerve)仅含躯体感觉纤维,自三叉神经节发出后,穿海绵窦外侧壁,经眶上裂入眶,发出下列分支:

1. 泪腺神经

泪腺神经(lacrimal nerve)细小,沿外直肌上缘前行,分支分布于泪腺和上睑的结膜和皮肤。

2. 额神经

额神经(frontal nerve)较粗大,在上睑提肌上方前行,分为两支,分别经眶上切迹(孔)和滑车上方出眶,分布于额顶部的皮肤及上睑结膜等处。

3. 鼻睫神经

鼻睫神经(nasociliary nerve)在上直肌和视神经之间向前内行至眶内侧壁,分支分布于眼球、泪囊、鼻黏膜及鼻背皮肤等处。

(二) 上颌神经

上颌神经(maxillary nerve)仅含躯体感觉纤维,自三叉神经节向前穿海绵窦外侧壁,经圆孔出颅入翼腭窝,继经眶下裂入眶,续为眶下神经。上颌神经的分支有:

1. 眶下神经

眶下神经(infraorbital nerve)为上颌神经的终支,经眶下沟、眶下管出眶下孔分支分布于下睑、鼻翼和上唇的皮肤。

2. 上牙槽神经

上牙槽神经(superior alveolar nerve)有 3 支,前、中支从眶下神经发出,后支由上颌神经本干发出,穿上颌骨体骨质,互相吻合形成上牙丛,分支布于上颌窦、上颌牙及牙龈。

3. 翼腭神经或称神经节支

翼腭神经(pterygopalatine nerve)连于上颌神经和翼腭神经节之间,通常为两支,纤维随翼腭神经节的分支布于鼻腔、腭和咽顶部的黏膜。

4. 颧神经

颧神经(zygomatic nerve)在翼腭窝内发出,经眶下裂入眶,分支布于颧、颞部皮肤。

(三) 下颌神经

下颌神经(mandibular nerve)(图 13-24)为混合神经,经卵圆孔出颅达颞下窝,下颌神经的分支如下:

1. 咀嚼肌神经

咀嚼肌神经(masticatory muscle nerve)有数支,支配各咀嚼肌。

2. 耳颞神经

耳颞神经(auriculotemporal nerve)以两根起自下颌神经,其间夹持脑膜中动脉,向后合成一干,穿腮腺与颞浅动脉伴行,分支分布于耳郭前面和颞部皮肤及腮腺。

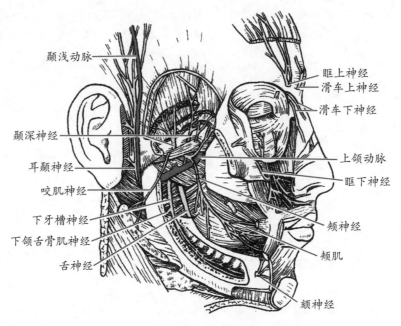

图 13-24　下颌神经

3. 颊神经

颊神经(buccal nerve)沿颊肌外面前行,分布于颊部的皮肤和黏膜。

4. 舌神经

舌神经(lingual nerve)于下颌支内侧成弓状下行至口腔底,分布于口腔底及舌前 2/3 的黏膜。

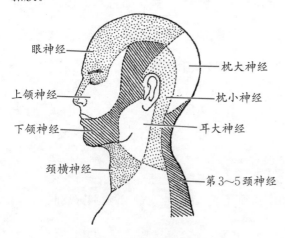

图 13-25　头面部皮神经的分布区

5. 下牙槽神经

下牙槽神经(inferior alveolar nerve)在舌神经后方下行,经下颌孔入下颌管,在管内分支形成下牙丛,由丛发出分支分布于下颌牙及牙龈。终支自颏孔穿出,称颏神经,分布于颏部及下唇皮肤和黏膜。

头面部皮神经的分布区见图 13-25。

六、展神经

展神经(abducent nerve)(图 13-21)由躯体运动纤维组成,起自展神经核,由延髓脑桥沟中线两侧出脑,向前入海绵窦,再经眶上裂入眶,支配外直肌。

七、面神经

面神经(facial nerve)(图 13-26、图 13-27)为混合性神经,含 3 种纤维成分。躯体运动纤维起自面神经核,支配表情肌等。内脏运动纤维起自上泌涎核,在副交感神经节换元后支配泪腺、下颌下腺、舌下腺和鼻、腭部黏膜腺。内脏感觉纤维的神经元胞体位于膝神经节内,周围突分布于舌前 2/3 黏膜的味蕾,中枢突止于孤束核。面神经自延髓脑桥沟外侧部出脑,经内耳门入内耳道,穿内耳道底入面神经管,经茎乳孔出颅,向前穿腮腺达面部。面神经的分支按其发出部位分为两部分。

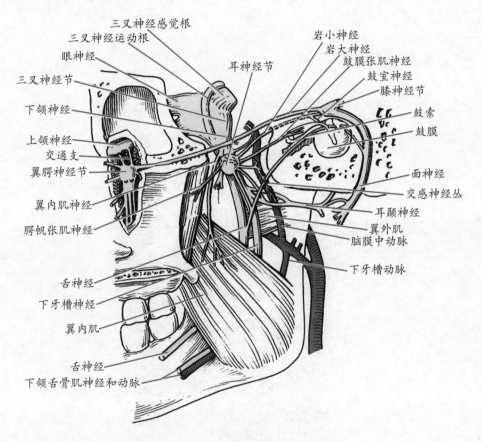

图 13-26　鼓索、翼腭神经节与耳神经节

(一) 面神经管内的分支

1. 鼓索

鼓索(chorda tympani)含内脏运动及内脏感觉纤维。在面神经出茎乳孔前发出,向上进入鼓室,穿鼓室至颞下窝加入舌神经,随舌神经分布。内脏感觉纤维司舌前 2/3 的味觉;内脏运动纤维在下颌下神经节换元后,节后纤维支配舌下腺和下颌下腺。

2. 岩大神经

岩大神经(greater petrosal nerve)含内脏运动纤维,自膝神经节处分出,至翼腭神经节换元,节后纤维支配泪腺和鼻、腭黏膜腺。

(二) 面神经管外的分支

面神经出茎乳孔后,除发细支支配二腹肌等肌外,主干进入腮腺,其分支交织成腮腺丛。然后自腮腺前缘呈辐射状发出分支,支配面部表情肌及颈阔肌。

1. 颞支

颞支(temporal branches)常为3支,支配额肌、眼轮匝肌等。

2. 颧支

颧支(zygomatic branches)为3~4支,支配眼轮匝肌及颧肌。

3. 颊支

颊支(buccal branches)为2~3支,支配颊肌、口轮匝肌及其他口周围肌。

4. 下颌缘支

下颌缘支(marginal mandibular branch)支配下唇诸肌。

5. 颈支

颈支(cervical branches)支配颈阔肌。

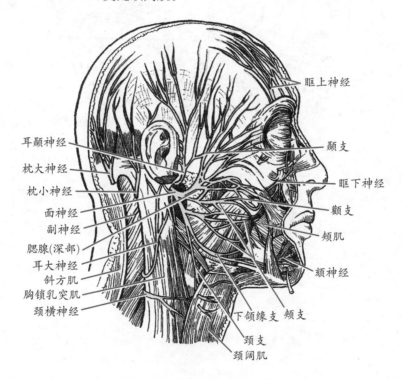

图13-27 面神经在面部的分支

面神经管外损伤主要表现为伤侧面瘫,即额纹消失,不能闭眼,角膜反射消失,鼻唇沟变平,口角偏向健侧,不能鼓腮、吹哨和吸吮。面神经管内损伤时除有上述表现外,还可有泪腺、舌下腺及下颌下腺分泌障碍,舌前2/3味觉障碍,听觉过敏等。

八、前庭蜗神经

前庭蜗神经(vestibulocochlear nerve)又称位听神经,为躯体感觉神经,由前庭神经和蜗神经组成(图13-28)。

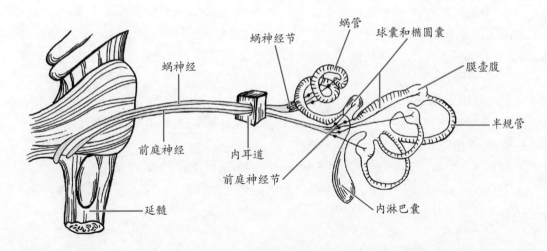

图 13-28　前庭蜗神经示意图

（一）前庭神经

前庭神经（vestibular nerve）传导平衡觉。其神经元胞体位于内耳道底的前庭神经节内，是双极神经元。其中枢突集聚成前庭神经，经内耳门入颅，在延髓脑桥沟外侧部入脑，止于前庭神经核；周围突分布于球囊斑、椭圆囊斑和壶腹嵴。

（二）蜗神经

蜗神经（cochlear nerve）传导听觉。其神经元胞体位于内耳蜗轴内的蜗神经节内，为双极神经元。其中枢突在内耳道聚集成蜗神经，与前庭神经同行入脑，止于蜗神经核；周围突分布于螺旋器（Corti 器）。

九、舌咽神经

舌咽神经（glossopharyngeal nerve）（图 13-29）是混合性神经，含 3 种纤维成分。躯体运动纤维起自疑核，支配茎突咽肌。内脏运动纤维起自下泌涎核，在耳神经节换元，节后纤维管理腮腺的分泌。内脏感觉纤维的神经元胞体在下

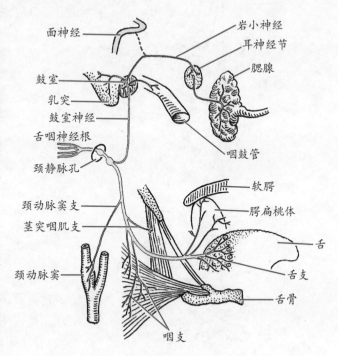

图 13-29　舌咽神经示意图

神经节内，中枢突止于孤束核；周围突分布于舌后 1/3、咽、咽鼓管、鼓室的黏膜及颈动脉窦和颈动脉小球。

239

舌咽神经根丝自延髓橄榄后沟上部出入脑,集成舌咽神经,经颈静脉孔出颅。在颈静脉孔处有上神经节、下神经节,分别为躯体和内脏感觉神经元胞体所在。舌咽神经出颅后先在颈内动、静脉间下行,继而弯向前下,经舌骨舌肌深面至舌根。舌咽神经的主要分支有:

1. 颈动脉窦支

颈动脉窦支(carotid sinus branch)在颈静脉孔下方发出,分布于颈动脉窦和颈动脉小球,分别传导血压和血液中二氧化碳浓度变化所产生的刺激,反射调节血压和呼吸。

2. 鼓室神经

鼓室神经(tympanic nerve)含内脏感觉和内脏运动纤维,自下神经节处发出,进入鼓室后参与形成鼓室丛,分布于鼓室、乳突小房和咽鼓管的黏膜处。鼓室丛分出岩小神经,出鼓室入耳神经节换元,节后纤维支配腮腺。

3. 舌支

舌支(lingual branch)为舌咽神经终支,分布于舌后 1/3 的黏膜及味蕾处。

4. 咽支

咽支(pharyngeal branches)有 3～4 支,与迷走神经和交感神经咽支共同形成咽丛,分布于咽黏膜。

十、迷走神经

迷走神经(vagus nerve)(图 13-30)为混合性神经,含有 4 种纤维成分。躯体运动纤维起于疑核,支配咽喉肌和软腭肌。内脏运动纤维起自迷走神经背核,至颈、胸、腹部脏器换元,支配相应的平滑肌、心肌和腺体的活动。内脏感觉纤维的神经元胞体位于下神经节内,其中枢突止于孤束核,周围突分布于颈、胸、腹部的器官。躯体感觉纤维的神经元胞体位于上神经节内,中枢突止于三叉神经脊束核,周围突分布于硬脑膜、耳郭和外耳道的皮肤。

迷走神经根丝自延髓橄榄后沟出入脑,集成迷走神经,经颈静脉孔出颅。在颈部,于颈动脉鞘内下行,经胸廓上口入胸腔。在胸部,左、右迷走神经的行程略有不同。左迷走神经在左颈总动脉与左锁骨下动脉之间下行,越主动脉弓前面,经左肺根后方至食管前面下行并分成许多细支,构成左肺丛和食管前丛,于食管下段延续为迷走神经前干。右迷走神经经右锁骨下动脉前方下行,沿气管右侧,经右肺根

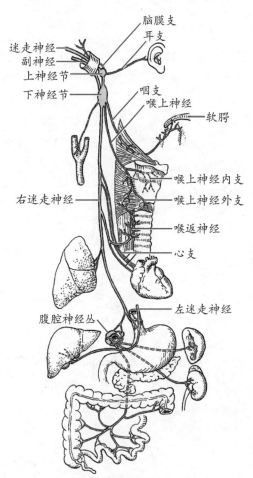

图 13-30　迷走神经示意图

脑膜支
耳支
迷走神经
副神经
上神经节
下神经节
咽支
喉上神经
软腭
右迷走神经
喉上神经内支
喉上神经外支
喉返神经
心支
左迷走神经
腹腔神经丛

后方达食管后面,分支构成右肺丛和食管后丛,向下延续成迷走神经后干。迷走神经前、后干与食管一起穿膈的食管裂孔进入腹腔,至贲门前后分成终支。

迷走神经的主要分支如下:

1. 喉上神经

喉上神经(superior laryngeal nerve)自下神经节处发出,沿颈内动脉内侧下行,平舌骨大角处分为内、外两支。内支穿甲状舌骨膜入喉,分布于声门裂以上的喉黏膜;外支支配环甲肌。喉上神经损伤会导致声音嘶哑。

2. 喉返神经

右喉返神经(recurrent laryngeal nerve)在右迷走神经经过右锁骨下动脉前方发出,绕该动脉下方向后上至颈部。左喉返神经在左迷走神经经过主动脉弓左前方发出,绕主动脉弓下方返至颈部。在颈部,左、右喉返神经沿气管食管间沟上行,经环甲关节后方入喉,分布于声门裂以下的喉黏膜,并支配除环甲肌以外的所有喉肌。喉返神经损伤后,喉肌瘫痪、声音嘶哑、甚至呼吸困难。

3. 胃前支

胃前支(anterior gastric branch)沿胃小弯分布于胃前壁,终支以"鸦爪"形分布于幽门部前壁及十二指肠上部。

4. 肝支

肝支(hepatic branch)行于小网膜内,参与形成肝丛,随肝固有动脉分布于肝、胆囊和胆道。

5. 胃后支

胃后支(posterior gastric branch)沿胃小弯分布于胃后壁,终支也呈"鸦爪"形,分布于幽门部后壁。

6. 腹腔支

腹腔支(celiac branch)行向右后下,加入腹腔丛,随腹腔干、肠系膜上动脉和肾动脉等的分支布于胰、脾、肾以及结肠左曲以上的消化管。

十一、副神经

副神经(accessory nerve)(图 13-31)为躯体运动神经,由发自疑核的颅根和发自副神经核的脊髓根组成,从迷走神经下方出脑,经颈静脉孔出颅。出颅后,颅根加入迷走神经支配咽喉肌。脊髓根经颈内动、静脉之间行向外下,斜穿胸锁乳突肌,进入斜方肌,支配此两肌。

副神经损伤后,头颈不能向患侧侧屈,颜面不能转向健侧,并有肩部下垂。

十二、舌下神经

舌下神经(hypoglossal nerve)(图 13-31)为躯体运动神经,起自舌下神经核,自延髓前外侧沟出脑,经舌下神经管出颅。出颅后,于颈内动、静脉之间降至舌骨上方,再弓形转向前内,经舌骨舌肌表面入舌,分支支配舌内、外肌。

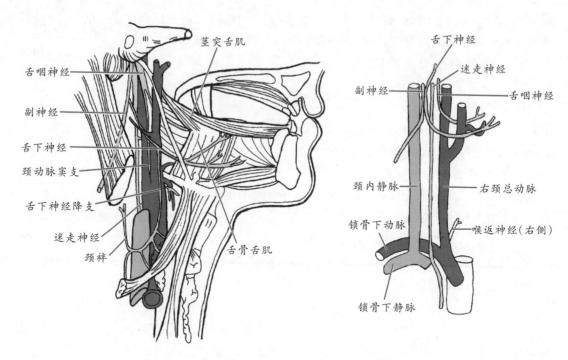

图 13-31　舌咽神经、迷走神经、副神经和舌下神经

舌下神经损伤后,伸舌时舌尖偏向患侧。

第三节　内　脏　神　经

内脏神经(visceral nerve)主要分布于内脏、心血管和腺体。内脏神经和躯体神经一样亦含有运动和感觉两种纤维。内脏运动神经支配平滑肌、心肌的运动和腺体的分泌,通常不受人的意志控制,又称自主神经;又因其主要是控制和调节动、植物共有的物质代谢活动,故也可称植物神经。内脏感觉神经分布于内脏和心血管等处的内感受器。

一、内脏运动神经

内脏运动神经(图 13-32)和躯体运动神经一样,都受大脑皮质和皮质下各级中枢的控制和调节,而且两者之间互相依存、互相协调,以维持机体内、外环境的相对平衡。然而两者在形态结构和机能上有如下的差别:

(1) 支配的器官不同

躯体运动神经支配骨骼肌;内脏运动神经则支配平滑肌、心肌和腺体。

(2) 神经元数目不同

躯体运动神经自低级中枢至骨骼肌只有一个神经元;而内脏运动神经自低级中枢发出后,需要在周围部的内脏运动神经节内交换神经元,再由节内的神经元发出纤维到达效应器。因此内脏运动神经从低级中枢到达所支配的器官需经过两个神经元:第1个神经元称节前神经元,其胞体位于脑干和脊髓,其轴突称节前纤维;第2个神经元称节后神经元,其胞体位于周围部的内脏运动神经节内,其轴突称节后纤维。

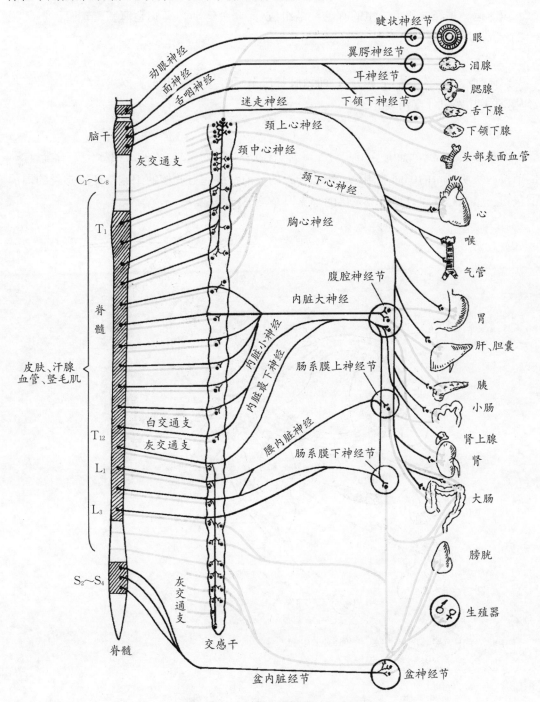

图 13-32　内脏运动神经概况示意图

(3) 纤维成分不同

躯体运动神经只有一种纤维成分,内脏运动神经则有交感和副交感两种纤维成分,多数内脏器官同时接受该两种纤维支配。躯体运动神经一般都受意志支配,而内脏运动神经则在一定程度上不受意志的直接控制。

(4) 纤维粗细不同

躯体运动神经一般由较粗的有髓纤维组成,而内脏运动神经则是薄髓(节前纤维)和无髓(节后纤维)的细纤维。

(5) 分布形式不同

躯体神经以神经干的形式分布,而内脏神经节后纤维常攀附于脏器或血管周围形成神经丛,再由丛发出分支到效应器。

(一)交感神经

交感神经(sympathetic nerve)(图 13-32、图 13-33、图 13-34)的低级中枢位于脊髓 T_1 ~ L_3 节段的灰质侧角的中间外侧核。交感神经的节前纤维起自此核的细胞。交感神经的周围部包括交感神经节和自神经节发出的分支以及交感神经丛等。

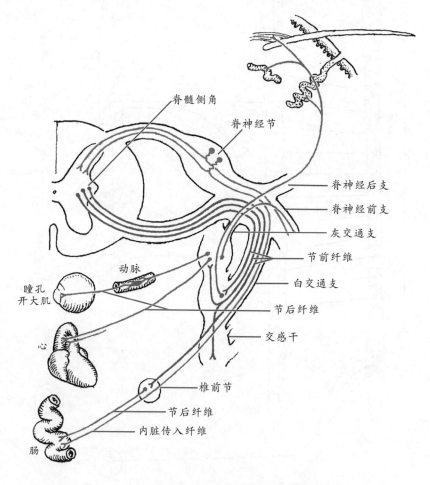

图 13-33　交感神经纤维走向模式图

1. 交感神经节

交感神经节分为椎旁神经节(椎旁节)及椎前神经节(椎前节)。

（1）椎旁神经节

椎旁神经节（paravertebral ganglia）位于脊柱两旁，借节间支连成两条交感干（sympathetic trunk）。交感干上端达颅底，下端两干在尾骨前面合并，因此椎旁神经节又称交感干神经节。交感干分颈、胸、腰、骶、尾 5 部分。在脊柱每侧有 19～24 个神经节，其中颈部 3 个，胸部 10～12 个，腰部 3～5 个，骶部 2～3 个，尾部两侧合为一个奇神经节。

（2）椎前神经节

椎前神经节（prevertebral ganglia）位于脊柱前方，包括腹腔神经节、主动脉肾神经节、肠系膜上神经节和肠系膜下神经节等，分别位于同名动脉根部附近。

2. 交通支

交感干神经节借交通支与相应的脊神经相连结。交通支分白交通支和灰交通支两种。

（1）白交通支

白交通支（white communicating branches）由脊髓侧角中间外侧核细胞发出的节前纤维组成，因纤维具有髓鞘，故呈白色。节前纤维经前根、脊神经、白交通支进入椎旁节。因节前神经元的胞体仅存在于脊髓 T_1～L_3 节段的侧角内，故白交通支只见于 T_1～L_3 共 15 对脊神经与交感干之间，故共 15 对。

（2）灰交通支

灰交通支（grey communicating branches）由椎旁节细胞发出的节后纤维组成，纤维多无髓鞘，故颜色灰暗。其连于交感干与 31 对脊神经之间，共 31 对。

交感神经节前纤维有以下 3 种去向：

① 终止于相应的椎旁节。

② 在交感干内上升或下降，终止于上位或下位的椎旁节。一般来自脊髓 T_1～T_6 中间外侧核的节前纤维在交感干内上升，T_6～T_{10} 在交感干内上升或下降，T_{11}～L_3 在交感干内下降。

③ 穿经椎旁节，终止于椎前节。

交感神经节后纤维也有 3 种去向：

① 经灰交通支返回脊神经，并随脊神经分布至躯干和四肢的血管、汗腺和竖毛肌等。31 对脊神经都含有来自灰交通支的交感神经节后纤维。

② 攀附在动脉壁上形成神经丛，最后随动脉分布到脏器。各丛的名称按所攀附的动脉命名，如颈内动脉丛等。

③ 由交感神经节直接发支到所支配的器官。

3. 交感神经的分布

（1）颈部

颈交感干位于颈动脉鞘后方，颈椎横突前方。每侧有颈上、中、下 3 个神经节。颈上神经节最大，呈梭形，位于第 1～3 颈椎横突前方。颈中神经节最小，平第 6 颈椎处，有时缺如。颈下神经节位于第 7 颈椎处，在椎动脉起始处后方，常与第 1 胸交感神经节合并，称颈胸神经节（星状神经节）。

颈交感干神经节发出的节后纤维的分布，可概括如下：

① 经灰交通支返回 8 对颈神经，随颈神经分支至头颈和上肢的血管、汗腺和竖毛肌。

② 攀附至邻近的动脉，形成颈内、外动脉丛、锁骨下动脉丛和椎动脉丛等。其随动脉分支分布于头颈部和上肢的平滑肌和腺体，如瞳孔开大肌、泪腺、唾液腺和甲状腺等。

③ 颈神经节发出咽支，和迷走神经、舌咽神经的咽支组成咽丛。

④ 3 个节分别发出心上、心中和心下神经,下行至心底部加入心丛。

(2) 胸部

胸交感干位于肋头前方,有 10～12 对胸交感神经节。分支如下:

① 经灰交通支到 12 对胸神经,随胸神经分布于胸腹壁的血管、汗腺和竖毛肌。

② 从上 5 个胸交感节发出分支至心、气管、支气管、食管和胸主动脉,并加入心丛及肺丛。

③ **内脏大神经**(greater splanchnic nerve)由穿过第 6～9 胸交感干神经节的节前纤维组成,穿膈脚终于腹腔节和肠系膜上神经节。

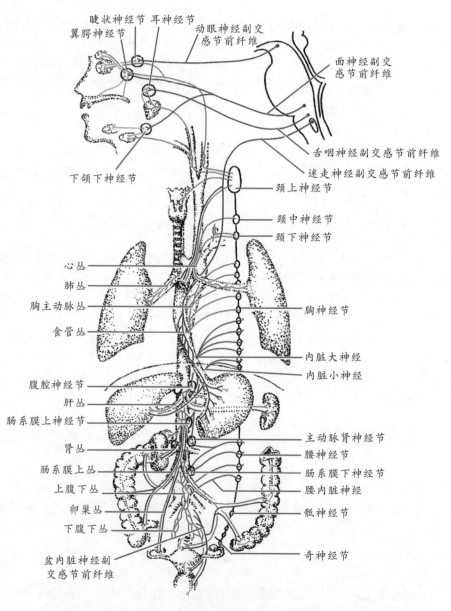

图 13-34 交感神经和副交感神经的分布

④ **内脏小神经**(lesser splanchnic nerve)由穿过第 10～12 胸交感干神经节的节前纤维

组成,穿膈脚终于主动脉肾节。与腹腔节、主动脉肾节发出的节后纤维和迷走神经的分支一起参与组成腹腔丛,此丛随动脉的分支分布于肝、脾、肾及结肠左曲以上的消化管等。

(3) 腰部

腰部约有 4 对交感神经节,位于腰椎体前外侧、腰大肌内侧缘,其分支如下:

① 灰交通支连接 5 对腰神经,并随腰神经分布。

② 腰内脏神经由穿经腰交感神经节的节前纤维组成,终于腹主动脉丛和肠系膜下丛,并在这些丛内的神经节内换元。

节后纤维分布至结肠左曲以下的消化管及盆腔脏器,部分纤维随髂总动脉和髂外动脉至下肢。

(4) 盆部

盆部交感干位于骶骨前面,骶前孔内侧,有 2～3 对骶交感神经节和一个奇神经节。

(二)副交感神经

副交感神经(parasympathetic nerve)的低级中枢位于脑干的副交感神经核和脊髓骶 2～4 节灰质的骶副交感核,节前纤维起自这些核的细胞。周围部的副交感神经节有器官旁节和器官内节,其中位于颅部的器官旁节较大,有睫状神经节、下颌下神经节、翼腭神经节和耳神经节。颅部副交感神经的节前纤维在这些神经节内交换神经元,然后发出节后纤维到达所支配的器官。

1. 颅部副交感神经

颅部副交感神经(图 13-34)节前纤维走在第Ⅲ、Ⅶ、Ⅸ、Ⅹ对脑神经内,已在脑神经中叙述,现简介如下:

(1) 随动眼神经走行的副交感神经节前纤维

随动眼神经走行的副交感神经节前纤维起自中脑的动眼神经副核,进入眶后,在睫状神经节内换神经元,其节后纤维穿入眼球,分布于瞳孔括约肌和睫状肌。

(2) 随面神经走行的副交感神经节前纤维

随面神经走行的副交感神经节前纤维起自上泌涎核,一部分经岩大神经至翼腭神经节交换神经元,其节后纤维经上颌神经、颧神经和泪腺神经分布于泪腺;还有一些节后纤维分布于鼻腔、口腔和腭黏膜的腺体。另一部分节前纤维经鼓索,加入舌神经,再到下颌下神经节换元,节后纤维分布于下颌下腺和舌下腺。

(3) 随舌咽神经走行的副交感节前纤维

随舌咽神经走行的副交感节前纤维起自下泌涎核,经鼓室神经至鼓室丛,由丛发出岩小神经至卵圆孔下方的耳神经节交换神经元,节后纤维经耳颞神经分布于腮腺。

(4) 随迷走神经走行的副交感节前纤维

随迷走神经走行的副交感节前纤维起自延髓的迷走神经背核,随迷走神经分支到达胸、腹腔脏器附近或壁内的副交感神经节交换神经元,节后纤维分布于胸、腹腔脏器(除降结肠、乙状结肠和盆腔脏器)。

2. 骶部副交感神经

骶部副交感神经节前纤维起自脊髓骶部第 2～4 节段的骶副交感核,随骶神经出骶前孔,然后离开骶神经组成**盆内脏神经**(pelvic splanchnic nerves)(图 13-35)加入盆丛,随盆丛分支至所支配的脏器附近或脏器壁内的副交感神经节交换神经元。节后纤维支配结肠左曲以下消化管、盆腔脏器及外阴等处。

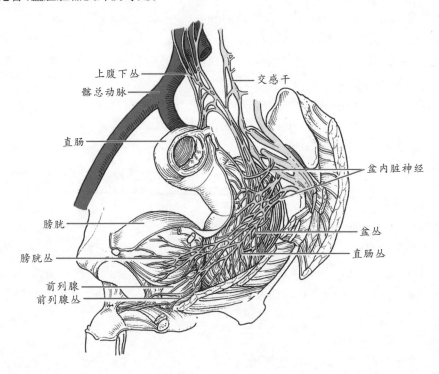

上腹下丛　　　　　　　　　　交感干
髂总动脉

直肠

盆内脏神经

膀胱

盆丛
膀胱丛
直肠丛

前列腺
前列腺丛

图 13-35　盆部的内脏神经

(三)交感神经和副交感神经的主要区别

交感神经和副交感神经都是内脏运动神经,虽常共同支配同一器官,但在形态、结构和功能上各有特点:

1. 低级中枢的部位不同

交感神经的低级中枢位于脊髓胸、腰部侧角的中间外侧核;副交感神经的低级中枢则位于脑干和脊髓骶 2~4 节段的骶副交感核。

2. 神经节的位置不同

交感神经节位于脊柱两旁(椎旁节)和脊柱前方(椎前节);副交感神经节位于所支配的器官附近(器官旁节)或器官内(器官内节)。因此副交感神经的节后纤维比交感节后纤维短,而其节前纤维则较长。

3. 节前神经元与节后神经元的比例不同

一个交感节前神经元的轴突可与多个节后神经元形成突触,而一个副交感节前神经元的轴突则与较少的节后神经元形成突触。因此交感神经的作用范围较广泛,而副交感神经的作用范围较局限。

4. 分布范围不同

一般认为交感神经在周围的分布范围较广,除至胸、腹腔脏器外,尚遍及头颈器官以及全身血管和皮肤;副交感神经在周围的分布,则不如交感神经广泛,一般认为大部分血管、汗腺、竖毛肌及肾上腺髓质无副交感神经支配。

5. 对同一器官所起的作用不同

交感与副交感神经对同一器官的作用,既是互相拮抗又是互相统一的。例如,机体运动加强时,交感神经活动加强,而副交神经活动则减弱,于是出现心跳加快、血压升高、支气管扩张、瞳孔开大、消化活动受到抑制等现象。上述现象表明代谢加强,能量消耗加快,以适应环境的剧烈变化。而当机体处于安静或睡眠状态时,副交感神经的活动转而加强,而交感神经受到抑制,从而出现心跳减慢、血压下降、支气管收缩、瞳孔缩小、消化活动增强等现象,这有利于体力的恢复和能量的储存。

二、内脏感觉神经

人体各内脏器官除有交感和副交感神经支配外,也有感觉神经分布。内脏感觉神经虽然在形态结构上与躯体感觉神经大致相同,但也有其特点。

1. 痛阈较高

内脏感觉纤维的数目较少,痛阈较高,对一般强度的刺激不产生主观感觉。例如,在外科手术挤压、切割或烧灼内脏时,病人并不感到疼痛,但在脏器进行比较强烈的活动时,则产生内脏感觉,如胃的饥饿感,直肠、膀胱的充盈引起的膨胀感等。

2. 弥散的内脏痛

内脏感觉的传入途径较分散,即一个脏器的感觉纤维可经几个节段的脊神经进入中枢,而一条脊神经又可包含几个脏器的感觉纤维。因此内脏痛往往是弥散的,且定位不准确。

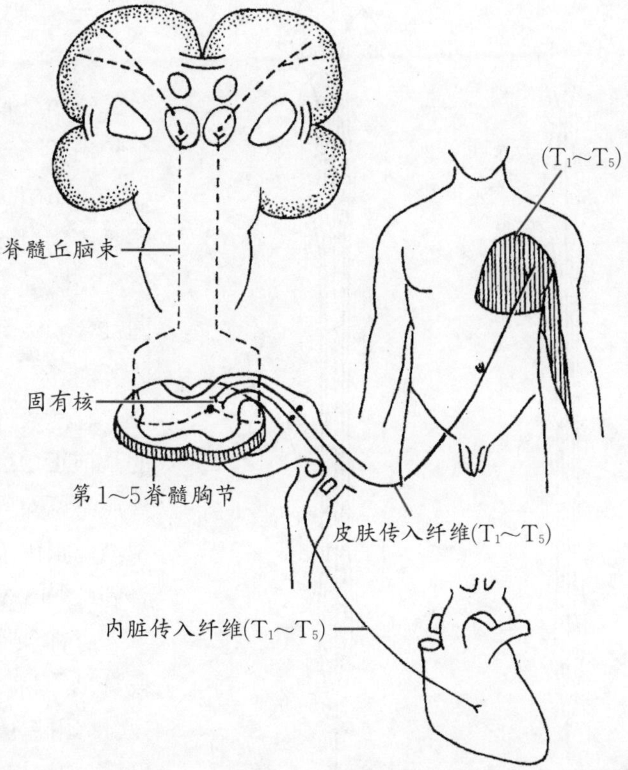

三、牵涉性痛

当某些内脏器官发生病变时,常在体表一定区域产生疼痛或感觉过敏,这种现象称**牵涉性痛**。例如,心绞痛时,常在胸前区及左臂内侧皮肤感到疼痛等(图 13-36)。

图 13-36　内脏器官疾病时部分牵涉性痛区

脊髓丘脑束

固有核

第1~5脊髓胸节

内脏传入纤维(T_1~T_5)

皮肤传入纤维(T_1~T_5)

(T_1~T_5)

249

(吴锋 刘敏)

中枢神经系统

第四节 脊　　髓

一、脊髓的位置

脊髓（spinal cord）位于椎管内，外包 3 层被膜，上端在平齐枕骨大孔处与延髓相连，下端在成人平第 1 腰椎下缘。

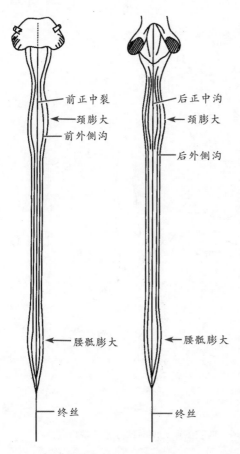

前正中裂
颈膨大
前外侧沟

后正中沟
颈膨大
后外侧沟

腰骶膨大

腰骶膨大

终丝

终丝

图 13-37　脊髓外形简图

二、脊髓的外形

脊髓全长 42～45 cm，呈圆柱状，前后稍扁，全长有两个膨大（图 13-37）。**颈膨大**（cervical enlargement）自颈髓第 4 节段到胸髓第 1 节段；**腰骶膨大**（lumbosacral enlargement）自腰髓第 2 节段至骶髓第 3 节段。脊髓的末端变细，称**脊髓圆锥**（conus medullaris），再向下以终丝止于尾骨的背面。

脊髓表面有 6 条平行的纵沟，前面正中较深的是**前正中裂**，后面正中较浅的是**后正中沟**。此外还有两对外侧沟，即**前外侧沟**和**后外侧沟**。脊神经前根由前外侧沟穿出，后根由后外侧沟进入脊髓（图 13-38）。

脊神经有 31 对，和每一对脊神经相连的一段脊髓称为一个脊髓节段，因此脊髓有 31 个节段：即**颈髓**（C）8 节、**胸髓**（T）12 节、**腰髓**（L）5 节、**骶髓**（S）5 节和**尾髓**（C_0）1 节。

胚胎发育早期，脊髓与椎管的长度相等，脊神经水平向外侧穿过相应的椎间孔。从胚胎第 4 个月起，脊髓的生长速度比脊柱慢，出生时脊髓下端已达第 3 腰椎水平，至成人时则平第 1 腰椎。因而腰、骶及尾部的神经根在穿经相应的椎间孔之前，需在椎管内向下行走一段较长的距离，它们围绕终丝形成**马尾**（cauda equina）（图 13-39）。临床上进行腰椎穿刺时常选择第 3、4 腰椎棘突间隙进针，以免损伤脊髓。

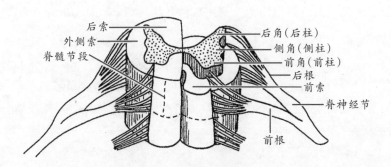

后索
外侧索
脊髓节段

后角(后柱)
侧角(侧柱)
前角(前柱)
后根
前索
脊神经节

前根

图 13-38　脊髓与脊神经的关系

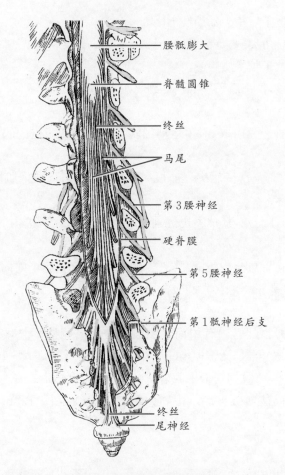

腰骶膨大

脊髓圆锥

终丝

马尾

第3腰神经

硬脊膜

第5腰神经

第1骶神经后支

终丝
尾神经

图 13-39　椎管下段示马尾

　　由于成人脊髓和脊柱的长度不等,所以脊髓的节段与椎骨的序数不完全对应。了解脊髓节段与椎骨的对应关系,对判断脊髓损伤的平面及手术定位具有重要的临床意义。

三、脊髓的内部结构

　　在脊髓横切面上,正中有**中央管**(central canal),管周围是"H"形的**灰质**,白质位于灰质的周围。在灰质中部的两侧与白质相互交织成**网状结构**（reticular formation）。

（一）灰质

在横切面上，每侧的灰质（gray matter）后部突出称**后角（柱）**（posterior horn），前部突出并扩大称**前角（柱）**（anterior horn），介于前、后角之间的部分称**中间带**。在 $T_1 \sim L_3$ 节段，中间带向外侧突出形成**侧角（柱）**（lateral horn）。中央管前、后方的中间带灰质分别称为**灰质前连合**、**灰质后连合**（图 13-40）。

1. 后角

后角主要由中间神经元组成，接受脊神经后根传入纤维并发出纤维走在中枢内。后角内神经元形成的核群包括：

① **后角边缘核**，位于后角尖的周缘。

② **胶状质**，位于后角尖部，贯穿脊髓全长。

③ **后角固有核**，位于胶状质腹侧。

④ **胸核**，也称**背核**，位于后角底部内侧份，仅见于 $C_8 \sim L_2$ 节段。

2. 前角

前角主要由运动神经元组成，前角运动细胞按其大小和所支配的骨骼肌的不同部位而分为如下类型：

① 大型的 α 运动神经元，其轴突经前根和脊神经支配骨骼肌内肌梭以外的肌纤维，引起肌肉的收缩。

② 小型的 γ 运动神经元，其轴突也经前根和脊神经支配肌梭内的梭内肌，调节肌纤维的张力。

前角运动细胞按位置可分内、外两群。内侧群支配颈部、躯干的固有肌，见于脊髓全长；外侧群支配四肢肌，主要见于颈膨大和腰骶膨大。

3. 中间带

中间带位于前、后角之间，内有**中间外侧核**和**中间内侧核**。中间外侧核仅存在于脊髓 $T_1 \sim L_2$（或 L_3）节段的侧角，是交感神经的低级中枢，发出纤维进入脊神经前根，再经白交通支入交感干。在 $S_2 \sim S_4$ 节段相当于中间外侧核的部位，有**骶副交感核**，为副交感神经的低级中枢，发出纤维组成盆内脏神经。中间内侧核占脊髓全长，接受后根传入的内脏感觉纤维。

（二）白质

每侧脊髓白质（white matter）借表面沟、裂分为 3 个索。后正中沟和后外侧沟之间为**后索**（posterior funiculus），前、后外侧沟之间为**外侧索**（lateral funiculus），前正中裂和前外侧沟之间为**前索**（anterior funiculus）。两侧前索在灰质连合前方互相连合的部分称白质前连合。白质中的纤维束可分为长的上、下行纤维束和短的固有束。上行纤维束起自脊神经节细胞或脊髓灰质，将各种感觉信息自脊髓传递至脑。下行纤维束起自不同脑区，止于脊髓。固有束紧贴灰质的边缘，起止均在脊髓，参与脊髓节段内和节段间的反射活动。

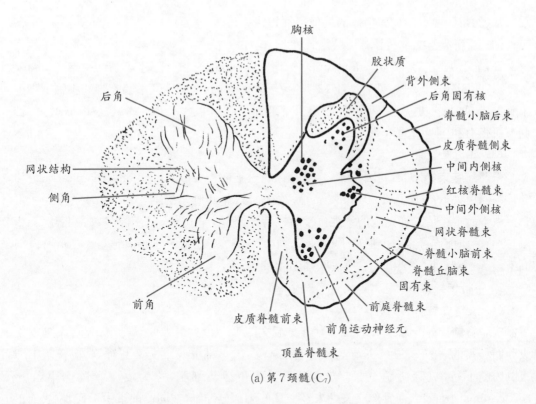

(a) 第 7 颈髓(C₇)

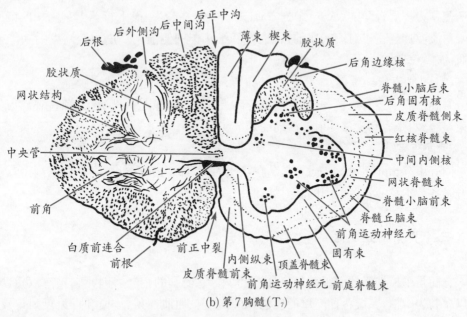

(b) 第 7 胸髓(T₇)

图 13-40　成人脊髓横断面

1. 上行纤维束

（1）薄束和楔束

　　薄束(fasciculus gracilis)和**楔束**(fasciculus cuneatus)（参见后文图 13-75）占据脊髓后索。薄束位于内侧，纤维来自同侧第 5 胸节以下的脊神经后根；楔束位于外侧，来自同侧第 4 胸节以上的脊神经后根。两者的功能是传导本体感觉(肌、腱和关节的位置或运动觉)和精细触觉(如辨别两点距离和物体的纹理粗细的感觉)。

(2) 脊髓小脑前束和脊髓小脑后束

脊髓小脑前束(anterior spinocerebellar tract)和**脊髓小脑后束**(posterior spinocerebellar tract)(参见后文图13-76)位于外侧索周缘,分别经小脑上脚和小脑下脚进入小脑皮质,两者的功能是向小脑传导躯干下部和下肢的非意识性本体感觉冲动,通过反射,调节肌张力和协调肌的运动。

(3) 脊髓丘脑束

脊髓丘脑束(参见后文图13-77)分为脊髓丘脑前束(anterior spinothalamic tract)和脊髓丘脑侧束(lateral spinothalamic tract),位于前索和外侧索的前半部,传导痛温觉和粗触觉。由于后根中传导痛温觉的纤维位于后根背外侧束中,在进入脊髓前多数先上升1~2节段,再经白质前连合至对侧白质上行,所以如果左侧脊髓丘脑束损伤,则患者在距离损伤平面节段1~2节以下,会出现右侧皮肤痛温觉障碍。

2. 下行传导束

(1) 皮质脊髓束

皮质脊髓束(corticospinal tract)(参见后文图13-81)为最大的下行束,起自大脑皮质中央前回和其他一些皮质区,下行至延髓经锥体交叉,大部分纤维交叉到对侧,在脊髓小脑后束的内侧下行,贯穿脊髓全长,陆续终止于前角运动细胞,称为皮质脊髓侧束(lateral corticospinal tract)。在锥体交叉处未经交叉的小部分纤维,在同侧前束中下行,位居前正中裂两侧称为皮质脊髓前束(anterior corticospinal tract),一般下行至上胸髓。前束的纤维有的经白质前连合止于对侧灰质前角,也有纤维止于同侧前角。皮质脊髓束的功能是控制骨骼肌的随意运动。

(2) 其他下行纤维束

脊髓白质内还有红核脊髓束、前庭脊髓束、网状脊髓束、内侧纵束、顶盖脊髓束等下行纤维束,参与肌张力和头颈反射等活动的调节。

3. 固有束

固有束(propriospinal tract)紧贴在灰质周围,位于前索、外侧索和后索内。其功能是联系脊髓各节本身或各节段间的反射活动。

三、脊髓的功能

脊髓是中枢神经的低级部分,正常情况下,它受脑的控制。因此它具有双重功能:一种是以脊髓为中枢,完成各种简单的反射,如腱反射、屈肌反射、排便和排尿反射等反射机能;另一种是参加以脑为中枢的各种复杂反射的传导,这些复杂反射必须通过上、下行传导束方能完成,这是脊髓的传导功能(图7-41)。

在脊髓受损时,脊髓的反射机能和传导机能均可受损,不同部位的脊髓损伤出现不同的症状。若因外伤或脊髓外肿瘤压迫,引起脊髓半横断性损伤,则在同侧损伤节段以下出现痉挛性瘫痪(皮质脊髓侧束受阻);运动觉、位置觉和振动觉障碍(后索被阻断);损伤节段以下对侧痛温觉减退或丧失(脊髓丘脑束受损),但触觉存在。若前角运动细胞受损,这些受损神经元所支配的肌肉出现弛缓性瘫痪,表现为肌张力丧失、腱反射消失、肌萎缩,但不出现病理反射,感觉正常。

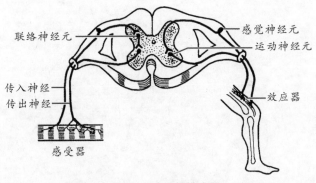

图 13-41　膝反射模式图

第五节　脑　干

脑(brain,encephalon)位于颅腔内,起源于胚胎时期神经管的前部,形态和功能较脊髓更为复杂。脑可分为端脑、间脑、小脑、中脑、脑桥和延髓6个部分。通常把中脑、脑桥和延髓合称为脑干。

一、脑干的位置

脑干(brain stem)位于颅后窝,鞍背和斜坡的后上方。从脑的下面伸出,上界以视束与间脑毗邻,向下经枕骨大孔连接脊髓,背面与小脑相连,它们之间的空腔为第4脑室(图 13-42、图 13-43)。

二、脑干的外形

(一) 延髓

延髓(medulla oblongata)(图 13-44、图 13-45)是脑干的最下部,呈倒置的锥体形,上接脑桥,下连脊髓。延髓的腹侧面上界与脑桥间有一横行的浅沟,称为**延桥沟**;背侧面以第4脑室底的髓纹与脑桥为界。

在延髓的腹侧面,脊髓的前正中裂、前外侧沟均延续至此。前正中裂两侧的隆起为**锥体**,内有皮质脊髓束通过,其中大部分纤维越过中线左、右交叉,在表面形成斜行的纤维束称为**锥体交叉**。在锥体的外侧有一卵圆形隆起称为**橄榄**,其深部有下橄榄核。锥体与橄榄之间的前外侧沟内,有舌下神经根出脑。在橄榄后方,自上而下依次有舌咽神经、迷走神经和副神经颅根的根丝出入。

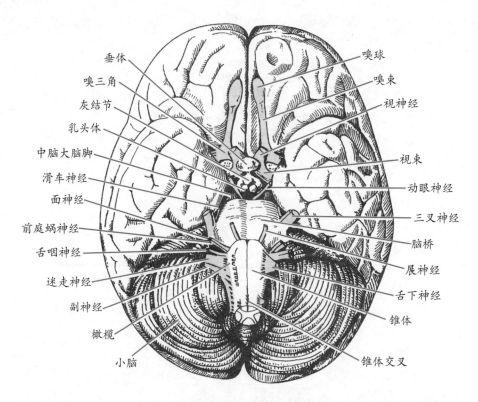

图 13-42　脑底面

垂体
嗅三角
灰结节
乳头体
中脑大脑脚
滑车神经
面神经
前庭蜗神经
舌咽神经
迷走神经
副神经
橄榄
小脑

嗅球
嗅束
视神经
视束
动眼神经
三叉神经
脑桥
展神经
舌下神经
锥体
锥体交叉

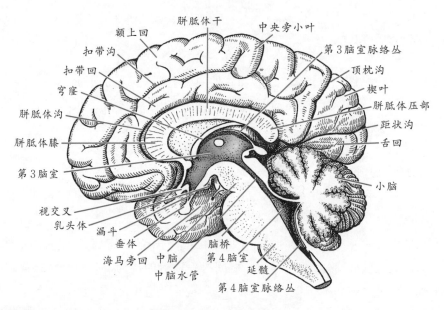

图 13-43　脑正中矢状切面

额上回
扣带沟
扣带回
穹窿
胼胝体沟
胼胝体膝
第3脑室
视交叉
乳头体
漏斗
垂体
海马旁回
中脑
中脑水管

胼胝体干
中央旁小叶
第3脑室脉络丛
顶枕沟
楔叶
胼胝体压部
距状沟
舌回
小脑
脑桥
第4脑室
延髓
第4脑室脉络丛

延髓背侧面的上半部由脊髓中央管敞开形成菱形窝的下半部。延髓的下半部形似脊髓，脊髓的薄束和楔束向上延伸，并扩展为膨隆的**薄束结节**和**楔束结节**，其深面有薄束核和楔束核。楔束结节外上方略隆起的部位称小脑下脚。

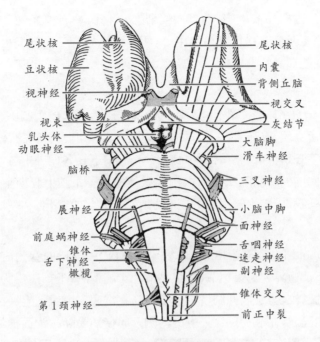

尾状核
豆状核
视神经
视束
乳头体
动眼神经
脑桥
展神经
前庭蜗神经
锥体
舌下神经
橄榄
第1颈神经

尾状核
内囊
背侧丘脑
视交叉
灰结节
大脑脚
滑车神经
三叉神经
小脑中脚
面神经
舌咽神经
迷走神经
副神经
锥体交叉
前正中裂

图 13-44 脑干腹侧面

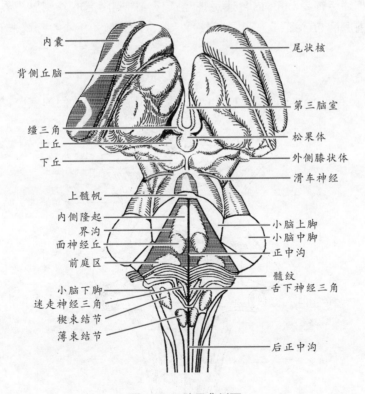

内囊
背侧丘脑
缰三角
上丘
下丘
上髓帆
内侧隆起
界沟
面神经丘
前庭区
小脑下脚
迷走神经三角
楔束结节
薄束结节

尾状核
第三脑室
松果体
外侧膝状体
滑车神经
小脑上脚
小脑中脚
正中沟
髓纹
舌下神经三角
后正中沟

图 13-45 脑干背侧面

(二)脑桥

脑桥(pons)(图 13-44、图 13-45)腹侧面宽阔膨隆称**基底部**。其颅、尾侧以深沟分别和中脑及延髓分界。脑桥基底部正中线上的纵行浅沟称**基底沟**,容纳基底动脉。在脑桥及延髓相邻的延桥沟中,从内向外依次有 3 对脑神经出入,它们是展神经、面神经和前庭蜗神经。脑桥基底部向两侧逐渐变窄移行为**小脑中脚**,两者交界处有三叉神经根出入脑。脑桥的背面形成第 4 脑室底菱形窝的上半部。

（三）中脑

中脑(midbrain)(图 13-44、图 13-45)腹侧面的两侧为隆起的大脑脚,两脚之间的凹陷称为**脚间窝**,窝底为后穿质,有血管出入,动眼神经根由此穿出。中脑的背侧面有两对圆形隆起,分别为**上丘**和**下丘**,合称**四叠体**(或中脑顶盖)。上、下丘各向外上方伸出隆起,称上丘臂和下丘臂,分别与间脑的外侧膝状体和内侧膝状体相连。中脑上丘向上与间脑移行处称**顶盖前区**。中脑的室腔称**中脑水管**。在下丘下方有滑车神经根穿出。

（四）菱形窝

菱形窝(rhomboid fossa)(图 13-45)即第 4 脑室底,由脑桥的背侧面和延髓的上半部背侧面组成。它的下部边界为薄束结节、楔束结节和小脑下脚;上部边界为小脑上脚。窝的最宽处有数条横行的**髓纹**,为延髓和脑桥的分界线。在窝底正中线上有一纵行的正中沟,沟两侧的隆起称为**内侧隆起**,在靠近髓纹上方的内侧隆起特别膨隆称为**面神经丘**,其深面有展神经核。髓纹以下的内侧隆起上可见两个小三角区,内上方为**舌下神经三角**,内含舌下神经核。外下方为称**迷走神经三角**,内含迷走神经背核。内侧隆起的外侧界为**界沟**。界沟的外侧是三角形的**前庭区**,其深面为前庭神经核。前庭区的外侧角上有一小隆起称为**听结节**,内隐蜗神经核。

（五）第 4 脑室

第 4 脑室(fourth ventricle)(图 13-46)是延髓、脑桥和小脑之间的室腔,呈锥体形,底即

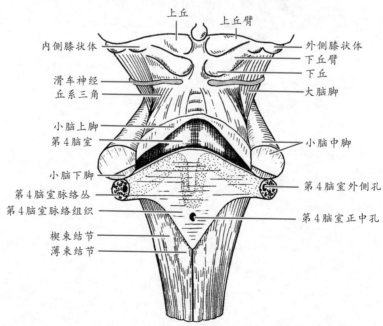

图 13-46　第 4 脑室顶

菱形窝。顶前部由小脑上脚及前髓帆形成,后部由后髓帆和第 4 脑室脉络组织形成。第 4 脑室脉络组织是由室管膜上皮覆以富含血管的软脑膜所构成。脉络组织的部分血管反复分支形成血管丛,夹带着软膜及室管膜上皮突入室腔形成第 4 脑室脉络丛,产生脑脊液。第 4 脑室上通中脑水管,下续中央管,借第 4 脑室正中孔和第 4 脑室外侧孔与蛛网膜下腔相通。

三、脑干的内部结构

脑干内部结构也可分为灰质、白质和网状结构 3 部分,但其灰、白质的配布关系远较脊髓复杂。从纵的方向看,灰质不再连贯成柱,而是分化断开,形成机能相似的核团称神经核。脑干的神经核可分为两种:一种是直接和第Ⅲ~Ⅻ对脑神经相连的脑神经核;另一种是不与脑神经相连的其他核团。脑干的白质由上、下行的神经纤维束组成。由于中央管敞开为第 4 脑室,脊髓前角与后角的腹背关系变成为内、外侧关系,因此界沟以外为感觉区,界沟以内为运动区。白质也因中央管的开放而移位,从包围灰质四周转而居于室底灰质的前方及外侧(图 13-47)。

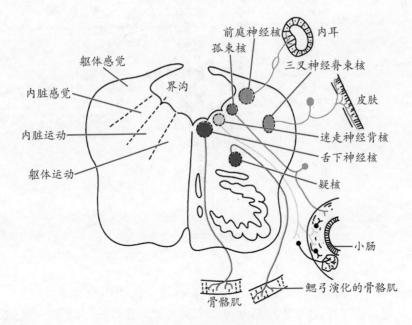

图 13-47　脑神经核的排列及其分布

(一)脑干的灰质核团

脑干的灰质包括脑神经核、锥体外系运动通路的中继核、脊神经的个别感觉核及作为视、听反射中枢的上、下丘等。

1. 脑神经核

脑神经核是脑神经的起止核团,按性质分为躯体运动核、躯体感觉核、内脏运动核和内脏感觉核 4 种,与脑神经的 4 种纤维成分相对应。

现将第Ⅲ~Ⅻ对脑神经的核团分别介绍如下:

（1）动眼神经的核团

动眼神经的核团（图 13-48、图 13-49）有如下类型：

① **动眼神经核**（nucleus of oculomotor nerve）为躯体运动核。其位于上丘平面中央灰质的腹侧部，由此核发出的纤维向腹侧行，穿经中脑红核，在大脑脚内侧出脑，参与组成动眼神经，支配除上斜肌和外直肌以外的眼外肌。

② **动眼神经副核**（accessory nucleus of oculomotor nerve）又称 **Edinger-Westphal 核**，为内脏运动核（副交感核）。其位于动眼神经核前部的背内侧，由此核发出的节前纤维，参与组成动眼神经，支配瞳孔括约肌和睫状肌。

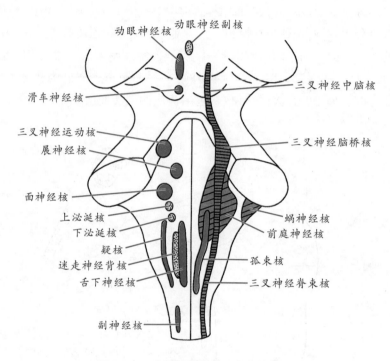

图 13-48 脑神经核在脑干背面的投影

（2）滑车神经核

滑车神经核（nucleus of trochlear nerve）为躯体运动核（图 13-48、图 13-49）。其位于下丘平面中央灰质的腹侧部，此核发出的纤维绕中央灰质向背外侧行，再转向尾侧，左右交叉后，在下丘下方出脑，形成滑车神经，支配上斜肌。

（3）三叉神经的核团

三叉神经的核团（图 13-48、图 13-49）有如下类型：

① **三叉神经中脑核**（mesencephalic nucleus of trigeminal nerve）为躯体感觉核。其位于中央灰质外侧缘处，从脑桥中段延伸至中脑上端，传导咀嚼肌、面肌和眼外肌的本体感觉。

② **三叉神经脑桥核**（pontine nucleus of trigeminal nerve）为躯体感觉核。其位于脑桥中段被盖部三叉神经运动核的外侧，向下续为三叉神经脊束核，与头面部的触觉传导有关。

③ **三叉神经脊束核**（spinal nucleus of trigeminal nerve）为躯体感觉核。三叉神经纤维中，一般躯体感觉纤维入脑后，传导痛温觉的纤维下降入延髓，在三叉神经脊束核外侧组成

三叉神经脊束,终止于三叉神经脊束核,传导头面部痛温觉。

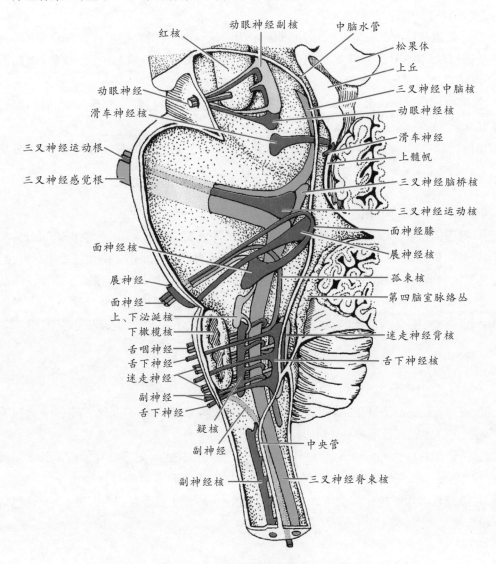

图 13-49　脑神经核与脑神经关系示意图

④ **三叉神经运动核**(motor nucleus of trigeminal nerve):为躯体运动核。位于脑桥中段被盖部网状结构的背外侧,此核发出的纤维从脑桥基底部与小脑中脚交界处出脑,形成三叉神经运动根,支配咀嚼肌和口底肌。

(4) 展神经核

展神经核(nucleus of abducent nerve)为躯体运动核(图 13-48、图 13-49)位于菱形窝面丘的深面,发出的纤维向腹侧行,在延桥沟内侧部出脑形成展神经,支配外直肌。

(5) 面神经的核团

面神经的核团(图 13-48、图 13-49)有如下类型:

① **面神经核**(nucleus of facial nerve)为躯体运动核,位于脑桥下段被盖部网状结构的背外侧,此核细胞发出的轴突,先行向背内侧,绕过展神经核,折向腹外侧,形成面神经膝,再

沿面神经核的外侧前行,在延桥沟的外侧部出脑,参与组成面神经,支配表情肌、二腹肌后腹、茎突舌骨机和镫骨肌。

②**上泌涎核**(superior salivatory nucleus)为内脏运动核(副交感核),散在分布于脑桥下段被盖部网状结构中,由此核发出的纤维(副交感神经的节前纤维)加入面神经,支配舌下腺、下颌下腺和泪腺等的分泌。

③**孤束核**(nucleus of solitary tract)为内脏感觉核,位于延髓背侧孤束的周围,也延伸延髓全长。

由面神经接受舌前 2/3 的味觉纤维,味觉神经元胞体聚集在面神经膝内,周围突分布于舌前 2/3 的味蕾,中枢突入脑终于孤束核的上部。

(6)前庭蜗神经的核团

前庭蜗神经的核团(图 13-48、图 13-49)有如下类型:

①**前庭神经核**(vestibular nuclei)为躯体感觉核,位于第 4 脑室前庭区的深面,可分为前庭内侧核、外侧核、上核及下核。此核接受前庭神经传入的平衡觉纤维。由该核发出的纤维,有与脊髓联系的前庭脊髓束、有传入小脑的前庭小脑束以及上达中脑下至脊髓的内侧纵束。

②**蜗神经核**(cochlear nuclei)为躯体感觉核,可分为前、后两核,分别位于小脑下脚的腹外侧和背侧。此核接受蜗神经的听觉传入纤维,其发出的纤维大部分交叉到对侧,组成外侧丘系。

(7)舌咽神经的核团

舌咽神经的核团(图 13-48、图 13-49)有如下类型:

①**疑核**(nucleus ambiguus)为躯体运动核,位于网状结构中,延伸延髓全长。此核上部发出的神经纤维加入舌咽神经,支配茎突咽肌。

②**下泌涎核**(inferior salivatory nucleus)为内脏运动核(副交感核),散在于延髓网状结构中。此核发出的纤维加入舌咽神经,控制腮腺的分泌活动。

③**孤束核**经舌咽神经接受舌后 1/3、咽、扁桃体、颈动脉窦等处的内脏感觉冲动(包括舌后 1/3 味觉)。

(8)迷走神经的核团

迷走神经的核团(图 13-48、图 13-49)有如下类型:

①**疑核**中部发出纤维,经迷走神经支配咽、喉、食管的横纹肌。

②**迷走神经背核**(dorsal nucleus of vagus nerve)为内脏运动核(副交感核),位于迷走神经三角深面,舌下神经核的外侧,几乎延伸达延髓全长。此核发出的纤维经橄榄后方出脑,支配颈、胸及腹部大部分脏器的平滑肌、心肌的运动和腺体的分泌。

③**孤束核**接受迷走神经传入的内脏感觉。感觉神经元胞体在迷走神经下神经节,周围突分布于脏器,中枢突入脑加入孤束,止于孤束核。

④**三叉神经脊束核**接受由迷走神经传入的脑膜、耳郭与外耳道的躯体感觉冲动。感觉神经元胞体在迷走神经上神经节。

(9)副神经的核团

副神经的核团(图 13-48、图 13-49)有如下类型:

①**疑核**下部发出纤维组成副神经颅根,经副神经转入迷走神经,进而支配咽、喉和食管

的横纹肌。

② **副神经核**(nucleus of accessory nerve)为躯体运动核,位于颈髓上 5～6 节前角,发出纤维形成副神经脊髓根,支配胸锁乳突肌和斜方肌。

(10)舌下神经核

舌下神经核(nucleus of hypoglossal nerve)为躯体运动核(图 13-48、图 13-49),位于舌下神经三角深面,几乎延伸脊髓全长。此核发出的纤维自延髓前外侧沟出脑,组成舌下神经,支配舌肌运动。

2. 其他核团

(1)薄束核和楔束核

薄束核(gracilis nucleus)和**楔束核**(cuneate nucleus)(图 13-50)位于薄束结节和楔束结节的深面。脊髓的薄束、楔束终于此核,传导本体感觉和精细触觉。

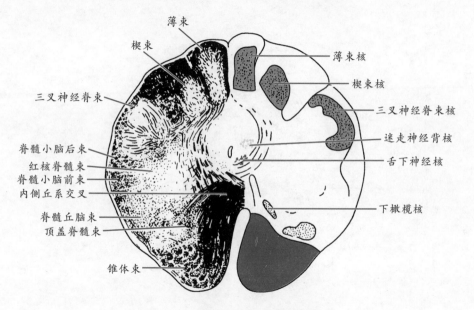

图 13-50　延髓经内侧丘系交叉横切面

(2)脑桥核

脑桥核(pontine nucleus)(图 13-51)是许多散在的灰质核团,分散布于脑桥基底部的纤维束之间,是大脑皮质和小脑之间的中继核团。

(3)红核

红核(red nucleus)(图 13-52)位于中脑被盖部,圆柱形,自上丘延伸至底丘脑,因细胞富含铁质故新鲜标本呈红色。红核主要接受自小脑发出经小脑上脚并交叉的纤维。由红核发出的纤维在被盖内交叉以后,组成红核脊髓束下行,止于脊髓。

(4)黑质

黑质(substantia nigra)(图 13-52)位于中脑被盖和脚底之间,见于中脑全长,并延入间脑尾侧部。因该核细胞含黑色素故呈黑色。已证实黑质细胞含有丰富的多巴胺,多巴胺是锥体外系的一种重要递质,当黑质细胞变性而多巴胺量减少到一定程度时,就会引起震颤麻痹,又称帕金森症(Parkinson disease)。

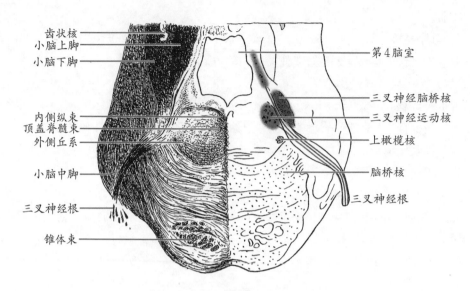

图 13-51　经脑桥中部横切面

齿状核
小脑上脚
小脑下脚
内侧纵束
顶盖脊髓束
外侧丘系
小脑中脚
三叉神经根
锥体束
第4脑室
三叉神经脑桥核
三叉神经运动核
上橄榄核
脑桥核
三叉神经根

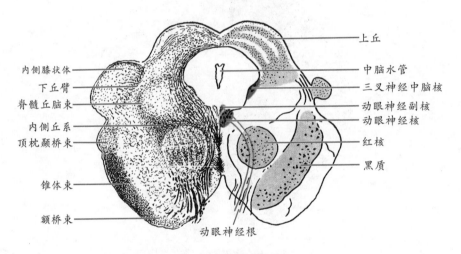

图 13-52　经中脑上丘横切面

内侧膝状体
下丘臂
脊髓丘脑束
内侧丘系
顶枕颞桥束
锥体束
额桥束
动眼神经根
上丘
中脑水管
三叉神经中脑核
动眼神经副核
动眼神经核
红核
黑质

（5）顶盖前区

顶盖前区位于中脑和间脑交界处，接受视网膜发来的神经纤维，发纤维至双侧动眼神经副核，完成瞳孔对光反射和晶状体调节反射。

（二）脑干的白质纤维束

脑干的白质主要由上、下行纤维束组成。上行纤维大多是由脑神经和脊神经感觉核行至丘脑或后丘脑的纤维束，也有少数纤维进入小脑。下行纤维起自大脑、间脑或脑干等。

1. 上行纤维束

（1）内侧丘系

薄束核和楔束核发出的纤维，走向中央管的腹侧，在中线越边形成内侧丘系交叉（参见后文图 13-75）。交叉后的纤维在中线两侧继续上行成为**内侧丘系**（medial lemniscus），向上经脑桥、中脑终于丘脑的腹后外侧核。

（2）脊髓丘系

脊髓丘脑前、侧束自脊髓上行至脑干后合成一束，统称**脊髓丘系**（spinal lemniscus）或**脊髓丘脑束**（图 13-77）。此束通过延髓外侧浅部、脑桥被盖腹外侧与中脑被盖侧缘，向上终于丘脑的腹后外侧核。

（3）三叉丘系

三叉丘系（trigeminal lemniscus）（参见后文图 13-78）由三叉神经脊束核及三叉神经脑桥核发出的纤维越边交叉到对侧上行组成。三叉丘系沿内侧丘系背侧上行，经中脑止于丘脑的腹后内侧核。

（4）外侧丘系

蜗神经核发出的横行纤维，大部分穿过纵行的内侧丘系，交叉至对侧，形成斜方体。斜方体的纤维在脑桥被盖部腹外侧折转上行形成**外侧丘系**（lateral lemniscus）（参见后文图 13-80）；也有部分纤维未越边直接加入本侧的外侧丘系上行，大部分纤维止于下丘，小部分纤维经下丘臂止于间脑的内侧膝状体。

（5）脊髓小脑前、后束

脊髓小脑前、后束自脊髓向上经延髓至脑桥折转向后入小脑。

2. 下行纤维束

（1）锥体束

锥体束（pyramidal tract）（参见后文图 13-81、图 13-82）是由大脑皮质发出的支配随意运动的下行运动纤维束，包括皮质脊髓束和皮质核束（皮质脑干束）。皮质脊髓束在延髓集聚形成锥体，并在延髓的下段大部分纤维越边形成锥体交叉，交叉后的纤维在脊髓外侧索下行称为皮质脊髓侧束。小部分未交叉的纤维继续沿同侧下行入脊髓前索称皮质脊髓前束。皮质核束在下行过程中，陆续分出纤维支配双侧脑神经运动核，但面神经核下半（支配睑裂以下表情肌）和舌下神经核主要接受对侧皮质核束的支配。在锥体交叉以上一侧锥体束损伤引起对侧半身随意运动障碍，出现痉挛性瘫痪。如损伤部位较高，累及控制面神经核和舌下神经核的纤维，则对侧面下部表情肌和舌肌也同时瘫痪。

（2）其他下行纤维束

皮质脑桥束由大脑皮质发出的纤维下行终止于脑桥核。此外尚有顶盖脊髓束、红核脊髓束、内侧纵束、前庭脊髓束等行经脑干。

（三）网状结构

脑干中除边界明确的神经核团以及长距离纤维束以外的区域，纤维纵横交错，其间散在有大小不等的细胞团，被称为**网状结构**。脑干网状结构核团众多，纤维联系广泛，可产生多种神经递质，如去甲肾上腺素、多巴胺及 5-羟色胺等，通过上行网状激动系统，上行激动大脑皮质，维持机体觉醒状态，也可通过下行调节躯体运动和脏器的活动。其中，在脑桥下部和延髓的网状结构中有呼吸和心血管中枢等生命中枢，一旦损伤可危及生命。

四、脑干的功能

脑干不仅可以参与构成一些简单反射的反射弧（如角膜反射、瞳孔对光反射等），还可以

265

通过与脊髓、小脑、前脑等部位建立的广泛的纤维联系,进而调节躯体和内脏的活动。

第六节 小 脑

一、小脑的位置和外形

小脑(cerebellum)位于颅后窝。小脑上面平坦被大脑枕叶遮盖,小脑下面中间凹陷,借3对小脑脚连于脑干背面。

小脑中间部缩窄,称**小脑蚓**(vermis),两侧膨隆称**小脑半球**(cerebellar hemisphere)。小脑半球下面前内侧部的膨隆部分称**小脑扁桃体**(tonsil of cerebellum)(图 13-53)。它的位置靠近枕骨大孔,当颅内压增高时,小脑扁桃体可嵌入枕骨大孔,形成小脑扁桃体疝,又称枕骨大孔疝,可压迫延髓危及生命。

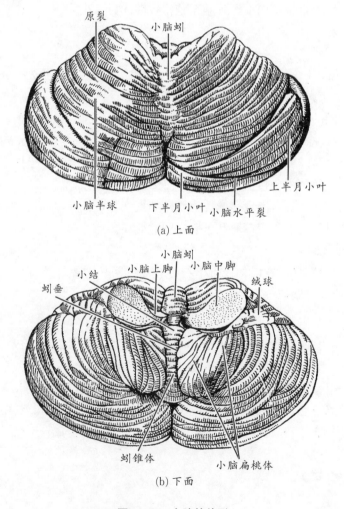

(a) 上面

(b) 下面

图 13-53 小脑的外形

小脑表面有许多平行的浅沟,将其分为许多狭长的叶片。上面前、中 1/3 交界处有一较深的**原裂**,下面绒球和小结后方的深沟为**后外侧裂**,借助两者,小脑可分为绒球小结叶、小脑前叶和小脑后叶。

二、小脑的内部结构

小脑表层为薄层灰质,称小脑皮质,深面的白质又称髓质。白质深部藏有灰质核团称为**小脑核**(图 13-54)。小脑核有 4 对,最大的是齿状核,位于半球内,呈皱缩的口袋状,其内侧有栓状核和球状核。顶核位于第 4 脑室顶的上方。齿状核接受新小脑皮质来的纤维。栓状核、球状核接受新、旧小脑皮质的纤维。顶核主要接受古、旧小脑皮质来的纤维。

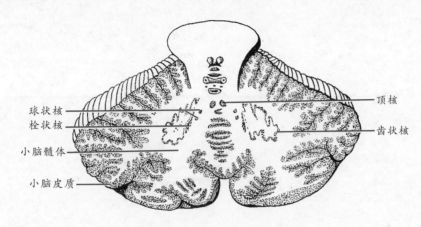

图 13-54　小脑水平切面示小脑核

三、小脑的纤维联系和功能

根据小脑的纤维联系和发生进化,可将其分为以下 3 部分(图 13-55):

1. 前庭小脑(古小脑)

前庭小脑即绒球小结叶。其主要接受经小脑下脚传入的同侧前庭神经核和前庭神经的纤维。传出纤维通过顶核中继后,发出纤维经小脑下脚,止于前庭神经核和网状结构,通过前庭脊髓束和内侧纵束至脊髓前角运动神经元和脑干的眼外肌运动核,调节身体的平衡、协调眼球运动。其损伤后主要引起平衡失调、站立不稳。

2. 脊髓小脑(旧小脑)

脊髓小脑包括小脑前叶和小脑蚓部的蚓垂及蚓锥体。脊髓小脑前、后束分别经小脑上脚和下脚,将躯干和四肢的本体感觉冲动传导至旧小脑。传出纤维通过顶核、中间核中继后,发出纤维至前庭神经核、脑干网状结构和红核,再经前庭脊髓束、网状脊髓束和红核脊髓束止于前角运动细胞,调节肌张力。其损伤后主要引起肌张力的改变。

3. 大脑小脑(新小脑)

大脑小脑主要为小脑后叶,主要接受皮质脑桥束在脑桥核中继后经小脑中脚传入的纤维,传出纤维通过齿状核中继后,经小脑上脚,左、右交叉后,一部分止于红核,大部分止于丘脑的腹外侧核,再由腹外侧核发出纤维至大脑皮质运动区,形成小脑与大脑皮质间的重要环路,参与随意运动的协调。其损伤后可引起共济失调。

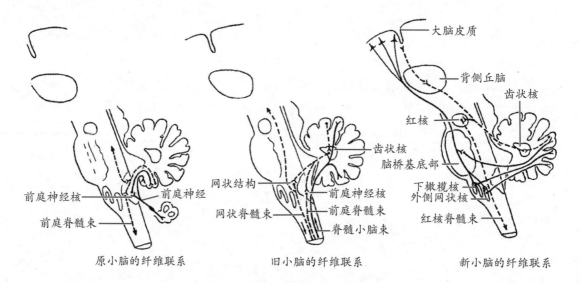

图 13-55 小脑的纤维联系

第七节 间 脑

间脑(diencephalon)位于脑干与大脑半球之间,为大脑半球所覆盖,其外侧部与大脑半球实质愈合,上面和内侧面游离。间脑中央有第 3 脑室,脑室侧壁的中部有一浅沟,称下丘脑沟,它是背侧丘脑和下丘脑的分界线(图 13-43)。

间脑可分为背侧丘脑、上丘脑、下丘脑、后丘脑和底丘脑 5 个部分。

一、背侧丘脑

背侧丘脑(dorsal thalamus)是一对卵圆形的灰质团块,外侧面连接内囊,背面和内侧面游离。内侧面参与组成第 3 脑室侧面,左、右丘脑由**丘脑间黏合**相连(图 13-44、图 13-45)。背侧丘脑的背面形成侧脑室的底。背侧丘脑前端狭窄隆凸,称**丘脑前结节**;后端膨大,称为**枕**。背侧丘脑背面包着一薄层白质板,并向其内部延伸,形成一"Y"形的**内髓板**,将背侧丘脑内部的灰质分隔为前核群、内侧核群和外侧核群(图 13-56)。

268

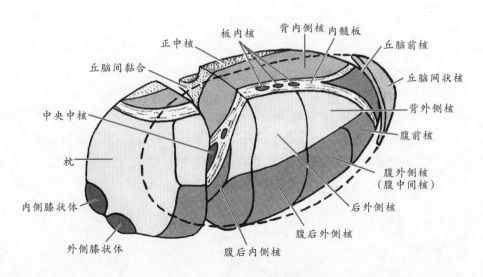

正中核　　板内核　　背内侧核　内髓板　　丘脑前核

丘脑间黏合　　　　　　　　　　　　　　　　丘脑网状核

中央中核　　　　　　　　　　　　　　　　背外侧核

　　　　　　　　　　　　　　　　　　腹前核

枕

内侧膝状体　　　　　　　　　　　　　腹外侧核
　　　　　　　　　　　　　　　　　（腹中间核）

外侧膝状体　　　　　　　　　　　　后外侧核

　　　　腹后内侧核　　腹后外侧核

图 13-56　背侧丘脑核团模式图

1. 丘脑前核群

丘脑前核群位于内髓板分叉处前上方,是边缘系统中的一个重要中继站,发出纤维联系大脑皮质的内脏活动区,其功能与内脏活动有关。

2. 丘脑内侧核群

丘脑内侧核群位于内髓板的内侧,其中背内侧核较为重要。此核与丘脑内部其他核团、下丘脑以及大脑额叶皮质有着广泛联系,可能是联合躯体和内脏感觉冲动的整合中枢。

3. 丘脑外侧核群

丘脑外侧核群位于内髓板外侧,可分为背侧部和腹侧部。腹侧部从前向后又可分为腹前核、腹外侧核和腹后核。腹前核主要接受中脑黑质和苍白球发来的纤维,与大脑额叶皮质也有某些纤维联系。腹外侧核接受小脑上脚交叉后的纤维,发出的纤维止于大脑皮质的中央前回,是传导小脑的神经冲动到大脑皮质的重要中继核。腹后核又分为腹后内侧核和腹后外侧核,它们是躯体感觉传导路中第 3 级神经元胞体所在处。腹后外侧核接受内侧丘系和脊髓丘脑束,发出的纤维参与组成**丘脑中央辐射**,主要终止于大脑皮质中央后回的中、上部和中央旁小叶后部,传导对侧四肢和躯干的感觉。腹后内侧核接受三叉丘系和孤束核发出的味觉纤维,发出纤维参与组成丘脑中央辐射,终止于中央后回的下部,传导头面部的感觉及味觉。

除上述核群外,在内髓板内有板内核群,它接受网状结构和躯体的感觉冲动,其中有的核团与传导痛觉有关。在第 3 脑室侧壁处有中线核群和位于背侧丘脑外侧、邻近内囊的丘脑网状核。这些核群与内脏活动和痛觉的整合有关。

背侧丘脑的主要功能是感觉传导通路的中继站和整合中枢。背侧丘脑受损害时,常见的症状是感觉丧失、过敏、错解,并可伴有剧烈的自发性疼痛,一般认为痛觉在背侧丘脑阶段

269

即可产生,但感知痛觉仍然在大脑皮质。

二、后丘脑

后丘脑(metathalamus)位于丘脑枕的下外方,为两个小隆起,称**内侧膝状体**和**外侧膝状体**(图 13-45)。内侧膝状体借下丘臂连于下丘,是外侧丘系的终止核,发出听辐射止于大脑皮质听觉中枢。外侧膝状体在内侧膝状体的外侧,视束的后端,借上丘臂连于上丘。外侧膝状体接受视觉纤维,发出视辐射止于大脑皮质视觉中枢。

三、上丘脑

上丘脑(epithalamus)位于第 3 脑室顶部周围,包括丘脑髓纹、缰三角、缰连合和松果体(图 13-45)。松果体在低等动物中是光感受器,在哺乳类中已成为一个内分泌器官。松果体可产生 5-羟色胺和褪黑素。褪黑素的合成有节律性、周期性变化,故松果体与生物钟现象有关。

四、底丘脑

底丘脑(subthalamus)位于背侧丘脑的腹侧,是中脑被盖和背侧丘脑的过渡区,中脑红核和黑质都延伸至此。其主要核团为底丘脑核,位于黑质的背外侧,内囊的内侧,与苍白球有往返纤维联系,属锥体外系的结构。

五、下丘脑

下丘脑(hypothalamus)位于下丘脑沟的下方,构成第 3 脑室侧壁下部和下壁。其外形从脑底面看从前向后是视交叉,视交叉向后延续为视束,视交叉后方为灰结节,向下移行为漏斗,漏斗的下端为垂体,灰结节的后方是一对圆形的乳头体(图 13-42、图 13-43)。下丘脑的主要核团由前向后依次分为 4 区:视前区、视上区、结节区、乳头体区(图 13-57)。其中,位于视上区的视上核和室旁核,分泌催产素和血管升压素(抗利尿激素),经视上垂体束和室旁垂体束投射到神经垂体,在此储存并在需要时释放入血液(图 13-58)。

下丘脑的功能:下丘脑是植物性神经的皮质下中枢,其前部为副交感中枢,后部为交感中枢,与脑干网状结构和边缘系统关系密切,它们共同调节内脏活动。因而下丘脑是调节内脏活动及内分泌的高级中枢。机体的体温、摄食、水平衡和内分泌的调节均依靠下丘脑,同时下丘脑也参与情绪反应活动。

六、第 3 脑室

第 3 脑室（third ventricle）是位于背侧丘脑和下丘脑之间呈矢状位的狭窄腔隙（图 13-59）。前方借左、右室间孔与两侧大脑半球内的侧脑室相通，后方借中脑水管与第 4 脑室相通。第 3 脑室的顶部为第 3 脑室脉络组织，有纵行的第 3 脑室脉络丛突入脑室，产生脑脊液。此丛的前端经室间孔与侧脑室脉络丛相连。脑室的底部为乳头体、灰结节和视交叉。

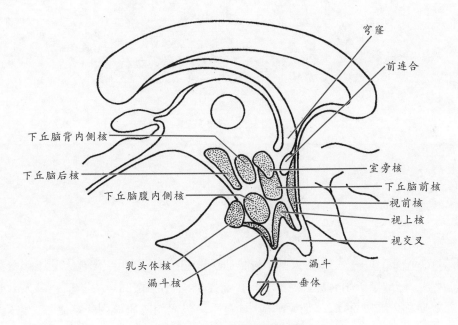

穹窿
前连合
下丘脑背内侧核
下丘脑后核
室旁核
下丘脑前核
下丘脑腹内侧核
视前核
视上核
视交叉
乳头体核
漏斗
漏斗核
垂体

图 13-57　下丘脑的主要核团

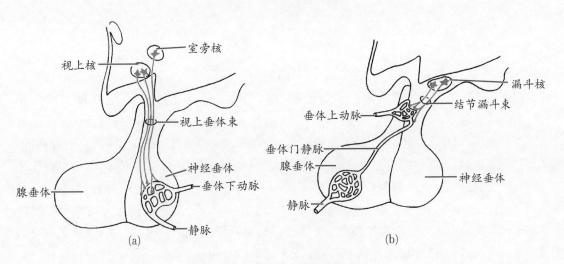

室旁核
视上核
视上垂体束
神经垂体
垂体下动脉
腺垂体
静脉
(a)

漏斗核
结节漏斗束
垂体上动脉
垂体门静脉
腺垂体
神经垂体
静脉
(b)

图 13-58　下丘脑与垂体的纤维联系

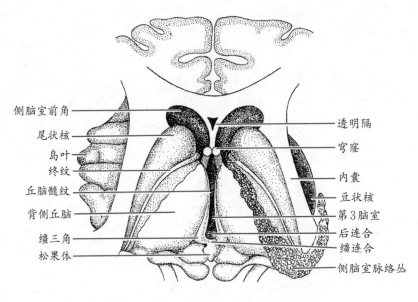

图 13-59 第 3 脑室

左侧标注（从上到下）：侧脑室前角、尾状核、岛叶、终纹、丘脑髓纹、背侧丘脑、缰三角、松果体

右侧标注（从上到下）：透明隔、穹窿、内囊、豆状核、第3脑室、后连合、缰连合、侧脑室脉络丛

第八节　端　脑

端脑（telencephalon）由左、右大脑半球借胼胝体连接而成，两半球被大脑纵裂分隔。端脑占据颅腔大部分，位于颅前窝、颅中窝和小脑上方，与小脑之间有大脑横裂。大脑半球表面有一层灰质称**大脑皮质**，深部是大脑髓质，髓质内包埋的灰质核团为**基底核**，半球内的空腔为侧脑室。

一、端脑的外形

大脑半球各部由于发展不平衡，使其表面凹凸不平，发展迅速而突出于表面的称**大脑回**，发展迟缓被推挤而凹陷的部分称**大脑沟**。每个半球可分为上外侧面、内侧面和下面，上外侧面和内侧面以半球的上缘为界。整个半球以 3 条比较深而恒定的沟分为 5 个叶（图 13-60、图 13-61）。这 3 条沟是：**外侧沟**（lateral sulcus），起自半球下面，转向上外侧面，由前下方行向后上方；**中央沟**（central sulcus），起自半球上缘中点稍后方，向前下斜行于半球上外侧面，末端接近外侧沟；**顶枕沟**（parietooccipital sulcus），位于半球内侧面的后部，从前下方行向后上方，并绕半球上缘转向上外侧面。中央沟前方、外侧沟上方的部分是**额叶**（frontal lobe）；中央沟后方和外侧沟上方的部分为**顶叶**（parietal lobe）；外侧沟下方的部分为**颞叶**（temporal lobe）；顶枕沟后较小的部分为**枕叶**（occipital lobe）。在大脑上外侧面，颞、枕、顶 3 叶之间的分界线是假设的，通常是以自顶枕沟至枕前切迹（自枕叶后端向前约 4 cm 处）的连线作为枕叶的前界，自此线的中点到外侧沟后端的连线，是顶、颞二叶的分界。此外，在外侧沟的底部还有一个**岛叶**（insula lobe），被额、顶、颞叶所掩盖（图 13-61）。岛叶的四周有环状沟，其上面有几个长短不等的脑回。

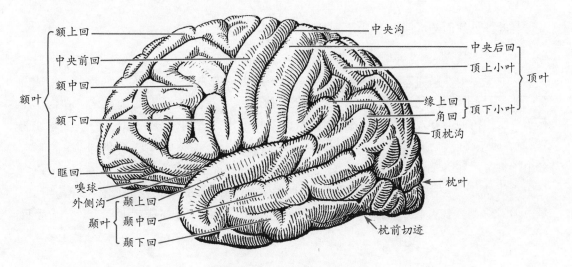

图 13-60　大脑半球上外侧面

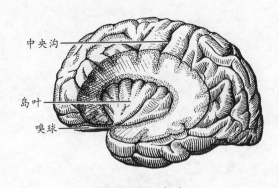

图 13-61　岛叶

（一）大脑半球上外侧面的沟和回

1. 额叶

额叶在中央沟前方有与之相平行的**中央前沟**，两者之间的部分称**中央前回**（precentral gyrus）。自中央前沟水平向前走出两条沟，分别称**额上沟**和**额下沟**，额上沟以上是**额上回**，额上、下沟之间是**额中回**，额下沟以下是**额下回**（图 13-60）。

2. 顶叶

顶叶在中央沟后方，也有一条与其平行的**中央后沟**，两沟间为**中央后回**（postcentral gyrus）。中央后沟上段后方有一与半球上缘几乎平行的**顶内沟**，此沟以上部分为**顶上小叶**，以下部分为**顶下小叶**。顶下小叶又分两部分，包绕外侧沟后端的脑回称**缘上回**，围绕颞上沟末端的脑回称**角回**（图 13-60）。

3. 颞叶

颞上沟与外侧沟大致平行，两者间的部分称**颞上回**。自颞上回转入外侧沟的下壁上，有两个短而横行的脑回,称**颞横回**(transverse temporal gyrus)。颞下沟与颞上沟大致平行,两者之间的部分称**颞中回**。颞下沟以下的部分称**颞下回**(图 13-60)。

4. 枕叶

枕叶上外侧面的沟回多不恒定。

(二)大脑半球内侧面的沟和回

大脑半球上外侧面的额、顶、枕 3 个叶都延展至半球内侧面。内侧面中部是白质组成的**胼胝体**,环行于其背面的为**胼胝体沟**,此沟绕过胼胝体后方,向前移行于**海马沟**。**扣带沟**平行于胼胝体沟的上方,二沟间的部分称**扣带回**。扣带沟以上的部分,以中央沟上端延线为界,前方属于额叶,后方属于顶叶。扣带沟在中央沟上端延线的前、后方,分别向上和上后方分出中央旁沟和边缘支。中央旁沟和边缘支之间的部分称**中央旁小叶**(paracentral lobule),是中央前、后回上端移行于内侧面的部分。**距状沟**(calcarine sulcus)从胼胝体后下方开始,呈弓形向后走至枕叶的后端。顶枕沟和距状沟之间的部分称**楔叶**,距状沟下方为**舌回**(图 13-62)。

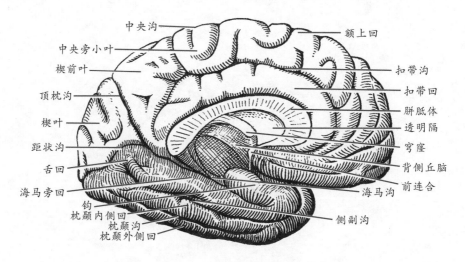

图 13-62　大脑半球内侧面

(三)大脑半球下面的沟和回

在大脑半球下面的前部,即额叶下面,有短小多变的眶沟,它分隔出若干眶回。在眶回的内侧有一条**嗅束**,其前端膨大为**嗅球**,与嗅神经相连。嗅束向后扩大为**嗅三角**,此三角与视束之间为前穿质(图 13-63)。

颞下回下缘与位于半球下面的枕颞外侧回分界。枕颞外侧回以枕颞沟与其内侧的枕颞内侧回分隔。与**枕颞沟**相平行的深沟,称**侧副沟**。侧副沟的内侧为**海马旁回**,其前端弯曲成钩形,称**钩**。海马旁回的上内侧为**海马沟**,在海马沟的上方,有呈锯齿状的窄条皮质,称**齿状回**。此回外侧,有一条呈弓状隆起的皮质,形如海马,故称**海马**,位于侧脑室下角的底壁上(图 13-64)。

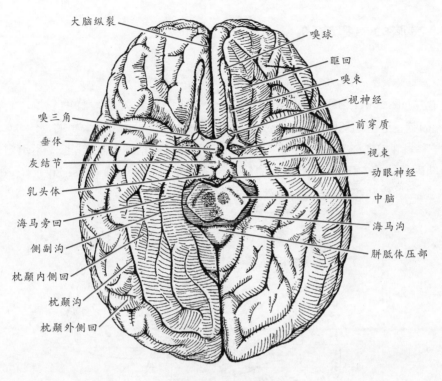

大脑纵裂
嗅球
眶回
嗅束
视神经
前穿质
嗅三角
垂体
灰结节
乳头体
海马旁回
侧副沟
枕颞内侧回
枕颞沟
枕颞外侧回
视束
动眼神经
中脑
海马沟
胼胝体压部

图 13-63 端脑底面

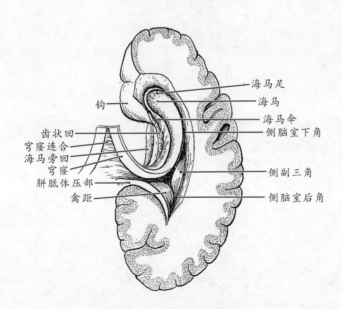

钩
齿状回
穹窿连合
海马旁回
穹窿
胼胝体压部
禽距
海马足
海马
海马伞
侧脑室下角
侧副三角
侧脑室后角

图 13-64 海马和齿状回

二、端脑的内部结构

（一）侧脑室

侧脑室（lateral ventricle）（图 13-65）为位于大脑半球内，左右对称的裂隙，内含透明的脑脊液。侧脑室适应半球的分叶而分为 4 部分。**中央部**位于顶叶内，为一狭窄的水平裂隙，由此发出 3 个角：**前角**自室间孔水平向前，伸入额叶内；**后角**伸入枕叶，长短不恒定；**下角**最长，在颞叶内伸向前方，几达海马旁回的钩处。侧脑室脉络丛位于中央部和下角，在室间孔处与第 3 脑室脉络丛相连，是产生脑脊液的主要部分。

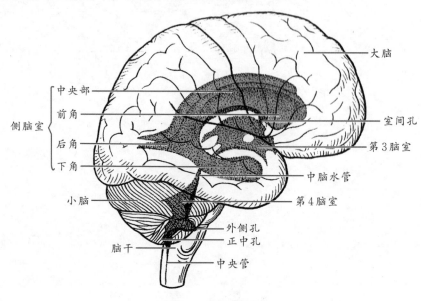

图 13-65　脑室投影图

（二）基底核

基底核（basal nuclei）（图 13-66）为靠近大脑半球的底部，埋藏在白质之中的核团，包括尾状核、豆状核、屏状核和杏仁体。

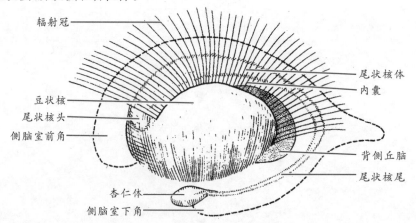

图 13-66　基底核、侧脑室、内囊、背侧丘脑示意图

1. 尾状核

尾状核（caudate nucleus）像条弯曲的尾巴，全长都与侧脑室相邻，可分头、体、尾3部分。尾状核头膨大，突向侧脑室前角；向后逐渐变细，称体，沿背侧丘脑的背外侧缘延伸；以后愈趋细小，成尾状核尾，自背侧丘脑后端向腹侧弯曲，沿侧脑室下角的顶前行，连接杏仁体。

2. 豆状核

豆状核（lentiform nucleus）形似扁豆，包藏在背侧丘脑外侧的白质中。此核前部与尾状核头相连，其余部分借内囊与尾状核及背侧丘脑相分隔。豆状核在切面上呈三角形，被两个白质板分成3部分，外侧部最大，称**壳**（putamen），内侧部称**苍白球**（globus pallidus）。

尾状核与豆状核合称**纹状体**（corpus striatum）。从种系发生上看，尾状核和壳是较新的结构，合称新纹状体；苍白球是纹状体中较古老的部分，称为旧纹状体。纹状体是锥体外系的重要组成部分，其功能主要是维持肌肉的紧张度，协调骨骼肌的运动。人类基底核病变主要表现为运动不正常和肌张力的改变：其中一类主要表现为运动过多和肌张力低下，如舞蹈病，上肢和头面部呈现无目的快速动作，似随意运动中的一个片段，但不由自主且肌张力甚低。另一类主要表现为运动减少和肌张力亢进，如震颤麻痹（Parkinson氏病），患者肌张力过高，随意运动减少，动作缓慢，身体僵硬，表情呆滞如戴假面具，可出现静止性震颤。前已提及震颤麻痹，主要病变在黑质，引起黑质—纹状体系统功能异常所致。

（三）大脑髓质

大脑髓质（cerebral medullary substance）由大量神经纤维组成，纤维可分为联络纤维、连合纤维和投射纤维3类。

1. 联络纤维

联络纤维为联系本侧大脑半球脑回之间的短纤维束，称弓状纤维；还有联系叶间的长纤维束，如位于边缘叶深方的扣带束，联络额、顶、枕、颞4个叶的上纵束，联络枕叶和颞叶的下纵束及联络额叶、颞叶前部的钩束（图13-67）。

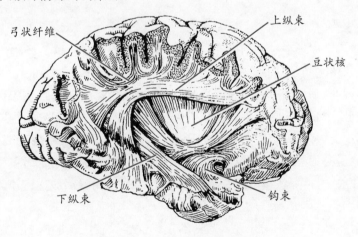

图13-67　大脑半球联络纤维

2. 连合纤维

连合纤维为连接左、右两半球皮质的纤维，包括胼胝体、前连合和穹窿连合（图13-68）。

（1）胼胝体

胼胝体（corpus callosum）位于大脑纵裂的底部，是最大的连合纤维束，连接两半球新皮质的广大区域。在大脑正中矢状切面上，胼胝体呈弓形，前部尖细称**胼胝体嘴**，弯曲部称**胼胝体膝**，中间部称**胼胝体干**，后部钝圆称**胼胝体压部**。平胼胝体上部做半球水平切面时，可见其纤维在半球内向前、后、左、右放射。

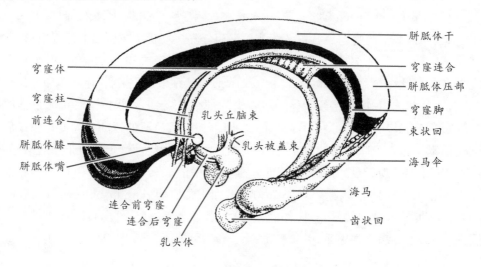

图 13-68　大脑半球连合纤维

（2）前连合

前连合（anterior commissure）由连接左、右嗅球和两侧颞叶的纤维组成。

（3）穹窿和穹窿连合

穹窿起于海马，呈弓形向上贴附胼胝体下面，其中一部分纤维越至对侧组成**穹窿连合**（fornix commissure），连接两侧海马。两侧穹窿纤维并行向前绕过室间孔前方，深入下丘脑，终于乳头体。

3. 投射纤维

联系大脑皮质和皮质下结构的上、下行纤维称为投射纤维。这些纤维绝大部分经过尾状核、丘脑与豆状核之间，形成一宽厚的髓质层，称**内囊**（internal capsule）。

内囊在大脑的水平切面上（图 13-69），呈向外开放的"V"形。前部位于豆状核与尾状核之间，称**内囊前肢**，主要有丘脑前辐射和额桥束通行；后部位于豆状核与丘脑之间，称**内囊后肢**，主要有丘脑中央辐射和皮质脊髓束通行；前、后肢相交处称**内囊膝**，主要有皮质核束通行。内囊后肢向后向下延续至豆状核的后方和下方，分别为豆状核后部和豆状核下部。豆状核后部有视辐射通行，豆状核下部有听辐射通行。另外，内囊后肢还有顶、枕、颞桥束等纤维通行（图 13-70）。

内囊是投射纤维高度集中的部位，此处的损伤常导致较广泛的影响。内囊不同部位的损伤表现也不同。一侧内囊后肢的广泛损伤，可引起对侧偏身感觉缺失（丘脑中央辐射受损）和对侧肢体偏瘫（皮质脊髓束受损）；伤及视辐射，双眼对侧半视野缺失（偏盲），即临床所谓的"三偏"综合征；若伤及内囊膝部（皮质核束损伤），则有对侧半舌肌及面下部肌肉瘫痪。

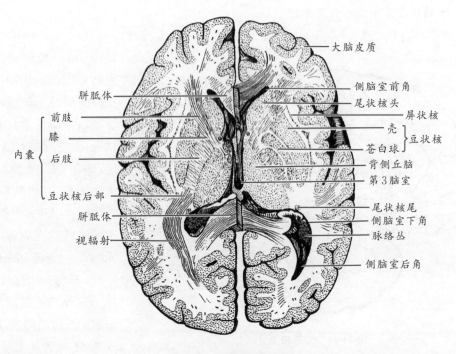

图 13-69　大脑水平切面

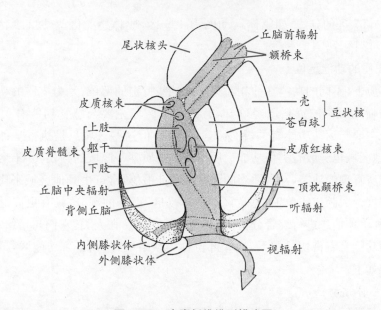

图 13-70　内囊纤维排列模式图

(四) 大脑皮质

　　大脑皮质(cerebral cortex)是脑的最高中枢所在部位,是高级神经活动的物质基础。依据进化,大脑皮质分为古皮质(海马和齿状回)、旧皮质(嗅脑)及新皮质(其余大部)。新皮质发生较晚,在爬行类中出现萌芽,典型的新皮质见于哺乳动物,动物愈高等,新皮质愈发达。人类新皮质高度发达,占全部皮质的96%。下述主要是指新皮质。

1. 大脑皮质的构筑和分区概念

大脑皮质各区的厚薄不一,中央前回处为 4.5 mm,枕叶的视区仅 1.5 mm,平均约 2.5 mm,一般回顶部较沟底部为厚。在皮质内,形态相似的神经元聚成一定的层次,古、旧皮质只有 3 层结构,新皮质基本结构为 6 层,即分子层、外颗粒层、外锥体细胞层、内颗粒层、内锥体细胞层和多形细胞层。不同区域的皮质各层神经元的大小、形态和密度各有不同,纤维的疏密也不一样。学者们依据皮质各部细胞和纤维的构筑,将全部皮质分为若干区(图 13-71)。现在广为人们所采用

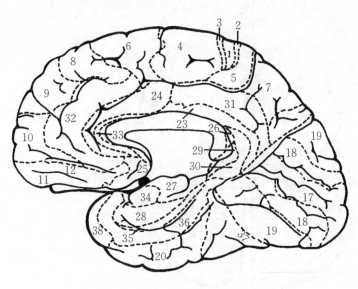

图 13-71　大脑皮质分区

的是 Brodmann 52 区的分法,如躯体运动区为 4、6 区,躯体感觉区为 1、2、3 区,视区为 17 区,听区为 41、42 区等。

2. 大脑皮质的功能定位

在大脑皮质上,不同的功能往往相对集中在某些特定的部位,是为皮质的功能定位。由大量的实验和临床观察的资料已经确知,有的皮质区域主要与感觉功能有关,称为"感觉区";有的区域主要与运动功能有关,称为"运动区"。但这些区域只是执行某种功能的核心部分,皮质其他区域也分散有类似功能。所以大脑皮质某一区域的损伤,并不会使人永远完全丧失该区域所管理的功能,经过适当的治疗和功能锻炼,常可由其他区域来代偿而使功能恢复到一定程度。大脑皮质单项"感觉区"和"运动区"以外的部分,具有更广泛更复杂的联系,它们将各种单项信息进行综合分析,形成复杂的功能。在人类,它们与情绪、意识、记忆、思维和语言等功能有着密切的关系,这些部位称为联络区(包括语言功能区)。大脑皮质主要的功能定位如下:

(1) 第Ⅰ躯体运动区

第Ⅰ躯体运动区位于中央前回和中央旁小叶的前部(4 区和 6 区)。此区接受来自肌、腱和关节等处的本体感觉冲动,感受身体的位置、姿势以及各部在运动中的状态,并据此来管理全身骨骼肌的运动。从第Ⅰ躯体运动区发出的投射纤维组成锥体束的重要部分,主要控制对侧半身骨骼肌活动,特别与个别肌肉的精细活动有关。躯干肌、咽喉肌、咀嚼肌、眼球外肌以及面上部肌等受双侧半球的管理。身体各部在此区更精细的代表区基本上是倒置的,但头面部仍是正的。在皮质上身体各部代表区的大小与功能的重要性和复杂程度相关,如拇指的代表区几乎是大腿的 10 倍(图 13-72)。

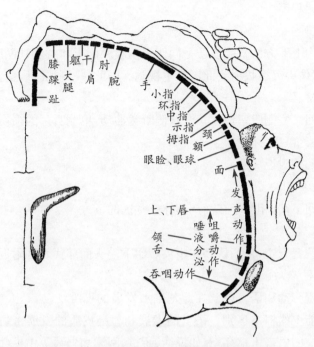

图 13-72　人体各部在第Ⅰ躯体运动区的定位

（2）第Ⅰ躯体感觉区

第Ⅰ躯体感觉区（图 13-73）位于中央后回和中央旁小叶后部（1、2、3 区）。对侧半身浅感觉和本体感觉冲动,经背侧丘脑腹后核中继后,传导到此区,产生相应的感觉。第Ⅰ躯体感觉区更精细的代表区类似于第Ⅰ躯体运动区,也是倒置的,身体各部代表区的大小,取决

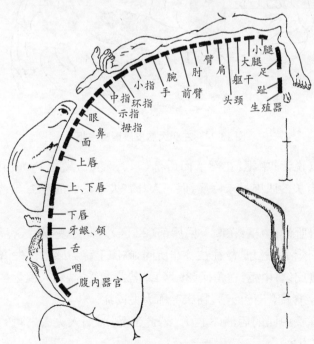

图 13-73　人体各部在第Ⅰ躯体感觉区的定位

于该部位的感觉敏感程度。

(3) 视区(17 区)

视区位于距状沟上下方的枕叶皮质。同侧视网膜颞侧半和对侧视网膜鼻侧半传来的视觉冲动,经外侧膝状体中继后投射到此区产生视觉。因此,一侧视区病变,不会导致全盲。

(4) 听区(41、42 区)

听区位于颞横回。一侧听区皮质接受双侧听觉冲动,单侧听区的损伤,不致引起全聋。

(5) 嗅区(34 区)

嗅区在海马旁回钩附近。

(6) 味区(43 区)

味区在中央后回下端,相当于在面部躯体感觉区的下方。

(7) 平衡觉区

平衡觉区确切位置未定,一般认为在中央后回下端头面部代表区附近。

(8) 语言代表区

语言代表区负责劳动和语言以及在此基础上发展的思维活动,是人类大脑皮质与高等动物大脑皮质在功能上的根本区别。语言的发展和大脑皮质的发展密切相关。所以,在人类大脑皮质上有相应的语言中枢存在,如说话、听讲、阅读和书写等中枢(图 13-74)。

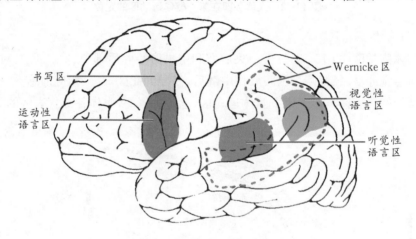

图 13-74　左侧大脑皮质语言中枢

① **运动性语言(说话)中枢**:在额下回后部(44、45 区),又称 Broca 区。如果此中枢受损,则与发音、说话有关的肌肉虽未瘫痪,但病人却丧失了说话的能力,临床上称为运动性失语症。

② **听觉性语言(听话)中枢**:在颞上回后部(22 区)。此处受损后,病人可听到别人谈话的声音,但不能理解谈话的意思,故往往答非所问,临床上称为感觉性失语症。

③ **视觉性语言(阅读)中枢**:在角回(39 区)。若此区受损,病人视觉虽无障碍,但不能理解过去已认识的文字含义,不能阅读,临床上称为失读症。

④ **书写中枢**:在额中回的后部(8 区)。若此部受损,病人失去书写的能力,但运动功能仍然保存,临床上称为失写症。

（五）边缘系统

在大脑半球内侧面，扣带回、海马旁回和钩以及被挤到侧脑室下角的海马等相连成环，环绕于脑干边缘，称为**边缘叶**（limbic lobe）。边缘叶再加上与它邻接的皮质（岛叶、颞极和眶回后部等处）和皮质下结构（如杏仁体、下丘脑、丘脑前核群和中脑被盖等）在结构和功能上相互间有密切的联系，从而形成一个统一的功能系统，称为**边缘系统**（limbic system）。

边缘系统也称为内脏脑，在进化上是脑的古老部分，与内脏活动、情绪反应、性功能及记忆等有关，在维持个体生存和延续后代等方面甚为重要。

第九节　主要传导通路

人体感受器接受内、外环境的各种刺激，并将其转变为神经冲动，经传入神经传向中枢，除在皮质下中枢进行整合和做出简单的反应外，许多刺激最后传至大脑皮质产生感觉。大脑皮质将这些感觉信息分析整合后发出指令，沿传出纤维至皮质下各级中枢的运动神经元，再经传出神经到达效应器，引起效应。因此，在神经系统内存在两大类传导通路：**感觉（上行）传导通路**和**运动（下行）传导通路**。

一、感觉（上行）传导通路

（一）本体感觉传导通路

本体感觉又称深部感觉，包括位置觉、运动觉和振动觉。本体感觉传导通路除传导深部感觉外，还传导皮肤的精细触觉（如辨别两点距离、物体的纹理粗细等感觉）。

1. 意识性本体感觉传导通路

（1）躯干和四肢

躯干和四肢的本体感觉传导通路由 3 级神经元组成（图 13-75）。第 1 级神经元的胞体位于脊神经节内，其周围突组成脊神经的感觉纤维，分布至躯干四肢的肌、腱、关节等处的深部感受器和皮肤的精细触觉感受器，其中枢突组成脊神经后根的内侧部，进入脊髓后索，分为长的升支和短的降支，升、降支在途中都发出侧支直接或通过中间神经元间接与前角运动细胞形成突触，构成脊髓反射。来自第 5 胸节以下的升支走在后索的内侧形成薄束，来自第 4 胸节以上的升支走在后索的外侧形成楔束。两束上行分别终止于延髓的薄束核和楔束核。第 2 级神经元的胞体在薄束核和楔束核内。此两核发出的第 2 级纤维向前绕过中央灰质的腹侧，在中线上左右交叉称为内侧丘系交叉，交叉后的纤维折转上行为内侧丘系，经两侧下橄榄核之间，脑桥被盖部前缘，中脑红核外侧，向上止于背侧丘脑腹后外侧核。第 3 级神经元的胞体在背侧丘脑腹后外侧核，后者发出纤维（丘脑中央辐射）经内囊后肢，主要投射到中央后回的中、上部和中央旁小叶的后部，也有一些纤维投射到中央前回。

深部感觉传导通路若在脊髓受损，如后索变性时，薄、楔束受损，由于来自肌、腱、关节的运动觉、位置觉冲动不能传至大脑皮质,故不能确定自体在空间的位置和运动方向,病人闭目站立时,表现倾斜、摇晃并容易跌倒(闭目难立症),同时还丧失了精细触觉和振动觉。在胸髓第4节以上病变侵犯后索内侧部的薄束,产生同侧下半身深部感觉障碍;病变位于外侧部时,可侵犯楔束,产生上半身深部感觉障碍。

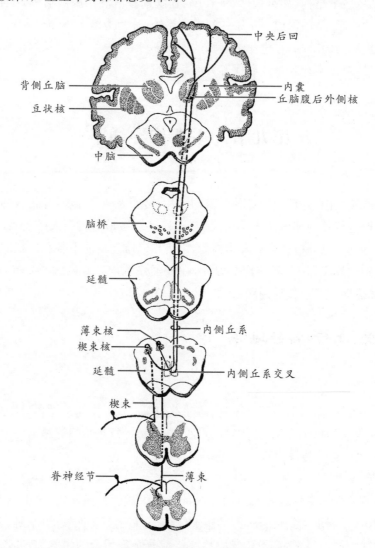

图 13-75 躯干和四肢意识性本体感觉传导通路

（2）头面部

头面部的本体感觉传导通路传导途径尚不十分清楚。一般认为头面部的本体感觉由三叉神经传导,第1级神经元的胞体可能在三叉神经中脑核和半月神经节内。由三叉神经中脑核至丘脑和大脑皮质的途径目前仍不甚明确。

2. 非意识性本体感觉(反射性本体感觉)传导通路

非意识性本体感觉为传入小脑的本体感觉,由2级神经元组成(图13-76)。第1级神经元胞体位于脊神经节内,它们的中枢突终止于胸核和中间内侧核。自胸核发出的纤维在同侧组成脊髓小脑后束,经小脑下脚入小脑。由中间内侧核发出的纤维,主要经对侧脊髓小脑前束,绕小脑上脚入小脑,两束均终止于旧小脑皮质,通过小脑反射性地调节躯干和四肢肌的张力协调其运动,以维持身体的平衡和姿势。

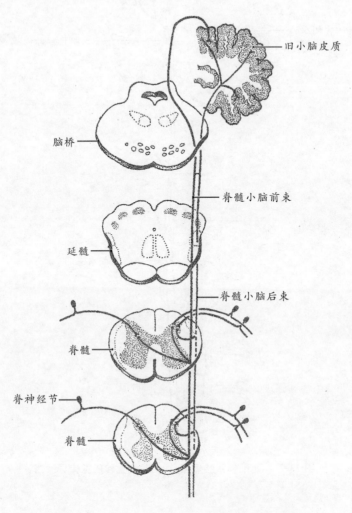

图 13-76　躯干和四肢非意识性本体感觉传导通路

(二)痛温觉和粗触觉传导通路

该通路又称浅感觉传导通路,由 3 级神经元组成。

1. 躯干、四肢

躯干、四肢的痛温觉和粗触觉传导通路第 1 级神经元的胞体在脊神经节内,其周围突分布于躯干和四肢皮肤内的感受器,中枢突经后根外侧部入脊髓,在背外侧束上升 1~2 节段,止于脊髓灰质后角。第 2 级神经元在灰质后角,其轴突越白质前连合,至对侧形成脊髓丘脑束上行,束内由浅层向深层依次排列着骶、腰、胸、颈部来的纤维,到延髓、脊髓丘脑束通过下橄榄核的背外侧,在脑桥和中脑行于内侧丘系的外侧,向上终止于背侧丘脑的腹后外侧核。第 3 级神经元为背侧丘脑腹后外侧核,其轴突组成丘脑中央辐射(丘脑皮质束),经内囊后肢,最后投射至大脑皮质中央后回的中、上部和中央旁小叶的后部(图 13-77)。

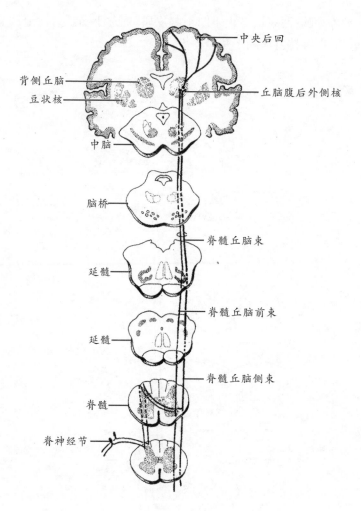

中央后回

背侧丘脑

豆状核

丘脑腹后外侧核

中脑

脑桥

脊髓丘脑束

延髓

脊髓丘脑前束

延髓

脊髓丘脑侧束

脊髓

脊神经节

图 13-77　躯干和四肢痛温觉、粗略触觉和压觉传导通路

2. 头面部

头面部痛温、粗触觉传导通路第 1 级神经元的胞体在三叉神经节内,其周围突经三叉神经分布于头面部皮肤及口、鼻腔黏膜的各种感受器,中枢突经三叉神经根入脑桥。其中传递痛温度觉的纤维入脑后下降为三叉神经脊束,止于其内侧的三叉神经脊束核。传递触觉的纤维终止于三叉神经脑桥核。第 2 级神经元的胞体在三叉神经脊束核和脑桥核内,此两核发出的第 2 级纤维越至对侧上行组成三叉丘系,伴内侧丘系上升,止于背侧丘脑的腹后内侧核。第 3 级神经元的胞体在背侧丘脑腹后内侧核内,自此核发出第 3 级纤维,入丘脑皮质束,经内囊后肢,投射到中央后回的下部(图 13-78)。在此通路中,若三叉丘系或以上的部分受损,患者表现为对侧头面部浅感觉障碍。若伤及三叉神经脊束,则感觉障碍在同侧。

(三)视觉传导通路

视觉传导路由 3 级神经元组成(图 13-79)。第 1 级神经元为视网膜的双极细胞,其周围突与视觉感受器(视锥细胞和视杆细胞)形成突触,中枢突与节细胞形成突触。第 2 级神经元是节细胞,其轴突在视神经盘处集中,穿眼球壁构成视神经。视神经经视神经管入颅,经视交叉续于视束。在视交叉处,来自两眼鼻侧半视网膜的纤维交叉,颞侧半者不交叉,因此

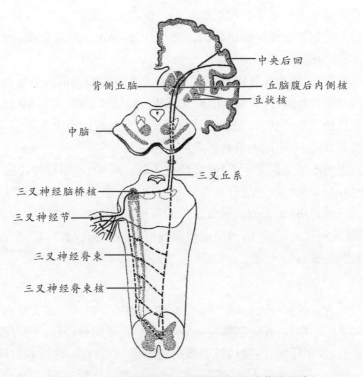

中央后回
背侧丘脑
丘脑腹后内侧核
豆状核
中脑
三叉丘系
三叉神经脑桥核
三叉神经节
三叉神经脊束
三叉神经脊束核

图 13-78 头面部痛温觉、粗触觉以及压觉传导通路

287

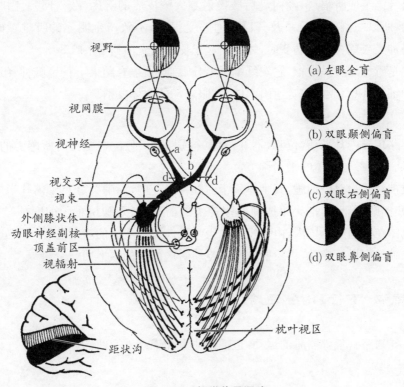

视野
视网膜
视神经
视交叉
视束
外侧膝状体
动眼神经副核
顶盖前区
视辐射
枕叶视区
距状沟

(a) 左眼全盲

(b) 双眼颞侧偏盲

(c) 双眼右侧偏盲

(d) 双眼鼻侧偏盲

图 13-79 视觉传导通路

每一视束都含有来自两眼同侧半视网膜的纤维。视束绕大脑脚后行,主要终止于外侧膝状体。第3级神经元的胞体在外侧膝状体内,它们发出的轴突组成视辐射,经内囊后肢,终止于距状沟周围的枕叶皮质(视区)。

视束的一部分纤维,经上丘臂终止于顶盖前区和上丘。顶盖前区为对光反射中枢,发出的纤维到两侧的动眼神经副核,该核发出副交感节前纤维经动眼神经到睫状神经节换元,节后纤维支配瞳孔括约肌和睫状肌,完成瞳孔对光反射和晶状体曲度的调节反射。由上丘发出的纤维形成顶盖脊髓束,完成视觉防御反射。

在视觉通路上的不同部位发生损伤,会产生不同症状,如左侧视神经损伤,会引起左眼全盲;视交叉中间部(交叉纤维)损伤(如垂体肿瘤压迫),会引起双眼颞侧视野偏盲;视交叉外侧部未交叉的纤维损伤(如颈内动脉瘤压迫),可引起同侧眼鼻侧视野偏盲;一侧视束、视辐射、外侧膝状体或视区皮质损伤,可引起双眼视野对侧同向性偏盲(即患侧眼视野鼻侧偏盲和健侧眼视野颞侧偏盲)。

(四)听觉传导通路

第1级神经元为双极神经元,其胞体位于蜗螺旋神经节内。周围突至内耳的螺旋器,中枢突组成前庭蜗神经的蜗根,在延髓脑桥交界处入脑,止于蜗神经核。第2级神经元的胞体在蜗神经核内,此核发出纤维,在脑桥被盖部的前份横越至对侧,组成斜方体。斜方体纤维折向上行,称为外侧丘系。少数不交叉的纤维,进入同侧的外侧丘系。外侧丘系的纤维大部分止于下丘,从下丘再发纤维到内侧膝状体,部分外侧丘系的纤维直接到内侧膝状体。内侧膝状体发出纤维组成听辐射,经内囊后肢投射到大脑皮质的听区(颞横回)。因听觉冲动是双侧传导的,所以一侧外侧丘系及其以上通路受损时,不致产生明显的听觉障碍。只有中耳、内耳、蜗神经或蜗神经核病变时,才能引起患侧的听觉障碍(图13-80)。

下丘也是听觉的反射中枢,它发纤维至上丘,再经顶盖脊髓束下行至脑神经运动核和脊髓前角运动细胞,以完成由声音所引起的头、眼转动的躯体反射。

(五)平衡觉传导通路

此传导路传导内耳平衡(位觉)器在身体(特别是头部)位置变化时所感受的刺激,与本体感觉、视觉一起参与身体的平衡调节。

第1级神经元为双极细胞,其胞体位于前庭神经节内,周围突分布于内耳半规管的壶腹嵴、球囊斑和椭圆囊斑,中枢突组成前庭蜗神经的前庭根,入脑桥止于前庭神经核群。第2级神经元胞体在前庭神经核内,由核发出二级纤维向大脑皮质的投射途径不十分清楚,可能是在背侧丘脑的腹后核换元,再投射到大脑皮质听区前方的颞上回。

二、运动(下行)传导通路

运动传导通路管理骨骼肌的运动,包括锥体系和锥体外系两部分。

(一)锥体系

锥体系主要管理骨骼肌的随意运动,由两级神经元组成,即**上运动神经元**和**下运动神经元**。上运动神经元为锥体细胞,其胞体位于中央前回和中央旁小叶前部以及其他一些皮质区域中,轴突组成下行的锥体束。其中下行至脊髓的纤维称为皮质脊髓束,终止于脊髓前角运动细胞;终止于脑神经运动核的纤维称为皮质核束。下运动神经元为脊髓前角运动细胞和脑神经运动核。脊髓前角运动细胞的轴突组成脊神经的运动纤维,支配躯干和四肢的骨骼肌;脑神经运动核细胞的轴突组成脑神经的运动纤维,支配头面部的骨骼肌。

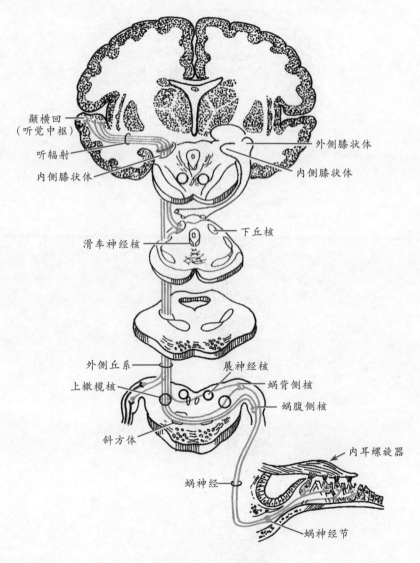

图 13-80 听觉传导通路

1. 皮质脊髓束

皮质脊髓束(图 13-81)由位于中央前回中、上部和中央旁小叶前部等处皮质的锥体细胞的轴突集合而成。下行经内囊后肢前部,大脑脚底中 3/5 的外侧部,在脑桥基底部分散成小束,至延髓上部又集合成为锥体。在延髓下段 75%～90% 的纤维交叉,形成锥体交叉。交叉后的纤维下行于脊髓侧索,称皮质脊髓侧束,它纵贯脊髓全长,逐节止于前角运动细胞。在延髓未交叉的纤维下行于脊髓同侧前索中,称皮质脊髓前束,此束只到上胸髓,经白质前连合逐节越边,终止于对侧前角运动细胞。皮质脊髓束大部分纤维经中间神经元中继,通过后者联系前角运动细胞,但与肢体远端的精巧运动有关的纤维则直接与前角运动细胞相联系。皮质脊髓前束和侧束中均有始终不交叉而终于同侧前角运动细胞的纤维,这些纤维通过前角运动细胞支配同侧躯干肌,因此躯干肌受双侧皮质脊髓束管理,故一侧皮质脊髓束受损时,主要引起对侧肢体瘫痪,对躯干肌的运动没有明显影响。

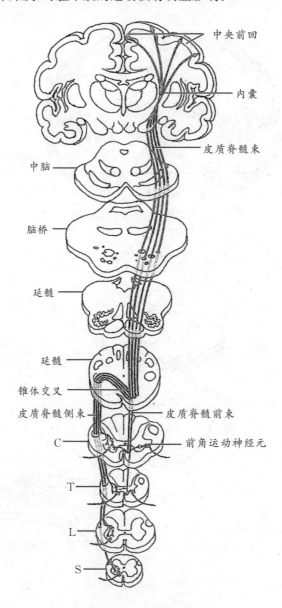

图 13-81　皮质脊髓束

2. 皮质核束

中央前回下部等皮质中的锥体细胞的轴突集合成皮质核束(图 13-82),其经内囊膝下行至中脑,走行于大脑脚底中 3/5 的内侧部。此后,其陆续分出一部分纤维直接或经中继后终止于两侧脑神经运动核(动眼神经核、滑车神经核、三叉神经运动核、展神经核、面神经核支配眼裂以上面上部肌的部分、疑核、副神经核)以及对侧,支配下部面肌的面神经核下部和舌下神经核。所以一侧皮质核束损伤时,只出现对侧睑裂以下面肌瘫痪和对侧舌肌瘫痪,表现为对侧鼻唇沟变浅，口角歪向病灶侧，不能鼓颊、露齿等，伸舌时舌尖偏向病灶对侧（图 13-83）。此种瘫痪，因病损发生在脑神经核以上的上运动神经元，所以又叫核上瘫，瘫痪的肌肉不发生萎缩。

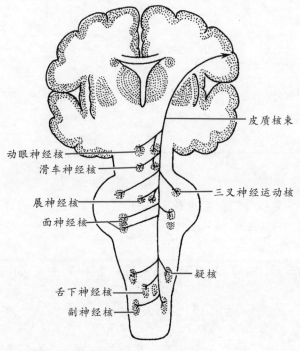

图 13-82　皮质核束

- 皮质核束
- 动眼神经核
- 滑车神经核
- 三叉神经运动核
- 展神经核
- 面神经核
- 疑核
- 舌下神经核
- 副神经核

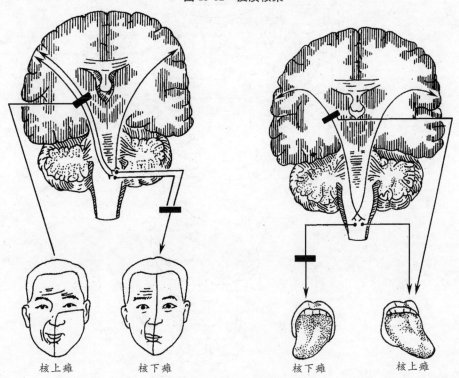

核上瘫　　核下瘫　　核下瘫　　核上瘫

图 13-83　面肌和舌肌瘫痪

291

上、下运动神经元损伤后的临床表现的差别详见表 13-1。

表 13-1　上、下运动神经元损伤后的临床表现比较

症状和体征	上运动神经元	下运动神经元
瘫痪特点	痉挛性(硬瘫)	弛缓性(软瘫)
肌张力	增高	降低
深反射	亢进	消失
浅反射	消失或减弱	消失
肌萎缩	不明显	明显
病理反射	出现	不出现

(二)锥体外系

锥体外系是指锥体系以外控制骨骼肌活动的下行传导通路,主要有以纹状体为中心的新纹状体—苍白球系和皮质—脑桥—小脑系。

1. 新纹状体—苍白球系

新纹状体—苍白球系(图 13-84)起于大脑皮质广泛区域,主要来自额叶和顶叶,有些纤

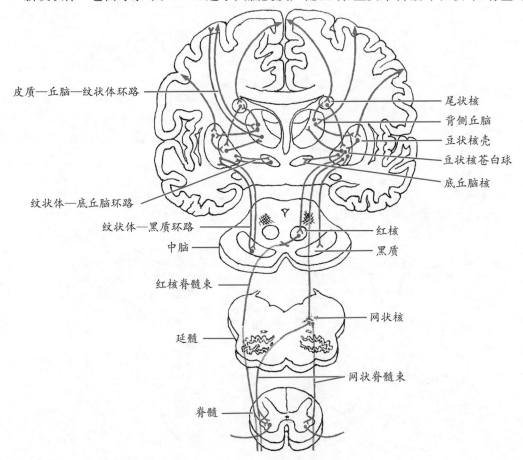

皮质—丘脑—纹状体环路
尾状核
背侧丘脑
豆状核壳
豆状核苍白球
底丘脑核
纹状体—底丘脑环路
纹状体—黑质环路
中脑
红核
黑质
红核脊髓束
网状核
延髓
网状脊髓束
脊髓

图 13-84　新纹状体—苍白球系

维就是锥体束的侧支。这些纤维直接地或通过丘脑间接地止于新纹状体,新纹状体发出的纤维主要止于苍白球。苍白球发出的纤维穿经内囊或绕大脑脚底至底丘脑,由此大部分纤维至背侧丘脑腹外侧核和腹前核,由此两核发纤维投射到皮质躯体运动区,这是一条影响发出锥体束的皮质躯体运动区活动的重要反馈环路;一部分纤维终止于黑质、红核、底丘脑核和脑干网状结构,通过红核脊髓束及网状脊髓束等下行路径控制脊髓前角运动细胞。

2. 皮质—脑桥—小脑系

皮质—脑桥—小脑系(图13-85)由大脑皮质额叶起始的纤维组成额桥束,由枕、颞叶起始的纤维组成枕桥束和颞桥束,这些纤维经内囊、大脑脚底内、外侧,进入脑桥,终止于同侧脑桥核。脑桥核发纤维越过中线,经对侧小脑中脚进入小脑,主要终止于小脑新皮质。同

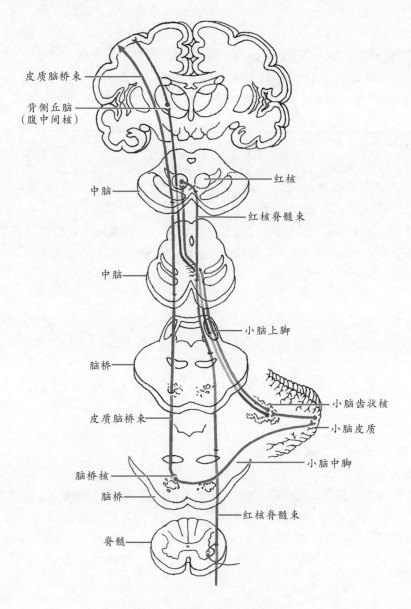

图 13-85 皮质—脑桥—小脑系

时，小脑还接受由脊髓小脑前、后束传入的深感觉冲动，另外也接受前庭神经或前庭神经核发出的纤维。小脑皮质发出的纤维终止于齿状核。齿状核发出的纤维经小脑上脚交叉后终于对侧红核和背侧丘脑腹外侧核。红核发出的纤维左右交叉后组成红核脊髓束，下行终于脊髓前角运动细胞。由背侧丘脑腹外侧核发出的纤维返回额叶皮质，影响皮质运动区的活动。小脑核还与前庭神经核、网状结构等联系，通过前庭脊髓束、网状脊髓束等控制脊髓前角运动细胞。

新纹状体—苍白球系和皮质—脑桥—小脑系作为锥体外系的两个重要组成部分，它们相互紧密联系在一起，既通过返回大脑皮质的纤维影响大脑皮质，又通过红核脊髓束、网状脊髓束等影响脊髓前角运动神经元，调节骨骼肌的活动。

锥体外系在种系发生上比较古老，鸟类的运动即是由锥体外系管理的。随着动物的进化，出现锥体系，锥体外系的活动渐从属于锥体系。在结构上，锥体外系起始于广泛的大脑皮质区，特别是躯体运动区和感觉区，和锥体系在皮质的起始部位存在着重叠。但锥体束较直接地影响下运动神经元，而锥体外系则是经过多级神经元中继后，再影响下运动神经元的。在功能上，锥体系支配随意运动，特别是发动个别肌肉的精细活动。锥体外系主要功能如下：

① 调节肌张力。

② 协调肌肉的活动。

③ 维持和调节体态姿势。

④ 支配节律性、习惯性和本能性的运动。

锥体外系一般不受意识决定，而是在运动过程中自行调节的。在锥体外系维持适宜的肌张力和体态姿势的前提下，锥体系得以进行精细的随意运动，两者互相配合、互相协调、互相依存，共同完成各种复杂的运动。

（赵　健　王　薇）

第十节　脑和脊髓的被膜、血管及脑脊液循环

一、脑和脊髓的被膜

脑和脊髓外面都包有3层被膜，由外向内依次为硬膜、蛛网膜和软膜。硬膜由致密结缔组织构成，厚而强韧。蛛网膜紧衬于硬膜内面，由纤细结缔组织构成，菲薄而透明，缺乏血管和神经。软膜紧贴脑和脊髓的表面并深入沟裂之中，富含血管和神经，对脑和脊髓的营养起重要作用。

（一）脊髓的被膜

1. 硬脊膜

硬脊膜（spinal dura mater）（图13-86）上端附于枕骨大孔边缘，与硬脑膜相延续；在第2

骶椎以下紧裹终丝,向下附着于尾骨背面。硬脊膜与椎管内面的骨膜之间较宽大的间隙称**硬膜外隙**(epidural space),内含静脉丛、淋巴管、疏松结缔组织和大量脂肪,并有脊神经根通过。此隙上端止于枕骨大孔处,不与颅内相通,略呈负压。临床上进行硬膜外麻醉就是将药物注入此腔,以阻滞脊神经根的传导。硬脊膜与脊髓蛛网膜间有狭窄的**硬膜下隙**(subdural space)。

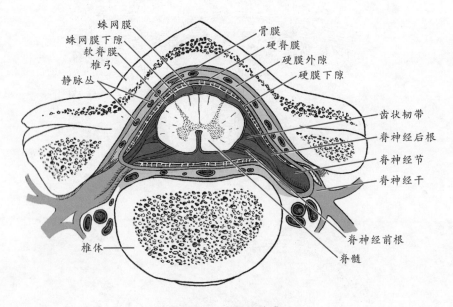

图 13-86 脊髓的被膜

2. 脊髓蛛网膜

脊髓蛛网膜(spinal arachnoid)(图 13-86)与脑的蛛网膜直接延续。脊髓蛛网膜与软脊膜之间宽阔的间隙称蛛网膜下隙,与脑的蛛网膜下隙相通,间隙内充满脑脊液。从脊髓下端至第 2 骶椎平面,蛛网膜下隙末端扩大称**终池**(terminal cistern),内有马尾和终丝。临床上进行腰椎穿刺,常经第 3、4 或第 4、5 腰椎棘突间穿入此池,以抽取脑脊液或注入药物,因此处不易损伤脊髓。

3. 软脊膜

软脊膜(spinal pia mater)(图 13-86)紧贴于脊髓表面,在脊髓两侧脊神经前、后根之间,软脊膜向外突出形成三角形的**齿状韧带**(denticulate ligament),韧带尖端向外附着于硬脊膜,可作为椎管内手术的一个标志。脊髓借齿状韧带和脊神经根固定,悬浮于脑脊液中,硬膜外隙又有脂肪充垫,脊髓一般不易因受震荡而造成损伤。

(二)脑的被膜

1. 硬脑膜

硬脑膜(cerebral dura mater)(图 13-87、图 13-88)与硬脊膜不同,为厚而强韧的双层膜,有血管和神经行于两层膜之间,兼具脑膜和颅骨骨膜的作用。硬脑膜与颅盖骨连接疏松,易于分离,当硬脑膜血管损伤时,可在硬脑膜与颅盖骨之间形成硬膜外血肿。硬脑膜与颅底则结合紧密,故颅底骨折时,易将硬脑膜与蛛网膜同时撕裂,使脑脊液外漏。硬脑膜的

外层衬于颅腔内面,其内层折叠成隔幕,深入脑的裂隙中,其结构主要如下:

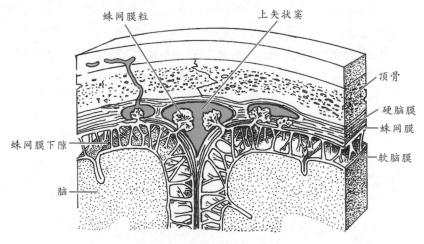

图 13-87　蛛网膜粒和硬脑膜窦

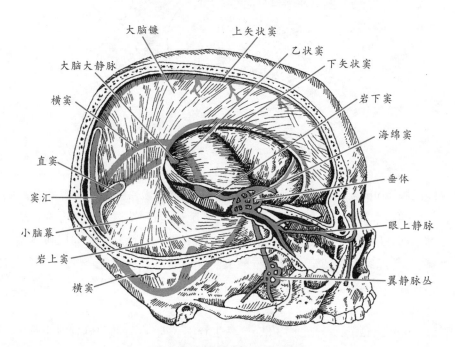

图 13-88　硬脑膜及硬脑膜窦

（1）大脑镰

大脑镰（cerebral falx）呈镰刀形,伸入大脑纵裂,分隔左、右大脑半球,下缘游离于胼胝体上方。

（2）小脑幕

小脑幕（tentorium of cerebellum）呈半月形,伸入大脑和小脑之间,后外侧缘附于枕骨和颞骨,前内侧缘游离称幕切迹。当幕上颅内压增高时,小脑幕切迹上方的海马旁回和沟可被推挤入小脑幕切迹,形成小脑幕切迹疝,压迫大脑脚和动眼神经。

（3）小脑镰

小脑镰（cerebellar falx）自小脑幕下面正中伸入两小脑半球之间。

（4）鞍膈

鞍膈（diaphragma sellae）位于蝶鞍上方，封闭垂体窝，中央有一小孔容垂体柄通过。

硬脑膜在某些部位两层分开，内面衬以内皮细胞，构成**硬脑膜窦**（sinuses of dura mater），窦内流通静脉血，脑的静脉、眼和迷路的静脉、硬脑膜和板障的静脉等均注入窦内。由于窦壁无平滑肌，无收缩性，损伤出血时难以止血，易形成颅内血肿。主要的硬脑膜窦有（图 13-88）如下几类：

（1）上矢状窦

上矢状窦（superior sagittal sinus）在大脑镰上缘内，沿上矢状窦沟向后进入窦汇。

（2）下矢状窦

下矢状窦（inferior sagittal sinus）在大脑镰下缘内，向后汇入直窦。

（3）直窦

直窦（straight sinus）在大脑镰和小脑幕的结合处，接受下矢状窦和大脑大静脉，向后入窦汇。

（4）窦汇

窦汇（confluence of sinuses）由上矢状窦和直窦等在枕内隆凸处汇合而成，向两侧延为横窦。

（5）横窦

横窦（transverse sinus）左右成对，在小脑幕后缘内沿横窦沟向外侧走，续于乙状窦。

（6）乙状窦

乙状窦（sigmoid sinus）行于乙状窦沟内，至颈静脉孔处续于颈内静脉。

（7）海绵窦

海绵窦（cavernous sinus）（图 13-89）位于蝶鞍两侧，因腔隙内有许多结缔组织小梁而得名，窦内有颈内动脉和展神经通过，而动眼神经、滑车神经、眼神经和上颌神经在窦的外侧壁内通过。海绵窦向前借眼静脉与面静脉交通，向下借翼静脉丛与面静脉交通，所以面部感染可经上述交通波及海绵窦，引起海绵窦炎和形成血栓，继而累及经过海绵窦的神经，出现相应的症状和体征。

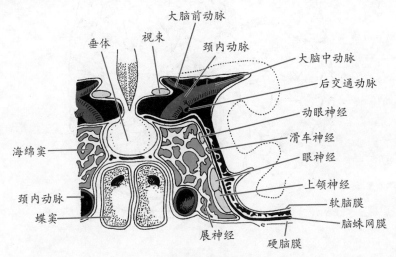

图 13-89　海绵窦

297

2. 脑蛛网膜

脑蛛网膜(cerebral arachnoid mater)(图 13-87)薄而透明,缺少血管,与硬脑膜间有狭窄的硬膜下隙,与软脑膜间有较宽阔的蛛网膜下隙。脑蛛网膜下隙内充满脑脊液,向下与脊髓蛛网膜下隙相通,在脑的某些部位腔隙较大,称**蛛网膜下池**(subarachnoid cisterns),其中最大的为**小脑延髓池**(cerebellomedullary cistern),位于小脑与延髓之间的背侧,临床上可经枕骨大孔做小脑延髓池穿刺,抽取脑脊液进行检查。脑蛛网膜在上矢状窦两侧形成许多绒毛状突起伸入上矢状窦,称为**蛛网膜粒**(arachnoid granulations),脑脊液通过蛛网膜粒渗入硬脑膜窦。

3. 软脑膜

软脑膜(cerebral pia mater)(图 13-87)薄而富含血管,紧贴脑的表面。在脑室的一定部位,软脑膜及其表面的血管与室管膜共同构成脉络组织。在某些部位,脉络组织中的血管反复分支成丛,连同表面的软脑膜和室管膜上皮一起突入脑室,形成脉络丛。

二、脑和脊髓的血管

(一)脑的动脉

脑的动脉来源于颈内动脉和椎动脉(图 13-90),左、右椎动脉入颅后合成一条基底动脉,故将脑的动脉分为**颈内动脉系**和**椎—基底动脉系**。以顶枕沟为界,颈内动脉的分支供应大脑半球的前 2/3 和间脑的前部,椎动脉的分支供应脑干、小脑、间脑后部和大脑半球的后 1/3。

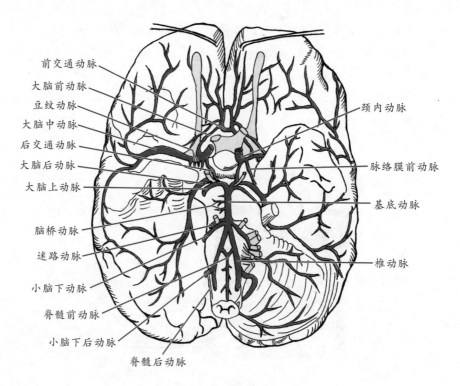

前交通动脉
大脑前动脉
豆纹动脉
大脑中动脉
后交通动脉
大脑后动脉
大脑上动脉
脑桥动脉
迷路动脉
小脑下动脉
脊髓前动脉
小脑下后动脉
脊髓后动脉

颈内动脉
脉络膜前动脉
基底动脉
椎动脉

图 13-90　脑的动脉

298

1. 颈内动脉

颈内动脉(internal carotid artery)起自颈总动脉,自颈部上升至颅底,经颈动脉管入颅腔,紧贴海绵窦内侧壁并穿海绵窦行向前上,至前床突内侧出海绵窦达脑底。颈内动脉的主要分支如下:

(1) 眼动脉

眼动脉在颈内动脉穿出海绵窦处发出,入眶供应视器(见视器)。

(2) 大脑前动脉

大脑前动脉(anterior cerebral artery)(图 13-91)发出后行向前内,进入大脑纵裂,沿胼胝体背侧后行。皮质支分布于大脑半球内侧面顶枕沟以前的部分、额叶底面的一部分和额、顶两叶上外侧面上部。两侧大脑前动脉在视交叉的前上方借前交通动脉相连。

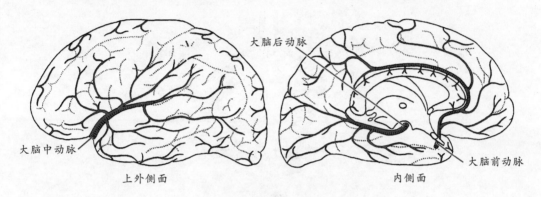

图 13-91　大脑半球的动脉

(3) 大脑中动脉

大脑中动脉(middle cerebral artery)(图 13-91)为颈内动脉的直接延续,在大脑外侧沟内分为数支皮质支,营养大脑半球上外侧面的大部分、岛叶和额叶底面的一部分,其中包括躯体运动中枢、躯体感觉中枢和语言中枢,故该动脉一旦发生阻塞,对机体的功能将有严重影响。

(4) 脉络膜前动脉

脉络膜前动脉细长,沿视束下面后行,沿途发支供应视束、部分内囊、大脑脚底中 1/3 及苍白球等结构。

(5) 后交通动脉

后交通动脉在视束下面后行,与大脑后动脉吻合,沟通颈内动脉系与椎—基底动脉系。

2. 椎动脉

椎动脉(vertebral artery)(图 13-90)起自锁骨下动脉,向上穿第 6～1 颈椎横突孔,经枕骨大孔入颅腔,至脑桥腹侧下缘,左、右椎动脉汇合成一条**基底动脉**(basilar artery)。基底动脉沿基底沟上行至脑桥上缘处分为左、右大脑后动脉。

(1) 椎动脉的主要分支

① **脊髓前、后动脉**详见脊髓的血管。

② **小脑下后动脉**主要分布于小脑下面后部和延髓后外侧部。

(2) 基底动脉的主要分支

① **小脑下前动脉**供应小脑下面前部。

② **迷路动脉**伴前庭蜗神经入内耳道,供应内耳迷路。

③ **脑桥动脉**为一些细支,供应脑桥。

④ **小脑上动脉**由基底动脉末端发出,供应小脑上面。

⑤ **大脑后动脉**(posterior cerebral artery)是基底动脉的终末分支,皮质支供应枕叶和颞叶的下面,中央支入脑供应背侧丘脑、内侧膝状体、下丘脑和底丘脑等。

3. 大脑动脉环

大脑动脉环(cerebral arterial circle)(图 13-92)又称 **Willis 环**,由两侧颈内动脉的末段,两侧大脑前、后动脉的始段和前、后交通动脉吻合而成,位于脑底部,蝶鞍上方,围绕视交叉、灰结节及乳头体。此环沟通两侧颈内动脉系与椎—基底动脉系,对维持脑血流的平衡有一定的意义。

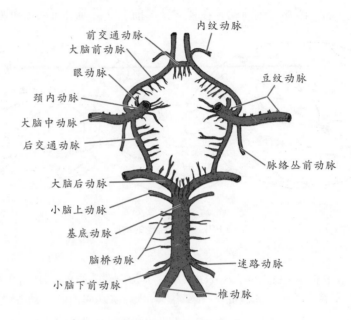

图 13-92　大脑动脉环

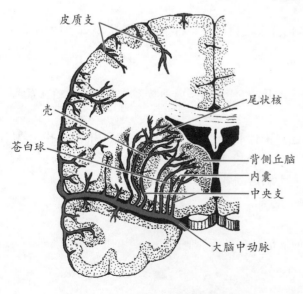

图 13-93　大脑中动脉的皮质支和中央支

4. 脑动脉的分支

脑动脉分皮质支、中央支和脉络丛支。皮质支营养皮质及浅部髓质。中央支主要从大脑动脉环及大脑前、中、后动脉的近侧段发出,一般细小,几乎垂直穿入脑实质,供应间脑、基底核、内囊和深部髓质等结构。供应纹状体和内囊的中央支主要发自大脑中动脉(图 13-93),它们的病变可以引起严重症状。脉络丛支参与形成脑室的脉络丛。

(二)脑的静脉

脑的静脉无瓣膜,不与动脉伴行,可分为浅、深两组。浅组(图 13-94)收集皮质及皮质下髓质的静脉血,分别注入邻近的硬脑膜窦。深组(图13-95)收集大脑深部的髓质、基底核、间脑、脑室脉络丛等处的静脉血,最后汇成一条大脑大静脉,注入直窦。

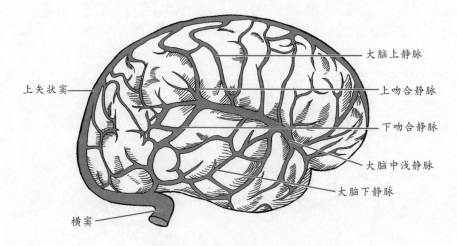

大脑上静脉

上吻合静脉

下吻合静脉

大脑中浅静脉

大脑下静脉

上矢状窦

横窦

图 13-94　脑的静脉(浅组)

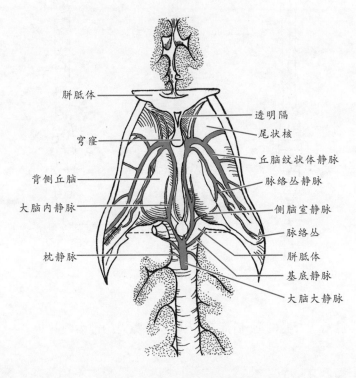

胼胝体

穹窿

背侧丘脑

大脑内静脉

枕静脉

透明隔

尾状核

丘脑纹状体静脉

脉络丛静脉

侧脑室静脉

脉络丛

胼胝体

基底静脉

大脑大静脉

图 13-95　脑的静脉(深组)

(三) 脊髓的血管

1. 脊髓的动脉

脊髓的动脉(图13-96)有两个来源:一个是椎动脉发出的**脊髓前动脉**(anterior spinal artery)和**脊髓后动脉**(posterior spinal artery),另一个是节段性动脉。

301

（1）脊髓前、后动脉

脊髓前动脉自椎动脉发出后，在枕骨大孔上方、两侧合成一干，沿脊髓前正中裂下行；脊髓后动脉左、右各一，于颅内发出，绕延髓向后下，沿脊髓后外侧沟下行。脊髓前、后动脉在下行过程中，不断得到节段性动脉的脊髓支的加强。

（2）节段性动脉

节段性动脉主要为颈升动脉、肋间后动脉、腰动脉和骶外侧动脉等的脊髓支。

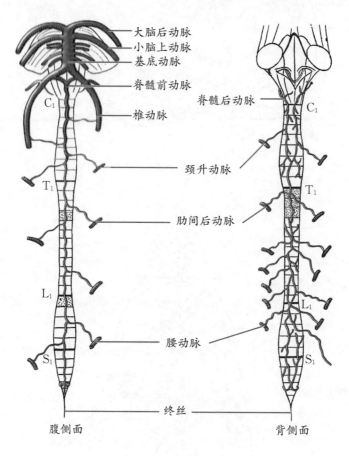

图 13-96　脊髓的动脉

2. 脊髓的静脉

脊髓前、后静脉行于脊髓的前、后面，注入硬膜外隙内的椎内静脉丛。

三、脑脊液及其循环

脑脊液（cerebral spinal fluid）为无色透明的液体，成人总量为 100～160 mL，其不断产生、不断吸收，保持着动态平衡。脑脊液充满于脑室和蛛网膜下隙，对脑和脊髓有营养和保护作用，可以缓冲外力，使脑和脊髓免受震荡，并与颅内压的调节有关。

脑脊液主要由侧脑室和第 3、4 脑室的脉络丛产生。侧脑室脉络丛产生的脑脊液经室间孔流入第 3 脑室，与第 3 脑室脉络丛产生的脑脊液汇合，经中脑水管至第 4 脑室，再与第 4

脑室脉络丛产生的脑脊液汇合,一小部分入脊髓中央管,绝大部分经第4脑室的正中孔和外侧孔流入蛛网膜下隙,再经蛛网膜粒渗入硬脑膜窦(主要是上矢状窦),回流入血液中(图13-97)。如果脑脊液循环通路发生阻塞,可引起脑积水或颅内压增高。

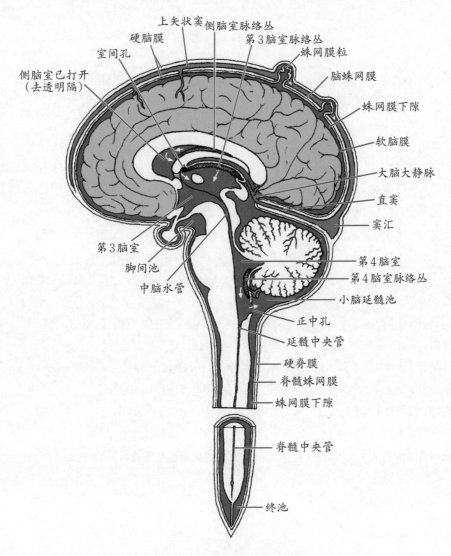

图 13-97　脑脊液循环示意图

四、脑屏障

中枢神经系统内有对物质在毛细血管或脑脊液与脑组织间转运过程进行一定限制的结构,该结构即脑屏障。脑屏障可以防止有害物质进入中枢神经系统,确保中枢神经系统内环境的稳定,起到保护脑和脊髓的作用,其主要有血—脑屏障、血—脑脊液屏障和脑脊液—脑屏障。

(倪进忠　张雨微)

参 考 文 献

［1］　柏树令,应大君. 系统解剖学[M]. 8 版. 北京:人民卫生出版社,2013.

［2］　王海杰. 人体系统解剖学[M]. 4 版. 上海:复旦大学出版社,2015.

［3］　周华,崔慧先. 人体解剖生理学[M]. 7 版. 北京:人民卫生出版社,2016.

［4］　金东洙,杨昌辉,郭志坤. 系统解剖学[M]. 2 版. 北京:人民军医出版社,2004.

［5］　金东洙,冯志博,武秋林,等. 系统解剖学[M]. 3 版. 北京:人民军医出版社,2010.

［6］　刘恒兴,熊克仁,工震寰. 局部解剖学[M]. 3 版. 北京:人民军医出版社,2009.

［7］　崔慧先. 系统解剖学[M]. 7 版. 北京:人民卫生出版社,2014.

［8］　黄文华,萧洪文. 系统解剖学[M]. 北京:高等教育出版社,2014.

［9］　张朝佑. 人体解剖学[M]. 3 版. 北京:人民卫生出版社,2009.

［10］　张传森,许家军,许金廉. 模块化教学:人体系统解剖学[M]. 北京:人民卫生出版社,2012.

［11］　丁文龙,王海杰. 系统解剖学[M]. 3 版. 北京:人民卫生出版社,2015.

［12］　孙俊,薛黔. 系统解剖学[M]. 北京:科学出版社,2014.

［13］　顾晓松. 人体解剖学[M]. 4 版. 北京:科学出版社,2014.

［14］　彭裕文. 局部解剖学[M]. 8 版. 北京:人民卫生出版社,2013.

［15］　王维洛. 人体解剖生理学[M]. 北京:人民卫生出版社,2007.

［16］　吴先国. 人体解剖学[M]. 4 版. 北京:人民卫生出版社,2002.

［17］　张本斯,杨新文,王勇,等. 人体解剖学[M]. 北京:高等教育出版社,2013.